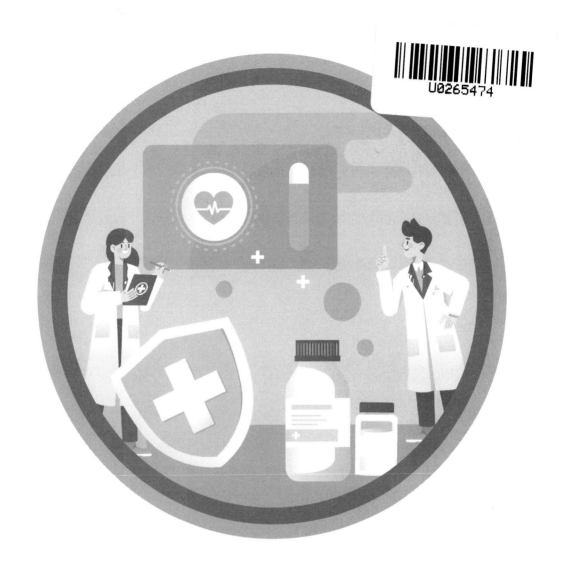

主编◎代凯利　杜　宇　张小希

ICU护理管理工作指引

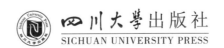

四川大学出版社
SICHUAN UNIVERSITY PRESS

图书在版编目（CIP）数据

ICU护理管理工作指引 / 代凯利，杜宇，张小希主编
. 一 成都：四川大学出版社，2024.6
ISBN 978-7-5690-6918-1

Ⅰ．①I… Ⅱ．①代… ②杜… ③张… Ⅲ．①险症—
护理 Ⅳ．① R459.7

中国国家版本馆CIP数据核字 (2024) 第107226号

书　　名：ICU护理管理工作指引
　　　　　ICU Huli Guanli Gongzuo Zhiyin
主　　编：代凯利　杜　宇　张小希

选题策划：倪德君　张　澄
责任编辑：倪德君
责任校对：张　澄
装帧设计：裴菊红
责任印制：王　炜

出版发行：四川大学出版社有限责任公司
　　　　　地址：成都市一环路南一段24号（610065）
　　　　　电话：（028）85408311（发行部）、85400276（总编室）
　　　　　电子邮箱：scupress@vip.163.com
　　　　　网址：https://press.scu.edu.cn
印前制作：四川胜翔数码印务设计有限公司
印刷装订：成都金阳印务有限责任公司

成品尺寸：185 mm×260 mm
印　　张：24.5
字　　数：596千字

版　　次：2024年6月 第1版
印　　次：2024年6月 第1次印刷
定　　价：98.00元

扫码获取数字资源

四川大学出版社
微信公众号

编 委 会

前　言

　　随着医疗技术的飞速发展，重症监护病房（ICU）已成为现代医疗体系中不可或缺的一环。ICU 患者往往病情严重、复杂，需要高度专业化的护理服务。当前，ICU 护理管理已经从传统的"以疾病为中心"的模式转向"以患者为中心"的模式。在这一背景下，ICU 护士不仅需要具备扎实的医学知识，还需要具备良好的沟通能力、团队协作能力和紧急应变能力。同时，随着医疗技术的进步与发展，各种先进的监测设备和技术在 ICU 中得到广泛的应用，为及时发现和解决患者的问题提供了有力支持，但这又对 ICU 专科护士的能力提出了更高的要求。

　　当前，ICU 护理管理也面临着诸多挑战。首先，ICU 患者的疾病各异、护理难度大，对 ICU 护士的专业要求极高。其次，医疗资源的有限性使得 ICU 患者的护理需求与医疗资源供给之间存在矛盾。此外，在应对突发公共卫生事件时，ICU 护理管理者也需要迅速调整策略，以保障患者的生命安全。

　　《ICU 护理管理工作指引》一书结合当今医学模式的转变和医疗卫生制度改革的不断深入，较为全面地介绍了 ICU 护理管理工作中面临的一些常见问题，从护理管理制度与规范、护理人力资源管理、护理质量管理、医院感染管理、病区及家属管理、临床专科技术建设与管理等多个方面进行论述。本书也简要地介绍了近年来 ICU 护理领域的新知识、新进展和新技术，希望能使广大 ICU 护士对相关知识有所了解。

ICU 护理管理是医疗领域的重要课题。面对现状、挑战和发展趋势，我们应采取积极措施加强 ICU 护理管理，提高服务质量，为 ICU 患者的生命安全和健康保驾护航。同时，要不断探索和创新，以适应医疗技术的快速发展和社会变化的需要。这也是我们编写本书的初衷之一。

本书内容涉及范围广泛，由于编者水平有限，加之 ICU 护理管理发展迅速，本书在内容上难免存在不足和疏漏之处，恳请各位专家及读者批评指正。

目　录

第一章　ICU 护理管理概述

第一节　医院高质量发展新形势下的护理探索与实践

一、认识医院高质量发展内涵

医院高质量发展是指在医疗服务的过程中，以患者为中心，以提高医疗质量和效率为目标，通过科学的管理方法和技术手段，实现医疗服务的全面提升。医院高质量发展是医疗行业的重要目标，也是国家医疗改革的重要方向。

医院高质量发展的内涵包括以下几个方面。

（一）以患者为中心

医疗服务的本质是为患者服务，因此，医院高质量发展必须以患者为中心，关注患者的需求和感受，提供个性化的医疗服务。

（二）提高医疗服务的质量和效率

医疗服务的质量和效率是医疗服务的核心指标，医院高质量发展必须通过科学的管理方法和技术手段，提高医疗服务的质量和效率，为患者提供更好的医疗服务。

（三）推进医疗卫生体制改革

医疗卫生体制改革是医院高质量发展的重要保障，必须通过改革完善医疗卫生体制，优化医疗资源配置，提高医疗服务的质量和效率。

（四）加强医疗人才培养

医疗人才是医疗服务的核心力量，医院高质量发展必须加强医疗人才培养，提高医疗人才的专业水平和服务能力，为患者提供更好的医疗服务。

（五）推进信息化建设

信息化建设是医院高质量发展的重要手段，必须通过信息化建设，实现医疗服务的数字化、智能化和网络化，提高医疗服务的质量和效率。

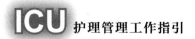

二、《公立医院高质量发展促进行动（2021—2025 年）》政策解读

2021年，为贯彻落实《国务院办公厅关于推动公立医院高质量发展的意见》，国家卫生健康委和国家中医药管理局联合印发《公立医院高质量发展促进行动（2021—2025年）》（以下简称《行动》），明确了"十四五"时期公立医院高质量发展的八项具体行动。

（一）《行动》出台的背景

中国共产党第十九届中央委员会第五次全体会议明确，我国已转向高质量发展阶段，"十四五"时期经济社会发展将以推动高质量发展为主题。此次出台《行动》主要有以下两方面的考虑：一是通过实施四个重点建设行动和四个能力提升行动，落实党中央、国务院决策部署，推动"十四五"时期公立医院实现高质量发展，进一步强化公立医院公益性；二是巩固2015年以来"进一步改善医疗服务行动计划"取得的积极成效，通过打造一批高水平的公立医院，为广大人民群众持续提供优质高效的医疗卫生服务，不断增强人民群众就医获得感、幸福感、安全感。

（二）《行动》的总体要求

为实现公立医院高质量发展提供持续动力，充分发挥公立医院在保障和改善民生中的重要作用，实施公立医院高质量发展促进行动要以习近平新时代中国特色社会主义思想为指导，全面贯彻党的十九大和十九届二中、三中、四中、五中全会精神。在"十四五"期间，高举公益性旗帜，坚持新发展理念，以改革创新为动力，以国家医学中心和国家区域医疗中心建设和设置为引领，以学科、人才队伍和信息化建设为支撑，以医疗质量、医疗服务、医学教育、临床科研、医院管理提升为重点，以公立医院高质量发展指数为标尺，促进我国公立医院医疗服务和管理能力再上新台阶。通过打造一批医疗技术顶尖、医疗质量过硬、医疗服务高效、医院管理精细、满意度较高的公立医院，推动我国公立医院整体进入高质量发展阶段。到2025年，初步构建与国民经济和社会发展水平相适应，与居民健康新需求相匹配，上下联动、区域协同、医防融合、中西医并重、优质高效的公立医院体系，为落实基本医疗卫生制度提供更加有力的保障。

（三）《行动》的重点任务

在"十四五"时期，公立医院高质量发展促进行动主要包括四个重点建设行动和四个能力提升行动。

四个重点建设行动：一是建设高水平公立医院网络。通过建设国家医学中心、国家区域医疗中心、省级区域医疗中心，实施"千县工程"县医院能力建设项目，县级中医医院提标扩能项目。开展中医特色重点医院、中西医协同"旗舰"医院、国家中医疫病防治和紧急医学救援基地等项目建设。形成以国家级医学中心和国家级、省级区域医疗中心为骨干，高水平市级和县级医院为支点，紧密型城市医疗集团和县域医共体为载体的高水平公立医院网络。二是建设临床重点专科群。实施临床重点专科建设"百千万工程"，建设国家临床重点专科群和中医优势专科，加强对中西部地区薄弱专科建设的政策倾斜力度，探索多学科交叉融合，建成一批国家级、省级和市县级临床重点专科和中医优势专科，区域专科医疗服务同质化水平显著提升。三是建设高质量人才队伍。深化医教协同，强化医院教学和人才培养职能，加强急需紧缺专业人才、公共卫生与临床医学复合型人才、公立医院行政管理人才培养。强化中医药特色人才队伍、国家中医疫病防治和紧急医学救援队伍建设。建成支持公立医院高质量发展的专业技术和医院管理人才队伍。四是建设"三位一体"智慧医院。通过完善智慧医院分级评估顶层设计，鼓励有条件的公立医院加快应用智慧服务软硬件，提升医院信息化建设标准化、规范化水平，落实国家和行业信息化标准。建成一批发挥示范引领作用的智慧医院，线上线下一体化医疗服务模式形成，医疗服务区域均衡性进一步增强。

四个能力提升行动：一是实施医疗质量提升行动。完善医疗质量管理与控制体系，加强各级质量控制中心建设与管理，进一步完善医疗质量控制指标体系，十八项医疗质量安全核心制度不断巩固。二是实施患者体验提升行动。推动公立医院向"以健康为中心"的转变，形成公立医院医防融合服务新模式。持续改善医疗服务行动，建立健全医疗服务领域十项制度，深入实施"方便看中医，放心用中药"行动。建立重大疾病的救治与管理制度，构建快速、高效、广覆盖的急危重症医疗救治体系。以医共体为载体、以信息化为支撑，不断增强医疗服务连续性，将患者安全管理融入医院管理各个环节，实现持续改进。完善医疗纠纷预防和处理机制。三是实施医院管理提升行动。提升医院内部管理规范化水平，坚持和加强党对公立医院的全面领导，健全现代医院管理制度，凝练支撑高质量发展的医院先进文化。四是实施临床科研提升行动。建立临床需求导向的科研机制，有效解决医学科学领域的"卡脖子"问题。坚持临床研究和临床诊疗协同，科研成果服务临床和疾病防控一线。依托国家医学中心和国家区域医疗中心建设一批高水平的临床研究基地和科研成果转化基地。支持公立医院牵头或参与联合建立研发机构、科研成果转移转化中心。

（四）做好组织实施

国家卫生健康委、国家中医药管理局将抓紧制定公立医院高质量发展评价指标体系，与公立医院绩效考核指标体系相结合，形成公立医院高质量发展指数并开展年度评估。同时，会同有关部门加强对各地推进工作的指导，形成推动公立医院改革发展的合力，并及时总结推广典型经验，带动公立医院整体实现高质量发展。

三、公立医院高质量发展的"五个新"

在高质量发展导向、要求下，如何书写高质量发展新篇章，是各家医院管理者都在思考、践行的重要课题。在高质量发展过程中，应该坚持"五个新"。

（一）构建公立医院发展"新体系"

打造国家级和省级的高水平医院，建设国家级或者省级的区域医疗中心，发挥公立医院在城市医疗集团中的牵头作用；发挥县级医院在县域医共体中的引领作用，建立健全分级分层分流的重大疫情救治体系。

（二）引领公立医院高质量发展"新趋势"

1. 加强医院临床重点专科建设，培养重点专科人才，提升专科的救治能力。
2. 推进医学技术创新。
3. 推进医疗服务模式的创新，如多学科协作、日间手术、中西医协作。
4. 强化信息化支撑作用，如智慧医院、互联网医疗。

（三）提升高质量发展"新效能"

1. 健全运营管理体系。
2. 加强全面预算管理。
3. 完善内部控制制度，以重大风险、重大事件、重要流程为重点，防范财务风险、业务风险、法律风险和廉政风险。
4. 健全绩效考核机制。

（四）激活公立医院高质量发展"新动力"

1. 改革人事管理制度。
2. 改革薪酬分配制度。
3. 健全医护人员培养评价制度。
4. 深化医疗服务价格改革。
5. 深化医保支付方式改革。

（五）建立公立医院高质量发展"新文化"

1. 强化患者需求导向。
2. 形成特色鲜明的医院文化。
3. 关心关爱医务人员。

四、医院高质量发展新形势下护理发展的探索与实践

如何以国家临床重点专科为依托，把握发展机遇，做好护理高质量发展顶层设计，使其成为促进医院高质量发展的坚固基石，是值得探索的课题。下面就以医院实施的"六新"模式，来进行探索与实践。

（一）构建护理管理高质量发展新机制

1. 做好顶层设计。

按照医院护理管理要求，达到一定规模的医院，应当构建医院—护理部—科室三级管理体系，建立以患者为中心的护理管理平台，在患者临床服务中心、临床护理工作、回访及延伸服务中心、科研教学管理、科学发展管理五大方面全面发展。

2. 建设标杆单元。

1）在病区管理方面，从仪表行为、接待服务、环境设施、物品管理、标识管理等方面进行规范。

2）在患者就医体验方面，按照护理程序，细化护理评估、健康教育、效果评价等步骤，使护理服务更加精准化。

3）在护理重点工作方面，实施入院接待、治疗处置、病情告知、康复治疗、出院指导的标准化工作流程。

4）在实施效果方面，前期通过申报、争创、评审、建设四个环节进行标杆科室的评定，设置综合管理标杆科室、护理教学标杆科室、专科护理标杆科室、人文护理标杆科室等科室。

3. 探索垂直管理新方法。

在绩效分配方面，首先制订科学的绩效考核方案，以优化绩效考核为切入点，以基于资源消耗的价值尺度为杠杆，打破专科界限，在全院范围内实施多劳多得、优绩优酬的考核机制。在人员管理方面，以保障临床需求为原则，建立弹性调配、灵活机动的人员管理机制。

4. 建设多元联动新架构。

组建由人事处、财务处、医务处、护理部、工会、后勤处等多部门组成的护理管理委员会，形成健全的支持保障系统，为高质量实施优质护理保驾护航。

（二）引领护理学科高质量发展新方向

1. 完善护理学科建设体系。

护理学科建设体系包括组织管理体系、人才培养体系、临床护理体系、护理科研体系、教学培训体系、辐射交流体系及学科评估体系。

2. 深化临床护理发展内涵。

1）以新技术、新业务为抓手，通过外派学习、学术交流等，促进前沿技术和核心业务的应用与开展，以提升护理技术水平。

2）以循证护理理念为指导，通过高质量证据的转化应用，提升综合护理能力。

3）以质量安全为核心，以三级医院评审细则为标准，运用科学管理工具，监测基础护理质量指标、专科护理质量指标等。

3. 增强护理科研发展动力。

1）组建多学科科研团队，形成合力，开展重点科研项目。

2）着眼于临床护理的热点、难点、重点问题，持续开展人文护理、创伤护理、老年护理、慢性病管理、康复护理、妇儿护理等研究。

3）完善护理科研激励机制，从科研经费、评先评优、晋升晋级等方面加大支持与考核力度，以技术创新、管理创新促进护理科研迈上新台阶。

4. 提升教学能力水平。

针对临床护士学历层次不断提升，而临床护理教师队伍建设相对滞后的现状，打造集精品教学制度、精品教学案例、精品教学课程、精品教学目标为一体的"四精教学"。

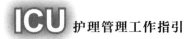

5. 扩大学术辐射范围。

以省市级护理联盟、专科护士培训基地为依托，通过举办临床护理发展高峰论坛、开展护理联盟走基层等活动，建立护理学术交流新常态，发挥国家临床重点专科在区域内的示范、帮扶、带动作用。

（三）创新护理人才高质量发展新思路

1. 优化护理管理队伍结构。

实施护士长岗位动态管理，选拔学历高、年纪轻、能力强、综合素养好的优秀人才加入护理管理队伍，使护理管理队伍的年龄与学历结构趋于合理。

2. 提升护士学历层次。

一方面，引进高学历人才，同时组建由高层次人才组成的护理科研团队；另一方面，搭建多元化继续教育平台，鼓励在职护士提升学历。

3. 加强护士培养力度。

一是强化新入职护士规范化培训，致力于培养综合素质过硬的优秀护士。二是鼓励护士参加省级及国家级专科护士培训，以大批量专业人才的培养带动专科护理服务水平的整体提升。三是通过开展国内外护士交换学习项目、联合培养项目、访问交流项目、合作研究项目等，进一步拓宽护士培养平台，强化优秀人才培养。

4. 建立多元职业发展平台。

以护理门诊、"互联网＋护理服务"平台为依托，将护士角色由临床实践者拓宽至慢性病管理者、上门护理服务者等，护理场所由医院延伸至社区和家庭。

（四）突出护理服务高质量发展新特色

1. 抓住"精"字，做到精益求精。

推出"一科一特色"服务模式，强化"一科品牌"，做精专科服务。

2. 把握"准"字，做到精准施策。

1）在品质提升方面，应以加强专业人才队伍、制度规范、质量标准的建设来实施精准施护计划。

2）在患者服务体验方面，医院紧抓患者入院、检查、治疗与手术、出院指导几个关键环节，严格落实护理服务"快捷高效、温馨周到、正确安全"目标。

3）在个体化需求方面，以循证护理为基础，开发个案管理师模式、医护一体化模式和护士主导的多学科协作模式，着力发展精准护理服务。

4）在十大患者安全目标方面，实施高效预警、风险防控、危重护理、用药安全、流程优化五大管理举措，全面保障患者安全。

3. 坚持"实"字，做到提质增效。

1）在人文护理方面，应针对人文管理、人文环境、人文服务、人文制度、人文流程等提出改进措施。

2）在基础业务方面，医院应聚焦临床业务能力提升目标，夯实护士专科疾病知识过关、病情观察与汇报过关、急危重症护理过关、围手术期加速康复护理过关等"四过关"达标成果。

3）在老年及慢性病管理方面，医院应全面开展老年综合征评估，开展重点人群营养筛查及合理膳食宣教等活动。

4）在"互联网＋护理服务"方面，医院以互联网为依托，在已有的线上问诊基础上尽快实现线上健康教育、上门服务。

4. 突出"新"字，做到多措兴护。

1）医院深入推进医护联合管床、联合交班、联合查房、联合回访的多元化联动服务模式。

2）医院创新护理服务模式，以相关适宜护理技术、早期康复技术、围手术期加速康复技术、患者心理疏导技术等为抓手，坚持防治并重护理、身心并重护理和中西医结合护理，多途径体现护理服务新特色。

（五）探索护理效率高质量发展新体系

1. 优化"用药、物流、安全"三项业务。

按照医院的实际情况，尽快建立全院统一的静脉用药配制中心，单剂量分装发放口服药等优化服务。

2. 建立健全三大服务中心职能。

1）完善陪送陪检中心职能，改变由护士负责为患者预约各类检查单、参与陪送检的传统服务模式，通过借助B超、CT、MRI等检查预约系统、自动短信提醒系统，提高陪检效率，减轻护士压力。

2）完善一站式服务中心功能，解决门诊和住院患者就医、取药、检查、入出院办理等问题。

3）成立临床服务中心，统一负责全院出院患者的随访、满意度调查、投诉受理等。

（六）展示护理文化高质量发展新面貌

秉承救死扶伤的精神，深化以患者为中心、以职工为核心的双心文化，并根据护理工作特点，构建涵盖思想文化建设、品牌文化打造、行为文化培养和制度文化创建的护理文化体系。

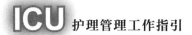

第二节　现代护理管理的概念与内涵

一、护理管理的概念

护理管理是将管理学理论和方法应用于护理实践，主要研究护理管理现象和规律，是护理管理者为了实现管理目标，采用一定的组织形式和方法，指挥、协调和控制被管理者完成预定护理目标的一种活动过程。护理管理是促使护士给患者提供良好护理服务的工作过程，是一种有组织、有效率的群体活动，是为完成某些特定目标进行的工作，是护理中重要的、基本的工作内容。世界卫生组织（World Health Organization，WHO）指出护理管理是系统地利用护士的潜能，系统地安排及应用其他人员、设备、环境、社会活动等各个环节，以提高人们健康水平的过程。美国护理管理学家斯万斯波戈（Swansburg）认为护理管理是有效利用人力、财力、物力、资源，以帮助护士为患者提供高质量护理服务的过程。总之，护理管理是根据护理组织的内在活动规律，有效地利用护理组织中的人力、财力、物力及其他资源，以控制和提供护理质量为目标的活动过程。

二、护理管理的意义

（一）护理管理在医院工作中的作用

护理管理是医院管理的重要组成部分，可以使护理系统得到最优的运转，提高护理质量，保证高质量医疗任务完成。具体来讲，采取护理管理可以使门诊和病房井然有序、整洁安静；各种设备物资保持在随时备用和性能良好状态；保证患者的身心处于最佳状态，接受准确、及时而连续的治疗和护理；保障各科室之间、医护之间的协调工作；促使护士在教学、科研及预防保健中发挥作用。护理管理是医院工作的重要环节，其管理水平将影响医疗质量及医院的管理水平。

（二）护理管理可促进护理技术水平的利用和开发

加强和发展护理管理是提高专业护理技术水平的重要前提，护理管理贯穿于护理工作的整个过程和涉及的方方面面，如对门诊、住院患者的管理、治疗及休养环境的管理等。采取有效的护理管理，可以促使护理科研成果转化为现实生产力；经过系统的管理，可以发现护理实践中的不足，不断改进工作，从而促进护理技术的发展。

（三）护理管理可促进医院管理的现代化和科学化

我国许多单位的护理管理工作仍处于经验管理阶段，管理者往往由于缺乏科学管理理论的指导，缺少创新能力和科学的管理手段，容易忽视主要的管理职责，盲目陷入日常琐碎工作中，管理效率比较低下。通过引进先进的护理管理理论，管理者可以在实践的基础上，合理地分配和利用各种资源，不断开拓创新、科学决策，在不同的管理岗位上发挥最佳效能。

三、护理管理的过程

国际医疗卫生机构认证联合委员会（Joint Commission on Accreditation of Healthcare Organizations，JCAHO）是 WHO 认可的全球评估医疗机构品质的权威评审机构。其理念是站在患者和公众的利益上，最大限度地实现医疗服务的"以患者为中心"。通过建立医疗制度和流程，规范医院管理，鼓励医疗机构对医疗服务质量和安全的持续改进，为患者提供人性化、优质和安全的医疗服务。其根本目的是保障患者安全、确保患者权力和医疗照护质量，最终使医院得到患者与社会的广泛认同。

四、常用管理理论在 ICU 护理管理中的应用

（一）彼得原理

彼得原理（the Peter principle）是由美国管理学家劳伦斯·彼得（Laurence Peter）通过对千百个有关组织中的失败实例的分析而归纳出来的。其核心内容：在一个等级制度中，每个员工趋向于上升到他所不能胜任的职位。彼得原理有时也被称为"向上爬"理论。这种现象在现实生活中无处不在，一名称职的教授被提升为大学校长后无法胜任、一名优秀的运动员被提升为主管体育的官员而无所作为。对一个组织而言，一旦相当部分人员被推到其不称职的职位，就会造成组织的人浮于事、效率低下，导致平庸者出人头地，组织发展停滞。将一名员工晋升到一个无法很好发挥才能的职位，不仅不是对员工本人的奖励，反而使其无法很好地发挥才能，也给组织带来损失。彼得原理对于 ICU 的护理管理者来说，有以下启发和应用。

1. 合理评估、深入了解每个员工工作的意愿以及员工能力所在，究竟是实现自我价值还是仅仅为了毫无意义的升职和晋升。

2. 让员工找准自己的合理定位，合理规划自己的职业生涯，不要为了不适合自己的目标而努力。

3. 建立科学的用人观，要人尽其用，每个人都有适合自己的职位。

4. 要有平等的职位观，职位并无高下之分。每个人创造的价值不能简单地用直接可视的效益来衡量，而应该用间接潜在的效益来衡量。

5. 不但要建立扁平化的组织，更要建立扁平化的薪酬体系，即上下层的薪酬不能差距太大。例如，不能让一个从事战略管理的管理者的收入远远高于一个技术精湛、善于解决问题的工程师。

（二）酒与污水定律

管理学上一个有趣的定律叫酒与污水定律（wine and sewage law），核心内容是将一勺酒倒进一桶污水，得到的是一桶污水；把一勺污水倒进一桶酒里，得到的还是一桶污水。显而易见，污水和酒的比例并不能决定这桶溶液的性质，真正起决定作用的就是

那一勺污水，只要有它，再多的酒都成了污水。

酒与污水定律对于 ICU 的护理管理者来说，有以下启发和应用。

1. 对于坏的员工或情况，要在其开始破坏之前及时处理掉。

2. ICU 患者均为危重症患者，差错事故将带来严重的后果，因此预警、发现安全隐患，并在安全事件发生之前除掉安全隐患，是 ICU 护理管理者必须引起重视的。

3. 及时和员工沟通谈心，让每一位员工开心愉快地上班，不要有情绪，及时发现有情绪的员工，及时沟通，让员工从"要我做"变成"我要做"。

（三）木桶定律

木桶定律的核心内容：一只木桶盛水的多少，并不取决于桶壁上最高的那块木块，而恰恰取决于桶壁上最短的那块木块。所有组织可能面临的一个共同问题，即构成组织的各个部分往往是优劣不齐的，而劣势部分往往决定整个组织的水平。水桶定律与酒与污水定律不同，后者讨论的是组织中的破坏力量，最短的木板却是组织中有用的一个部分，只不过比其他部分差一些，你不能把它们当成"烂苹果"扔掉。强弱只是相对而言的，无法消除，问题在于可以容忍这种弱点到什么程度，如果严重到成为阻碍工作的瓶颈，就不得不有所行动。

木桶定律还有三个推论：只有构成木桶的所有木板都足够高，木桶才能盛满水；其他木板比最低木板高出的部分都是没有意义的，高得越多，浪费得越大；要想增加木桶的容量，应该设法加高最低木板的高度，这是最有效也是最直接的途径。

木桶定律对于 ICU 的护理管理者来说，有以下启发和应用。

1. 团队中成员能力是不同的，有部分是专业技术更强，有部分是通用技术更强，如沟通能力、表达能力、书写能力等，那么在团队建设过程中一定不能只重视、重用少数人，应该因人而异地去开发每个人的长处，用其所长、避其所短。

2. 团队要发展得更好，就必须要善于发现每个人的不足，尽可能去提升每个人的能力，减少差距。

（四）帕金森定律

帕金森定律（Parkinson's law）也称为"组织麻痹病""大企业病"。它是由英国历史学家、政治学家帕金森（Cyril Northcote Parkinson）于 1958 年出版的《帕金森定律》一书中提出的。帕金森得出结论：在行政管理中，行政机构会像金字塔一样不断增多，行政人员会不断膨胀，每个人都很忙，但组织效率越来越低下。这条定律又被称为"金字塔上升"现象。

帕金森定律对于 ICU 的护理管理者来说，有以下启发和应用。

1. 建立学习型的护理团队。当一个护理团队内的成员都善于学习、不断进取的时候，才能保证护士长能够持续地满足管理岗位的需求。

2. 社会经济发展日新月异，新情况、新技术、新知识、新问题层出不穷，特别是 ICU 的患者病情危重，操作多且难，要求精细化、科学的管理，护士长只有不断学习、不断进步才能够满足管理的需要。

3. ICU各个岗位的任职要求要公平、公开和透明。建立全方位的述聘机制，不能由护士长一人决定，而应该让科室更多人参与进来，严格按照指定的选拔要求进行用人选拔，这样就避免了护士长出于私人目的而任用可能能力低下的员工。

4. 建立人才培养机制。组织内部要建立积极的人才培养或储备制度。

5. 建立合适且科学的绩效考核制度。不养闲人，岗位分工明确，做到人尽其才，物尽其用。

（五）墨菲定律

墨菲定律（Murphy's law）的定义：事情如果有变坏的可能，不管这种可能性有多小，它总会发生。例如，你衣袋里有两把钥匙，一把是你房间的，一把是汽车的。如果你现在想拿出车钥匙，会发生什么？是的，你往往是拿出了房间钥匙。如果有两种或两种以上的选择，而其中一种将导致灾难，则必定有人会做出这种选择。

墨菲定律对于ICU的护理管理者来说，有以下启发和应用。

1. 重视小概率事件，因为它道出了一个铁的事实：技术风险能够由可能性变为突发性的事实。小概率的概率毕竟大于0，而不是等于0。在ICU护理管理过程中更是要重视各种管路管理、用药管理等，杜绝任何的安全隐患。

2. 做好各种应对策略，制订且熟悉各种应急预案。既然认识到了小概率事件发生的某种"必然性"，那就一定要认真地做好事先的准备工作。所谓人无远虑必有近忧、防患于未然，在你做一件事情的时候，充分对各种危险和可能性进行评估，并做出必要的应对措施是非常必要的。

3. 以积极心态面对。墨菲定律暗示着，当你意识到某件事情可能会变糟的时候，它就更可能真的变糟。因此，一定要以积极向上的态度来面对任何事情，其中涉及一个心理暗示的问题。

4. 在失败中不断前进、不断提高，总结每一件不良事件发生的原因及引发的不良后果。

（六）手表定律

手表定律是指拥有2块及以上的手表并不能帮人更准确地判断时间，反而会制造混乱，让看表的人失去对时间的判断。扩展来说即是每个人都不能同时挑选2种不同的行为准则或者价值观念，否则那个人的行为将陷于混乱。

手表定律对于ICU的护理管理者来说，有以下启发和应用。

1. 在管理工作中ICU护理管理者制定的目标一定要明确，不能朝令夕改、自相矛盾、因人而异。

2. 制定的绩效考核方案一定要科学、实用，绩效考核时一定要按照既定的绩效考核方案来进行，千万不能临时随意变更，否则，很容易让团队成员对科室的大政方针产生疑惑，进而对科室失去信心。

3. 制定的所有管理制度、管理规范一定是对事不对人，即一视同仁，要"制度面前人人平等"。

4. 在管理运作方面一定要遵守"一个上级原则"，否则必然会引起混乱，让员工无所适从，所以不能设置双重标准。

第三节　《重症医学科建设与管理指南（2020版）》解读

《重症医学科建设与管理指南（2020版）》是在新型冠状病毒感染疫情暴发后编写的，涉及更多与公共卫生救治相关的条款。与《重症医学科建设与管理指南（2009版）》相比，不同点也多体现在公共卫生救治方面。

1. 在总则里面提及重症医学科（ICU）是医院集中监护和救治重症患者、应对重大突发公共卫生事件重症救治的专业科室。强调了ICU在重大突发公共卫生事件中的重要意义。

2. 在第二章病房建设条款中提及ICU的整体布局应当考虑到收治传染病重症患者的需求，能够实现"平战结合"。强调了ICU病房布局需提前考虑疫情严重时候的使用需求。

3. 在第二章病房建设条款中提及ICU的病床数量应符合医疗机构的功能任务和实际收治重症患者的需要，并兼顾应对重大突发公共卫生事件重症救治的应急功能。三级综合医院ICU的病床数不少于医院病床总数的5%，在《重症医学科建设与管理指南（2009版）》中该数据为2%~8%，而2020版强调不能少于5%，且强调了病床数量应满足兼顾应对突发公共卫生事件重症救治的应急功能需求。

4. 多人间病房设置的床间距要求从"不少于1米"改为"不少于2.5米"。这一要求就是为收治传染病重症患者做准备。

5. 在第二章病房建设条款中首次提及有条件的医疗机构可根据情况设置重症过渡病房（high dependency unit，HDU），收治病情相对稳定的重症患者，由ICU统一管理。HDU的空间设置可参照ICU标准，并在人员和设备配齐后可升级为标准的ICU，以应对重大突发公共卫生事件重症救治的需求。这一规定也是为了满足公共卫生救治的需要，更好地做到"平战结合"。

6. 在第四章设备配置条款里面，强调了每床配1台常规呼吸机，每个ICU病区应另外配备至少1台常规呼吸机备用。

7. 在第五章质量管理条款中提到为贯彻落实公共卫生防控救治能力建设的要求，医疗机构应完善重大突发公共卫生事件的应急救治工作机制和预案。除必要的设备和物资储备外，应当建立相关专业医护人员到ICU轮转3~6个月的培训机制。这一要求也是为了满足传染病疫情暴发等突发公共卫生事件救治的需要。

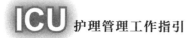

第四节 等级医院评审细则中 ICU 相关评审条例及质量控制指标解读

一、ICU 相关资源配置的要求

包含 ICU 开放床位数占医院开放床位数的比例、ICU 医生人数与 ICU 开放床位数比、ICU 护士人数与 ICU 开放床位数比的 3 条资源配置指标在以往的三级医院评审细则中要求必须达到相关要求，达不到即一票否决，《三级综合医院评审标准实施细则（2023 年版）》中未作为一票否决的条款，但仍然要求 ICU 开放床位数占医院开放床位数的比例达到至少 5%，ICU 医生人数与 ICU 开放床位数比达 0.8：1，ICU 护士人数与 ICU 开放床位数比达 3：1。这些要求与《重症医学科建设与管理指南（2020 版）》中的要求一致。

二、重症医学专业医疗质量控制指标体系

医疗质量控制是学科规范化建设永恒的主题。相关调查显示，我国重症医学发展不平衡，诊疗水平存在巨大差异，急需加强质量控制，规范临床行为。建立和不断修订全国性重症医学专业医疗质量控制指标体系意义重大。

医疗质量控制指标可用于定性或定量评价、比较医疗质量，有助于最终提高医疗质量。医疗质量控制指标筛选需要符合标准化、信息化和严谨性，能便于信息提取、利用客观数据来分析反馈，促进医疗质量提升和加强医疗安全保障。

2011 年，国家卫生部发布的《三级综合医院医疗质量管理与控制指标（2011 年版）》首次提出 7 个重症医学专业医疗质量控制指标；2013 年，国家卫生和计划生育委员会重症医学质量控制中心根据《中国重症加强治疗病房（ICU）建设与管理指南（2006）》和《三级综合医院评审标准和细则》，参照欧美重症医学专业医疗质量控制指标，开始采用结构—过程—结局指标体系，要求全国范围内 ICU 进行网上直报；2014 年，根据指标上报情况及结果分析，结合最新临床指南，将最初的 30 项指标精简为 15 项指标；2015 年，国家卫生和计划生育委员会发布《重症医学专业医疗质量控制指标（2015 年版）》，正式采用上述 15 项指标作为评价重症医学专业医疗质量的重要指标。

《重症医学专业医疗质量控制指标（2015 年版）》见表 1-1。

表 1-1 重症医学专业医疗质量控制指标（2015 年版）

分类	指标
结构指标	ICU 患者收治率和 ICU 患者收治床日率 急性生理与慢性健康评分（APACHE Ⅱ 评分）≥15 分患者收治率（入 ICU 24 小时内）

分类	指标
过程指标	感染性休克 3 小时集束化治疗（bundle）完成率 感染性休克 6 小时集束化治疗（bundle）完成率 ICU 抗菌药物治疗前病原学送检率 ICU 深静脉血栓（deep vein thrombosis，DVT）预防率
结局指标	ICU 患者预计病死率 ICU 患者标化病死指数 ICU 非计划气管插管拔管率 ICU 气管插管拔管后 48 小时内再插管率 非计划转入 ICU 率 转出 ICU 后 48 小时内重返率 ICU 呼吸机相关性肺炎（ventilator associated pneumonia，VAP）发生率 ICU 导管相关性血流感染（catheter related blood stream infection，CRBSI）发生率 ICU 导尿管相关泌尿系统感染（catheter associated urinary tract infection，CAUTI）发生率

（一）国内现行重症医学专业医疗质量控制体系的不足

现行 ICU 专业医疗质量控制指标体系自 2015 年建立以来，经过几年运行表示，这一医疗质量控制指标体系总体能够反映 ICU 的医疗护理质量，但也存在如下不足。

1. 部分过程指标有待更新。

1）感染性休克集束化治疗评价指标需要更新。感染性休克是 ICU 最常见的临床综合征，既往采用的评价指标为感染性休克 3 小时及 6 小时集束化治疗完成率。然而，随着脓毒症 3.0 定义的更新，强调在更短的时间（1 小时）内测定动脉血乳酸、留取血培养、给予抗菌药物等措施，并对低血压或乳酸>4mmol/L 的患者进行积极的液体复苏。研究显示，1 小时集束化治疗措施的依从性与感染性休克患者预后密切相关。因此，建议对感染性休克患者记录 1 小时集束化治疗中各项指标的依从性，以反映 ICU 对于感染性休克的医疗质量。

2）急性呼吸窘迫综合征（acute respiratory distress syndrome，ARDS）的规范化治疗评价指标需要更新。ARDS 是 ICU 最常见的急性呼吸衰竭，机械通气是 ARDS 最重要的支持治疗措施，建议对于氧合指数<150mmHg 的 ARDS 患者评价肺保护性通气策略（小潮气量且限制平台压）以及俯卧位通气的实施比例。

2. 用于纵向比较的指标的使用待优化。

ICU 住院日>7 天占比、1CU 平均住院日和机械通气时间等也是西方国家常见的 ICU 质量控制指标，用于评估 ICU 床位和设备的利用效率，通常用于自身的纵向比较，不建议用于不同科室间的横向比较。

3. 医疗质量控制指标的自动化获取与上报待实现。

目前，很多医院（包括部分三级甲等医院）依靠人工收集医疗质量控制指标，不仅增加医护人员的工作量，而且容易出现主观或客观的数据错误。因此，应当在 ICU 医

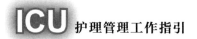

疗及护理数据电子化的基础上，实现医疗质量控制数据的自动化获取与上报，从而提高数据的准确性，降低医护人员工作量。

（二）重症医学专业医疗质量控制指标（2020年版修订稿）

遵循指标筛选标准化、信息化和严谨性的基本原则，中国医师协会重症医师分会的专家建议修改 ICU 专业医疗质量控制指标为 18 项，包括结构指标 2 项、过程指标 7 项、结局指标 9 项。

1. ICU 患者收治率和 ICU 患者收治床日率。

定义：ICU 患者收治率是指 ICU 收治患者总数占同期医院收治患者总数的比例。ICU 患者收治床日率是指 ICU 收治患者总床日数占同期医院收治患者总床日数的比例。同一患者同一次住院多次转入 ICU，记为"多人次"。

计算公式：

$$ICU\ 患者收治率 = \frac{ICU\ 收治患者总数}{同期医院收治患者总数} \times 100\%$$

$$ICU\ 患者收治床日率 = \frac{ICU\ 收治患者总床日数}{同期医院收治患者总床日数} \times 100\%$$

意义：反映全部住院患者 ICU 患者的比例及收治情况。

2. 急性生理与慢性健康评分（APACHEⅡ评分）≥15 分患者收治率（入 ICU 24 小时内）。

定义：入 ICU 24 小时内，APACHEⅡ评分≥15 分患者数占同期 ICU 收治患者总数的比例。

计算公式：

$$APACHEⅡ评分≥15\ 分患者收治率（入\ ICU\ 24\ 小时内）$$

$$= \frac{APACHEⅡ评分≥15\ 患者数}{同期\ ICU\ 收治患者总数} \times 100\%$$

意义：反映收治 ICU 患者的病情危重程度。

3. 感染性休克患者 1 小时内测定乳酸比例。

定义：感染性休克患者 1 小时内测定乳酸比例指入 ICU 诊断为感染性休克并在 1 小时内完成乳酸检测的患者数占同期入 ICU 诊断为感染性休克患者总数的比例。不包括在 ICU 期间新发生的感染性休克病例。

计算公式：

感染性休克患者 1 小时内测定乳酸比例＝

$$\frac{入\ ICU\ 诊断为感染性休克并在\ 1\ 小时内完成乳酸检测的患者数}{同期入\ ICU\ 诊断为感染性休克患者总数} \times 100\%$$

意义：反映感染性休克的治疗规范性及诊疗能力。

4. 感染性休克患者 1 小时内血培养留取率。

定义：感染性休克患者 1 小时内血培养留取率指入 ICU 诊断为感染性休克在 1 小时内完成血培养留取的患者数占同期入 ICU 诊断为感染性休克患者总数的比例。不包括在 ICU 期间新发生的感染性休克病例。

计算公式：

感染性休克患者 1 小时内血培养留取率＝

$$\frac{入\,ICU\,诊断为感染性休克在\,1\,小时内完成血培养留取的患者数}{同期入\,ICU\,诊断为感染性休克患者总数}\times100\%$$

意义：反映感染性休克的治疗规范性及诊疗能力。

5. 感染性休克患者 1 小时内抗菌药物使用率。

定义：感染性休克患者 1 小时内抗菌药物使用率指入 ICU 诊断为感染性休克在 1 小时内应用抗菌药物患者数占同期入 ICU 诊断为感染性休克患者总数的比例。不包括住 ICU 期间新发生的感染性休克病例。

计算公式：

感染性休克患者 1 小时内抗菌药物使用率＝

$$\frac{入\,ICU\,诊断为感染性休克在\,1\,小时内应用抗菌药物患者数}{同期入\,ICU\,诊断为感染性休克患者总数}\times100\%$$

意义：反映感染性休克的治疗规范性及诊疗能力。

6. 氧合指数＜150mmHg 的 ARDS 患者采用小潮气量且限制平台压的比例。

定义：氧合指数＜150mmHg 的 ARDS 患者采用小潮气量且限制平台压的比例指氧合指数＜150mmHg 的 ARDS 患者采用小潮气量（4～6mL/kg）且限制平台压（＜30cmH$_2$O）的患者数占同期入 ICU 诊断为 ARDS 且氧合指数＜150mmHg 患者总数的比例。

计算公式：

氧合指数＜150mmHg 的 ARDS 患者采用小潮气量且限制平台压的比例＝

$$\frac{入\,ICU\,氧合指数＜150mmHg\,的\,ARDS\,患者采用小潮气量且限制平台压的患者数}{同期入\,ICU\,ARDS\,且氧合指数＜150mmHg\,患者总数}\times100\%$$

意义：反映 ARDS 的治疗规范性及诊疗能力。

7. 氧合指数＜150mmHg 的 ARDS 患者采用俯卧位通气的比例。

定义：氧合指数＜150mmHg 的 ARDS 患者采用俯卧位通气的比例是氧合指数＜150mmHg 的 ARDS 患者采用俯卧位通气的患者数占同期入 ICU 诊断为 ARDS 且氧合指数＜150mmHg 的患者总数的比例。

计算公式：

氧合指数＜150mmHg 的 ARDS 患者采用俯卧位通气的比例＝

$$\frac{氧合指数＜150mmHg\,的\,ARDS\,患者采用俯卧位通气的患者数}{同期入\,ICU\,诊断为\,ARDS\,且氧合指数＜150mmHg\,的患者总数}\times100\%$$

意义：反映 ARDS 的治疗规范性及诊疗能力。

8. ICU 抗菌药物治疗前病原学送检率。

定义：ICU 抗菌药物治疗前病原学送检率指以治疗为目的使用抗菌药物的 ICU 住院患者，使用抗菌药物前病原学检验标本送检患者数占同期使用抗菌药物治疗患者总数的比例。病原学检验标本包括：各种微生物培养、降钙素原、白介素－6 等感染指标的血清学检验。

计算公式：

$$ICU 抗菌药物治疗前病原学送检率 = \frac{使用抗菌药物前病原学检验标本送检病例数}{同期使用抗菌药物治疗病例总数} \times 100\%。$$

意义：反映 ICU 患者抗菌药物使用的规范性。

9. ICU 深静脉血栓（DVT）预防率。

定义：ICU DVT 预防率指进行 DVT 预防的 ICU 患者数占同期 ICU 收治患者总数的比例。DVT 预防措施包括药物预防（肝素或低分子量肝素抗凝）、机械预防（肢体加压泵、梯度压力弹力袜等）以及下腔静脉滤器等。

计算公式：

$$ICU\ DVT\ 预防率 = \frac{进行 DVT 预防的 ICU 患者数}{同期 ICU 收治患者总数} \times 100\%$$

意义：反映 DVT 的预防情况。

10. ICU 患者预计病死率。

定义：通过患者急性生理与慢性健康评分（APACHE Ⅱ）来预测的可能病死率。患者死亡危险性（R）的公式：$\ln(R/1-R) = -3.517 + (APACHE Ⅱ 评分 \times 0.146) + 0.603$（仅限于急诊手术后患者）+患者入 ICU 的主要疾病得分（按国际标准）。ICU 患者预计病死率指 ICU 收治患者预计病死率的总和与同期 ICU 收治患者总数的比值。

计算公式：

$$ICU 患者预计病死率 = \frac{ICU 收治患者预计病死率的总和}{同期 ICU 收治患者总数} \times 100\%$$

意义：反映收治 ICU 患者的疾病危重程度和整体治疗水平。

11. ICU 患者标化病死指数。

定义：通过患者疾病危重程度校准后的病死率，为 ICU 患者实际病死率与同期 ICU 患者预计病死率的比值。ICU 患者实际病死率指 ICU 死亡患者数（包括因不可逆疾病而自动出院的患者）占同期 ICU 收治患者总数的比例，除外入院时已脑死亡、因器官捐献而收治 ICU 的患者。

计算公式：

$$ICU 患者标化病死指数 = \frac{ICU 患者实际病死率}{同期 ICU 患者预计病死率} \times 100\%$$

意义：反映 ICU 患者疾病严重程度和整体诊疗水平。

12. ICU 非计划气管插管拔管率。

定义：ICU 非计划气管插管拔管率指非计划气管插管拔管例数占同期 ICU 患者气管插管拔管总数的比例。

计算公式：

$$ICU 非计划气管插管拔管率 = \frac{非计划气管插管拔管例数}{同期 ICU 患者气管插管拔管总数} \times 100\%$$

意义：反映 ICU 的整体管理及治疗水平。

13. ICU 气管插管拔管后 48 小时内再插管率。

定义：ICU 气管插管拔管后 48 小时内再插管率指气管插管计划拔管后 48 小时内再插管例数占同期 ICU 患者气管插管拔管总例数的比例。不包括非计划气管插管拔管后再插管。

计算公式：

ICU 气管插管拔管后 48 小时内再插管率＝

$$\frac{气管插管计划拔管后 48 小时内再插管例数}{同期 ICU 患者气管插管拔管总例数} \times 100\%$$

意义：反映对 ICU 患者脱机拔管指征的把握能力。

14. 非计划转入 ICU 率。

定义：非计划转入 ICU 率指非计划转入 ICU 患者数占同期转入 ICU 患者总数的比例。对非计划转入 ICU 的原因应进行分层分析（缺乏病情恶化的预警、麻醉因素和手术因素等）。

计算公式：

$$非计划转入 ICU 率＝\frac{非计划转入 ICU 患者数}{同期转入 ICU 患者总数} \times 100\%$$

意义：反映医疗机构医疗质量的重要结构指标之一。

15. 转出 ICU 后 48 小时内重返率。

定义：转出 ICU 后 48 小时内重返率指转出 ICU 后 48 小时内重返 ICU 的患者数占同期转出 ICU 患者总数的比例。

计算公式：

$$转出 ICU 后 48 小时内重返率＝\frac{转出 ICU 后 48 小时内重返 ICU 的患者数}{同期转出 ICU 患者总数} \times 100\%$$

意义：反映对 ICU 患者转出 ICU 指征的把握能力。

16. ICU 呼吸机相关性肺炎（VAP）发生率。

定义：ICU VAP 发生率指 VAP 发生例数占同期 ICU 患者有创机械通气总天数的比例。单位：例/1000 机械通气日。

计算公式：

$$VAP 发生率＝\frac{VAP 发生例数}{同期 ICU 患者有创机械通气总天数} \times 1000‰$$

意义：反映 ICU 感控、有创机械通气及管理能力。

17. ICU 导管相关性血流感染（CRBSI）发生率。

定义：ICU CRBSI 发生率指 CRBSI 发生例数占同期 ICU 患者血管内导管留置总天数的比例。单位：例/千导管日。

计算公式：

$$ICU CRBSI 发生率＝\frac{CRBSI 发生例数}{ICU 患者血管内导管留置总天数} \times 1000‰$$

意义：反映 ICU 感控、血管内导管留置及管理能力。

18. ICU 导尿管相关泌尿系统感染（CAUTI）发生率。

定义：ICU CAUTI 发生率指 CAUTI 发生例数占同期 ICU 患者导尿管留置总天数的比例。单位：例/千导尿管日。

计算公式：

$$ICU\ CAUTI\ 发生率 = \frac{CAUTI\ 发生例数}{同期\ ICU\ 患者导尿管留置总天数} \times 1000‰$$

意义：反映 ICU 感控、导尿管留置及管理能力。

第二章　ICU 护理管理制度与规范

第一节　ICU 护士要求

一、ICU 护士的配置与结构

ICU 是各类危重症患者集中治疗、监测的特殊病房，其治疗量大、风险高、操作复杂、技术更新快，故对护理人力资源的配置及管理要求也高于其他科室。ICU 护理人力资源是保证 ICU 护理质量的基础，也是保障 ICU 患者生命质量的重要资源。因此，准确评估护理工作量、合理配置护理人力资源、优化绩效考核方案，进而长期稳定ICU 护理人力资源是每个 ICU 管理者应该重视的问题。ICU 管理者对人力资源的管理不能只停留在行政管理上，一定要认识到人力资源的效能开发及规划对管理所起的重要作用。有了充足的可胜任工作的 ICU 医护人员，患者的安全才能得到有效保障。

1. ICU 须配备足够数量的医护人员，医生与床位之比≥0.8∶1；各专科 ICU 和综合 ICU，除冠心病 ICU（coronary heart disease care unit，CCU）外，护士与患者之比应≥2.5∶1，CCU 护士与患者之比≥1.5∶1，ICU 病房固定护士占比应≥80%，护师以上人员占比应≥50%。

2. 由从事 ICU 领域工作 3 年以上、具备中级及以上专业技术职务任职资格并且具有一定管理能力的护士担任护士长，主管 ICU 护理工作。

3. 制订与实施 ICU 护士岗前培训计划，经考核合格后方可上岗，进修与见习期人员不得单独执业。

二、ICU 护士岗位准入条件

ICU 是救治病情危重或有潜在生命危险患者的主要场所，是现代尖端护理技术的集中体现单位，在提高 ICU 患者抢救成功率方面发挥着重要的作用。基于 ICU 的特殊性，要求每名 ICU 护士必须具备扎实的专业理论知识、娴熟的监护急救技能、敏锐的观察能力、机敏的应变能力、准确的判断能力、预见性的处理能力、良好的团队协作能力及沟通能力等。以上各种能力归根结底都体现在理论知识的掌握和护理技术的实践上，即护理技能的体现。

（一）ICU 护士岗位准入条件（新上岗）

1. 具有护士职业资格证书。
2. 具有 2 年以上的临床护理实践经验，熟练掌握专科护理常规。
3. 通过 3 个月以上的危重症护理在职培训。
4. 经考核合格方可从事 ICU 临床护理。

（二）ICU 护士独立工作准入要求

1. 了解 ICU 的布局、分区、制度、流程。
2. 熟悉 ICU 常见仪器设备的使用及维护管理。
3. 熟悉 ICU 的医院感染控制及护理质量管理的关键要素。
4. 掌握 ICU 常见监护技术和护理技能。
5. 运用护理程序、方法独立完成对 ICU 患者的病情及安全风险评估。

（三）我国 ICU 护士资质认证

2002 年，中华护理学会与香港危重病学护士协会联合举办了第一届全国性的"危重症护理学文凭课程班"，为期 3 个月，为成绩合格的护士颁发"危重症护理学业文凭证书"，这是全国范围内对 ICU 护士认证工作的初步尝试。2006 年，在上海市护理学会牵头下，上海市开始进行急诊及危重症护士胜任力认证工作，对上海各级医院在 ICU 工作 2 年以上的注册护士，分期、分批进行包括最新专科理论的学习、医院实训基地临床实践在内的培训，考核合格发放胜任力证书。中国科学技术大学附属第一医院（安徽省立医院）也在 2006 年建立了国内早期的 ICU 专科护士培训基地，已培养大量 ICU 专科护士。目前，我国各省、自治区、直辖市正在逐步开展 ICU 护士的培训和认证工作，并已经取得了一定的成效。

三、ICU 护士岗位职责

（一）护士长的角色

"角色"是社会学、社会心理学中一个专门术语，是描述一个人在某位置或状况下被他人期望的行为总和。护士长在临床护理工作中扮演多重角色，主要包括领导者、管理者、专业照顾者、协调者、资源管理者、科研者、教育者、监督者等。适应、运用、把握好各种角色，在众多角色中抓住重点和主要矛盾，需要护士长们在职业生涯中不断学习和完善补充。

1. 领导者。

护士长是科室护理工作的具体组织者和指挥者，8 小时在岗，24 小时负责，在处理病房各种危急或突发事件中是组织者，在指导和带领护士共同完成护理任务中是指挥者。护士长应通过自己的能力影响、激励并促使所带领的护理团队为医院做出贡献。

2. 管理者。

护士长是护理单元的管理者，是医疗护理服务质量管理的基层核心人物。在"护理部—科护士长—护士长"三级管理架构中，人人都既是管理者，也是被管理者，因此护士长必须做到：确保护士的设想、意愿、努力能朝着共同的目标前进，培养团队合作精神，建立健全病区管理架构。护士长应从经验管理转向科学的目标管理和时间管理。

3. 专业照顾者。

护士长首先是一名护士，其次才是一名护理管理者，所以护士长也是一名专业照顾者。这一角色要求护士长能换位思考，以一颗博爱之心理解患者的感受，加强护患沟通，以高度的责任心和同情心对待患者及其家属，尽力化解医患矛盾。工作需要时，能随时亲自为患者服务，能够以扎实的护理技术解决患者问题。

4. 协调者。

在医院护理管理系统中，护士长上有护理部领导，下有科室护士跟随，在信息沟通中既是桥梁又是纽带，起到承上启下的作用，故护士长也是一名协调者。护理工作是一项很复杂的专业服务，牵涉医院各个部门，需要多部门、多学科的支持与合作，需要与患者、患者家属、各类医务人员以及不同的科室打交道，协调者角色意味着护士长需要以患者利益最大化为共同目标，协调各方关系，才能获得有力支持。在沟通、协调过程中，面对冲突和矛盾，既不能逃避，更不能视而不见，应深入了解、分析发生原因，采取有效措施加以化解，真正解决工作需求和问题。

5. 资源管理者。

护士长作为人、财、物等资源管理的重要负责人，还是一名资源管理者。护士长应妥善安排人力资源，完善科学排班，确保人力资源的合理使用；在物资管理方面，要合理配备、管理和适时改进护理设施设备；还应做好科室资产管理，做到账目清楚、账物相符、专人负责、定点放置，做好保管和保养工作；要建立公平、公正、公开的绩效考核方案，并合理使用和分配各类经费。

6. 科研者。

科研者角色要求护士长承担引领本护理学科发展的任务。护理科研的开展是促进临床问题解决的方式，也是提升护理学科发展水平的阶梯。护士长是学科带头人，应精通本专业知识，了解本专业的新进展，发现问题、解决问题，改进临床护理工作，积极开展护理学科研究。同时护士长要在临床护理管理方面提高自身的理论水平，不断探索和运用新的管理理念和方法，以更好地进行临床护理管理工作。

7. 教育者。

护士长不但要承担实习护士的带教任务，且言行举止对周围人员有示范作用，凡是在教育活动中有意识地以影响他人身心发展为目的的人，都可以称之为教育者。身教重于言教，教育者可以将护理职业的社会责任意识、师生之间的情感意识潜移默化地渗透护理教育的各个环节。护士长应对护士进行专业培养和继续教育，指导护士和护生学习新理论、新知识、新技术、新方法，不断地提高护士和护生的专业技能和业务水平。

8. 监督者。

监督者角色是指护士长需通过多种途径和方法，在一定时间和范围内，在工作环节、人员管理等多方面起到适时监督的作用，及时发现潜在问题，采取有效措施，调整工作方案，及时纠正，使护理工作质量持续改进。

除以上 8 种角色外，在护理管理工作中，护士长还扮演了陪伴者、联络者、传播者、社会活动者等数种角色。

（二）护士长应具备的素质

所谓素，就是本来的、原有的意思。所谓质，就是某一事物区别于其他事物的内在性质。狭义的素质指生理素质，指人的神经系统、感觉器官和运动器官等先天的解剖生理特点。这种先天特点是人们获得知识、才能的自然基础。广义的素质指人的性格、毅力、兴趣、气质、风度等。护士长所具有的素质不是天生的，而是在实践中不断学习、不断修炼、不断积累而形成的。现代管理理论也认为：领导者不是天生的奇才，都是经过努力学习、工作锻炼、职业培训而逐步成长的。护士长应具备的素质和能力简单概括为善于利用信息、善于改革创新、善于战略决策、善于学习知识、善于表达、善于协调、善于"感染"、善于激励、知人善任等。

下面将从两大方面进行阐述。

1. 社会对护士长素质的基本要求。

1) 患者及其家属对护士长的要求和期待：理解和同情患者；严格病区管理；合理安排各种娱乐活动；检查和监督护士工作；改进服务态度，提高服务质量。

2) 医院对护士长的要求和期待：具有一定的管理和协调能力；具有一定的组织能力；及时做好计划和安排；构建和谐的护患关系；指导下级护士；提出合理的意见和建议。

3) 护士对护士长的要求和期待：以身作则；理解、关心、体贴护士；妥善安排工作，合理排班；提示、督促、指导护士。

2. 护士长应具备的素质。

1) 良好的政治素质和自我形象：护士长应具有热爱生命的情感和无私奉献的精神，能以身作则，工作中任劳任怨。

2) 较强的组织管理能力：护士长应善于开发、调动科室多数人的积极性和创造性。

3) 丰富的专业知识和突出的沟通技巧：专业知识和沟通技巧水平是决定护士长素质的重要因素，不仅反映能否胜任护士长这个岗位，更重要的是体现在工作效果中。

4) 良好的心理素质：应为人谦虚谨慎、作风艰苦朴实，不要以权压人。

5) 秉公办事、无私奉献的精神：坚持原则；公平、公正、实事求是；奖罚分明，一视同仁；唯才是举。

6) 以人为善、宽以待人的胸怀：一个称职的护士长要善于表达和控制自己的情绪，有效地鼓舞患者、激励护士，使科室具有凝聚力和向心力。

7) 协调人际关系的能力：护士长在工作中起着承上启下、内外相互协调的桥梁纽带作用，要善于利用自身管理地位，做好各方面、各层次的协调和沟通工作，尽力减少矛盾和不必要的纠纷。主要方法包括处理好与护士的关系、处理好与科室主任的关系、处理好与上级领导的关系、改善"护患"关系、协调"医护"关系、协调科室间的关系。

8）善用领导艺术的能力：领导艺术是领导者个人素质的综合反映，是因人而异的。世界上没有完全相同的两片叶子，同样也没有完全相同的两个人，也就没有完全相同的领导者和领导模式。护理管理是技巧，更是艺术。一位富有管理艺术的护士长，善于用简练的语言表达自己的意图；善于抓住护士的心理，达到预期的效果；善于交往，能够与各种不同意见的人沟通思想；善于明察秋毫、辨明是非，具有敏捷的思维和准确的判断能力，能及时发现问题，做出正确的决策等。护士长只有充分运用管理艺术，包括决策艺术、指挥艺术、交谈艺术、激励术、协调艺术等，才能成为合格的护士长。

（三）ICU护士岗位职责

1. 在科室主任、护士长的领导及上级护士的指导下进行护理工作。

2. 自觉遵守医院和科室的各项规章制度，严格执行各项护理制度和技术操作规程，准确及时地完成各项治疗、护理措施，严防护理不良事件及事故的发生。

3. 负责分管一定数量的患者，了解患者病情，落实基础护理、生活护理、治疗、康复、健康教育及心理护理等工作。

4. 协助医生做好ICU患者的诊疗及急救工作，急救技能熟练。

5. 护理工作中有预见性，积极采取各种措施减少护理并发症的发生。

6. 掌握常规监测手段，熟练使用各种仪器设备，密切观察病情变化并及时通知医生采取相应措施，护理记录翔实、准确。

7. 严格执行消毒隔离制度，防控医院感染的发生及扩散。

8. 做好病房仪器设备、药品、医用材料的保管工作。

9. 及时了解患者的需求，主动征求患者的意见，持续改进护理工作。

10. 认真学习专科护理常规，提高专业护理操作技能，积累工作经验。

11. 参与本科室护理教学和科研工作，接受上级护士的指导与考核。

四、ICU护士的素质要求

1. 新入ICU的护士应有2年以上临床护理经验。

2. 有多专科疾病的诊疗、护理知识，掌握人体主要器官病理改变过程及能对患者病情进行总体分析与认识。

3. 掌握各种仪器的使用、管理，监护参数调节，掌握重症监护技能。能根据病情正确分析监护数据，及时发现护理问题和病情变化，并熟练地配合医生对患者进行抢救。

4. 具有吃苦耐劳、勤于思考、冷静沉着的心理素质。

5. 有较好的身体素质，关爱患者，诚实可信，细心耐心，洞察力强，应变能力强，接受能力强。

6. 有高度的责任心和慎独精神。ICU收治的患者病情危重且瞬息万变，治疗、护理手段复杂，ICU护士需熟悉每位患者的病情，掌握患者的"八知道"；认真按照操作规程执行各种治疗和护理措施，按时、保质、保量，使患者得到及时、准确、安全的治疗和护理。

7. 具有熟练而精准的专业技术。掌握常见监护和抢救技能，如心肺复苏、电除颤、气管插管、机械通气、床旁血液净化治疗、有创压力的监测、密闭式吸痰等；对 ICU 配备的各种抢救和生命支持设备，必须能够熟练使用，掌握常见故障的排除方法和报警上下限的设置方法。掌握基础护理技能，如快速建立静脉通路、抢救药物的使用等，要达到精、准、快的水平，才能在关键的抢救时刻争分夺秒，保证患者能得到及时的救治，挽回生命。

8. 细致的观察力和应变能力。ICU 内的患者多神志不清或正接受镇静治疗，不能及时传达或表示出自己的不适，需要护士有细致入微的观察力。一旦发现任何异常，应当机立断，采取适当的急救措施，同时通知医生做进一步抢救和处理，赢得救治时机。

9. 敏锐的分析能力。细致观察到患者病情变化之后，还要有敏锐的分析能力。疾病在不断发展变化，并无固定模式，ICU 护士要利用丰富知识和逻辑思维能力，对病情变化做出准确的判断，并积极、正确处理，使患者通过瞬间的诊断和处理被救治，提高患者的抢救成功率。

10. 高度的同情心。疾病本身对患者及其家属是最大的威胁。在 ICU 内，患者处于陌生的环境，由于对自身生命的担忧、缺少亲人的陪伴，时常表现出恐惧、悲观、无助。此时 ICU 护士要充满爱心地对待他们，与患者进行良好的沟通交流，使患者得到全身心的照顾，使其尊严得以维护。

11. 良好的沟通协调能力。采取多种方式与患者进行语言和非语言沟通，了解患者的各种需要并及时给予满足，及时获取反馈信息。

12. 健康的体魄和良好的心态。ICU 工作负荷重、心理压力大，ICU 护士需要 24 小时守护在患者的床旁。ICU 护士要保持充沛和旺盛的精力，富有工作激情，以快乐的白衣天使形象给患者以良好的心理感受和美的体验，激发患者对美好生活的热爱和创造美好生活的愿望。

五、ICU 护士的基本知识与技能

《重症医学科建设与管理指南（2020 版）》中对 ICU 护士的基本知识和技能要求如下。

1. 经过严格的专业理论和技术培训并考核合格。

2. 掌握重症监护的专业技术：输液泵的临床应用和护理，外科各类导管的护理，给氧治疗、气道管理和人工呼吸机监护技术，循环系统血流动力学监测技术，心电监测及除颤技术，血液净化技术，水、电解质及酸碱平衡监测技术，胸部物理治疗技术，ICU 患者营养支持技术，ICU 患者抢救配合技术等。

3. 除掌握重症监护的专业技术外，ICU 护士还应具备以下能力：各系统疾病 ICU 患者的护理、重症医学科的医院感染防控、ICU 患者的疼痛管理、重症监护的心理护理等。

第二节　ICU 护理管理制度

一、ICU 核心护理管理制度

(一) 分级护理制度

分级护理是根据对患者病情的轻、重、缓、急及其自理能力，按照护理程序制定的不同护理措施，遵医嘱给予不同级别的护理。分级护理制度是一项基本的医院护理工作制度，也是护士实施临床护理的重要依据。分级护理制度自实施以来，在提高医疗护理质量、规范护士行为、促进患者康复中发挥了极大作用。

1. 分级护理制度的由来及发展。

我国的分级护理始于 1956 年，由张开秀、黎秀芳两位护理前辈所倡导，她们指出应根据患者病情实行轻、重、危重的三级分级护理，目的是改变当时大部分医院护理工作落后、护理程序混乱的现状。分级护理制度一经提出，迅速在全国得到推广并且一直沿用至今，已经成为护理工作的核心制度。

卫生部于 1982 年颁布的《医院工作制度》指出：患者入院后医护人员应根据患者病情决定护理分级，护理级别应分为特级护理、一级护理、二级护理、三级护理四个级别，并对每个级别的护理内容做了明确的规定。然而在实施过程中发现单纯以患者病情作为分级依据，而未考虑到患者的自理程度、需要护士照顾的程度以及患者的资源等情况进行护理分级存在诸多问题，临床上常常出现医嘱的护理级别与实际患者所需的护理级别不一致的情况。如果护士机械地按照医嘱执行分级护理，有可能不能满足患者实际需要，由此影响到护理服务质量，同时也存在较大医疗安全隐患。

为进一步加强医院临床护理工作，规范临床分级护理及护理服务内涵，保证护理质量，保障患者安全，2009 年卫生部印发的《综合医院分级护理指导原则（试行）》，在四个护理级别的确定标准中提出，应依据疾病的轻、重、缓、急和患者自理能力进行分级，首次将患者的自理能力作为护理分级依据之一，使护理级别的分级依据更加完善。但如何确定患者的自理能力，尚没有统一的标准。

为使分级护理更具可操作性，2013 年国家卫生与计划生育委员会又在《综合医院分级护理指导原则（试行）》的基础上制定了《WS/T431—2013 护理分级》，并于 2023 年公布了新版本《WS/T431—2023 护理分级标准》。该卫生行业标准补充和细化了护理分级标准的内容和依据，使分级护理在临床上更具有可操作性。

我国的分级护理制度自创立以来已历经半个多世纪，在护理工作中发挥了重要作用。作为重要的护理工作制度之一，分级护理制度在保证护理服务质量、确定临床护士编制、合理配置护理人力资源、制定护理服务收费标准等方面发挥着重要的作用。

2. 分级护理制度的具体内容。

护理分为四个级别：特级护理、一级护理、二级护理和三级护理。特级护理要求最高，三级护理要求最低。医护人员在进行护理分级时应结合患者病情和自理能力两方面情况，并根据患者的情况变化进行动态调整。《WS/T431—2023 护理分级标准》适用于各级综合医院，其他类别医疗机构可参照执行。

（1）具备以下情况之一的患者，可以确定为特级护理：①病情危重，随时可能发生病情变化需要进行监护、抢救的患者；②维持生命，实施抢救性治疗的 ICU 患者；③各种复杂或大手术后、严重创伤或大面积烧伤的患者。

（2）具备以下情况之一的患者，可以确定为一级护理：①病情趋向稳定的 ICU 患者；②病情不稳定或随时可能发生变化的患者；③术后或者治疗期间需要严格卧床的患者；④自理能力重度依赖的患者。

（3）具备以下情况之一的患者，可以确定为二级护理：①病情趋于稳定或未明确诊断前，仍需观察，且自理能力轻度依赖的患者；②病情稳定，仍需卧床，且自理能力轻度依赖的患者；③病情稳定或处于康复期，且自理能力中度依赖的患者。

（4）病情稳定或处于康复期，且自理能力轻度依赖或无依赖的患者，可确定为三级护理。

随着护理工作范围的扩大、患者及其家属维权意识的提高，分级护理常常成为护理纠纷中的薄弱环节，容易受到患者及其家属的质疑和指责。因此，如何完善分级护理相关文书书写，证明护理活动的科学性、正确性，发挥其在医疗事故鉴定及医疗诉讼中应有的作用，值得我们进一步探讨。

（二）危重症患者抢救制度

1. ICU 抢救工作应由科室主任、护士长组织和指挥，科室主任和护士长不在时，由职称最高的医生、护士主持抢救工作，但必须及时报告科室主任、护士长。对重大抢救需根据病情提出抢救方案，并立即报告院领导，凡涉及法律纠纷要报告有关部门。

2. 对病情危重、可能随时危及生命的患者均需积极组织抢救，常规向患者家属或单位发出病危通知，并对病情危重性进行必要的告知和解释。

3. 抢救中，各级医护人员应本着高度认真负责的精神，做到观察细致，诊断准确，处理及时，纪律完整。对疑难及诊断不明患者，应及时向上级医生报告或组织会诊。

4. 抢救工作由主管医生负责和实施，主管医生不在时，由值班主治医生或住院总医生组织，必要时应指定专人床旁守护，做好床旁记录，详细交接班。

5. 医生未到前，护士应根据病情及时给氧、吸痰、测量血压、建立静脉通路，行人工呼吸和心脏按压、止血等，并提供诊断依据。

6. 特别重大的抢救工作，应向科室主任汇报，由全科统一组织力量进行抢救。若需多科配合，应及时向医务部汇报，以便组织抢救小组。

7. 医护人员必须熟练掌握各种仪器设备的性能及使用方法，熟记抢救药品的编号、定位、用途、剂量、用法等。各辅助部门应积极配合，全力协助，不得以任何借口延误抢救工作。

8. 护士须及时、准确执行医嘱。医生下达的口头医嘱，护士应复述一遍，并经双方查对无误后方可执行。

9. 病情变化、抢救经过、各种用药等应准确、及时、完整记录，因抢救患者未能及时书写病历时，有关医护人员应当在抢救结束6小时内据实补记，并加以注明。

10. 科室的抢救药品及仪器设备应固定位置，每班交接清楚，指定专人负责，定期做好清洁、消毒、清理、补充等工作。

（三）ICU护理查对制度

查对制度是杜绝护理差错、事故，保证医疗安全、护理安全的一项重要措施。为保障患者安全，防止差错、事故发生，特制定ICU护理查对制度。

1. 医嘱查对。

1）转抄和处理医嘱后应做到每班查对，转抄和处理医嘱者及查对者均需签全名。

2）有疑问的医嘱必须问清楚后方可执行。

3）抢救患者时，医生下达的口头医嘱，护士应复述一遍，经双方查对无误后方可执行。用过的空药瓶，须经双人查对后再弃去，并请医生及时补开书面医嘱。

4）处理医嘱、治疗卡、服药单须经双人查对。

5）转抄和处理医嘱后必须每班查对，办公室护士每天与当班护士查对及双签名，护士长每周大查对1次，护士长不在时，须指定护士负责每周大查对。

2. 服药、注射、处置查对。

1）服药、注射、处置前必须严格执行"三查七对"。"三查"：摆药后查，服药、注射、处置前查，注射、处置后查。"七对"：对床号、姓名、药名、剂量、浓度、时间、用法。

2）备药前要检查药品质量，注意水剂、片剂有无变质，安瓿、注射液瓶有无裂痕；密封铝盖有无松动；输液袋有无漏水；药液有无浑浊和絮状物。过期药品、有效期和批号不符合要求或标签不清晰的药品，不得使用。

3）摆药后必须经第二人查对方可执行。

4）操作前至少同时使用姓名、年龄2项查对患者身份。

5）给易致过敏药物，给药前应询问患者有无过敏史；同时，护理部要协同医院药学部，根据药物说明书，规范及健全皮试药物操作指引及药物配伍禁忌表。使用毒、麻、精神药物时，护士要经过反复查对，用后安瓿及时交回药房；给多种药物时，要注意有无配伍禁忌。发药、注射时，患者如提出疑问，应及时检查，查对无误后方可执行。输液瓶加药后要在标签上注明药名、剂量，并留下安瓿，经另一人查对并在药袋或药瓶上签名后方可使用。

6）严格执行床旁双人查对制度。

3. 配血与输血查对制度。

根据《临床输血技术规范》的要求，制定交叉配血查对制度、输血查对制度。输血查对制度通过"输血安全护理单"组织。

1）交叉配血查对制度。

（1）认真查对交叉配血单，核实患者床号、姓名、性别、年龄、病区号、住院号等信息。

（2）抽血时要有 2 名护士（只有 1 名护士值班时，应由值班医生协助），1 人抽血，1 人核对，核对无误后执行。每次采集 1 人血样，禁止同时取 2 人及以上血液标本。

（3）抽血（交叉）后须在试管上贴条形码，并写上住院号、床号、患者姓名，字迹必须清晰无误，便于进行查对工作。

（4）血液标本按要求抽足血量，不能从正在输液肢体的静脉中抽取。

（5）抽血时若对交叉配血单与患者身份有疑问，应与主管医生、当值高年资护士重新核对，不能在错误交叉配血单和错误标签上直接修改，应重新填写正确交叉配血单及标签。

2）输血查对制度。

（1）医护人员到输血科取血时，与发血者双方共同做好"三查八对"。

"三查"：查对血液制品的有效期、血液制品的质量及输血装置是否完好。

"八对"：对患者床号、姓名、住院号、血袋号、血型、交叉配血试验结果、血液制品种类和剂量。

查对后在交叉配血单上签名。

（2）输血前患者查对：须由 2 名医护人员查对交叉配血单上患者床号、姓名、住院号、血型、血量；查对供血者的姓名、编号、血型，与患者的交叉相容试验结果，核对血袋上标签的姓名、编号、血型与交叉配血单是否相符，相符者进行下一步查对。

（3）输血前用物查对：检查血袋的采血日期，血袋有无外渗，血液外观质量，确认无溶血、凝血块、变质后方可使用。检查所用的输血器及针头是否在有效期内。血液自血库取出后勿振荡、勿加温、勿放入冰箱速冻，在室温放置时间不宜过长。

（4）输血时，由 2 名医护人员（携带病历及交叉配血单）共同到患者床旁查对床号、住院号、门急诊或病室、姓名、性别、年龄、血型，确认与交叉配血单相符，再次查对血袋有无破损渗漏、血液颜色是否正常。确认以上情况准确无误，用符合标准的输血器进行输血。

（5）输血前后用生理盐水冲洗输液管道，连续输用不同供血者的血液时，前一袋血输尽后，用生理盐水冲洗输血管道，再继续输注其他血袋。输血期间，密切巡视患者有无输血反应。

（6）完成输血操作后，再次进行医嘱、床号、姓名、血型、交叉配血单，血袋标签的血型、血编号、献血者姓名、采血日期查对，确认无误后签名。将交叉配血单附在病历中，并将血袋送回输血科（血库）至少保存 1 天，再由输血科统一处理。

（四）ICU 护理交接班制度

交接班是信息传递的重要途径，是保证临床医疗、护理工作连续正常运行的一项重要措施。ICU 护士必须严肃认真地贯彻执行 ICU 护理交接班制度，以保证各项治疗护理工作准确、及时地进行，也是对患者病情、治疗和护理工作的阶段性概括和评价。规范的交接班是提高护理质量、保证患者安全的重要举措。交接班应准时，在接班者未到前，交班者不得离开岗位。交接班一般采用晨会集体交接班、口头（床边）交接班及书面交接班，还包括病房物品、器材、药品、被服交接班。

1. 晨会集体交接班制度。

(1) 时间 15～20 分钟。

(2) 夜班护士报告病房 24 小时动态，重点为新入院、危重、抢救、术前、术后和特殊情况患者的床号、姓名、诊断、病情变化、治疗、护理和特殊检查要点等。要求简明扼要、重点突出，用普通话背诵交班。

(3) 护士长简单小结前一天工作，布置当天工作。

2. 口头（床边）交接班制度。

(1) 各班均应进行口头（床边）交接班，重点是新入院、危重、抢救、术前、术后、特殊情况的患者。

(2) 交接班时认真查看病房、患者，做到病情、治疗、护理"三清"，如患者情况、外出患者去向，患者皮肤有否破损、压迹，患者的输液管道、各种引流管是否通畅，穿刺局部有无外渗，病房是否清洁、整齐等。

(3) 交接班时发现问题由交班者负责，并采取相应措施，做好记录；接班后如因交接不清发生问题由接班者负责。

3. 书面交接班制度。

(1) 值班护士认真书写《护士交班本》及护理记录，要求内容简明扼要、重点突出、运用医学术语。

(2) 进修护士或实习护生书写《护士交班本》及护理记录，由带教护士或护士长认真修改并签名。

4. 病房物品、器材、药品、被服交接班制度。

(1) 建立定期清点、检查、登记制度，记录时间、班次、数量、清点人。

(2) 一般药品实行定量存放，凭医嘱补充，及时清理过期、变质药品。

(3) 病房物品、器材、被服应指定专人负责管理，如有外借、丢失、损坏等情况应记录，并及时向护士长汇报。

(4) 医疗仪器有专人负责，定期检查，保持性能良好，每班认真交班。

5. 交接班制度的核心提示。

1) ICU 应当进行口头（床边）交接班。

交接班不规范、制度不完善是引发患者安全及护理质量问题的一个薄弱环节。有机构在 2009 年对 176811 位医护人员进行调查，结果显示 49％的医护人员认为患者的关键信息通常在交接班时丢失。因此，探索新的交接班管理制度和流程非常必要。

ICU 患者病情复杂，涉及多器官、多系统、多种治疗手段，各种护理操作程序复杂，患者参与能力低且无家属陪同，需要交接的信息甚广。规范的护理交接班制度是确保临床护理工作连续、高效、安全运转的核心制度之一，在护理质量管理中起着举足轻重的作用。

晨会集体交接班容易形式化，重点不易突出。接班护士是信息的被动接纳者，对危重症患者的重点病情变化，皮肤、各管道情况及连续性护理措施易出现漏交接或交接班不清楚现象，从而影响护理质量。

口头（床边）交接班制度是保证患者安全的有效措施。口头（床边）交接班可以及时确认各项信息，检查有无遗漏的信息。护士在床边进行交接班可以快速融入角色，及时确认各项信息，充分了解所分管患者健康状况，及时检查有无遗漏的信息，保证患者治疗、护理能得以延续。同时，口头（床边）交接班过程中适时给予患者鼓励及指导，也是对患者的尊重。

2）提升交接班质量的可能途径。

护理交接班常常存在沟通障碍。沟通障碍主要表现在沟通缺失、内容冗长或无关、沟通不准确、语言障碍、字迹模糊，导致交接过程出现信息遗漏或缺乏。

动态、复杂的临床环境对医护人员的有效沟通产生严重挑战。护士凭经验和记忆交接班经常出现关键信息遗漏、信息理解错误等交接班不清楚现象；况且交接班时常受患者病情变化、仪器报警等干扰，导致患者病情交接不全面，贵重药物、物品等交接遗漏，显著增加患者受伤害的风险，并可能造成灾难性的后果。可参考以下方法提高交接班质量。

（1）护理交接班标准化是提高交接班质量和保障患者安全的重要途径。护理交接班标准化使接班护士能快速、准确地掌握危重症患者护理的重点和细节，从而减少了交接班的随意性和盲目性。专家认为 REED 模式（Record、Evidence、Enquire、Discuss）可以规范交接班流程，提高护理交接班的标准化，促进交接过程的有效沟通。有前瞻性研究表明，使用标准化交接班工具可以促进术后转运交接过程中信息的有效沟通、减少患者信息丢失、降低术后并发症发生率、增高早期拔管率，改善患者 24 小时结局。

（2）实施标准化核查单可以明显降低交接班错误的发生率。曾有实验使用标准化核查单对患有先天性心脏病的 79 名患者术后转运到 ICU 的交接班进行调研，结果使用标准化核查单（38 例）与不使用标准化核查单（41 例）相比，每次交接班专业技术错误发生率明显下降（$P < 0.001$，1.52% vs 6.24%），口头信息的遗漏率也明显下降（$P < 0.001$，2.38% vs 6.33%）。

（3）标准化协议使口头（床边）交接班有章可循。护理交接班标准化协议可将口头（床边）交接班内容进行详细分类，拟定有效交接班的必要信息。护士能够熟知口头（床边）交接班的内容，按每项标准要求完成交接班，做到有章可循，避免遗漏。掌握各专科疾病护理交接的要点，能在很大程度上提高交接班质量，有效减少技术误差。

3）完善床旁护理交接的内容与程序，规范重症患者交接班。

交班护士介绍、接班护士询问、双方床旁核查、共同护患沟通的交接班流程可让接班护士在短时间内熟悉患者的病情，掌握患者监护重点和治疗措施，能有效减少护理安全隐患。相互提问、反馈，以确认信息被正确理解，是规范的口头（床边）交接班的重要形式。通常，口头（床边）交接过程中交班护士首先向患者介绍接班护士，然后向接班护士介绍患者的病情变化、心理状况、特殊生活习惯、宗教信仰等信息。接班护士询问交班护士并检查有无遗漏的信息，了解患者情况，完成仪器、报警、管道等重要的质量检查。同时接班护士适时询问患者并给予患者鼓励及指导。

此外，交班护士介绍患者基本信息（床号、姓名、诊断）、病情及其变化时交班顺序一般遵循由头部至脚、由腹面至背面的原则或按系统依次交接。一般习惯优先交接原发病情，再按系统依次介绍。

简而言之，口头（床边）交接班是护理管理的重点环节。规范的口头（床边）交接班可使每班护士充分了解所分管患者健康状况，是制订护理工作计划的前提；能有效保障患者的治疗方案和护理措施得以延续。标准化护理交接班有利于提高护士交接班水平，加深护士对患者健康状况的了解，减少护士因专业技术水平差异而导致的沟通障碍。同时，规范口头（床边）交接内容、完善口头（床边）交接流程是实现规范化口头（床边）交接班的重要途径。

（五）ICU患者身份识别制度

1. 医护人员在采血、给药或输血等操作前，必须严格执行患者身份识别制度，至少应使用两种身份识别方法（床头卡、手腕带双向核对）。

2. 对能有效沟通的患者，实行双向核对法，即除了核对床头卡，还必须要求患者自行说出本人姓名，确认无误后方可执行操作。

3. 对无法有效沟通的患者，如手术、昏迷、神志不清、无自主能力的ICU患者，必须佩戴腕带和标明床头卡。在手术、麻醉和各诊疗操作前除了核对床头卡，必须核对腕带，识别患者身份。

4. 在实施任何介入或有创诊疗活动前，实施者亲自与患者（或患者家属）沟通，作为最后确认的手段，以确保对正确的患者实施正确的操作。

5. 建立使用腕带作为身份识别标识的制度。

1）所有住院患者一律佩戴腕带，建议不同性别使用不同颜色的腕带。例如，男性患者使用蓝色腕带，女性患者使用粉红色腕带。

2）对实施手术、昏迷、神志不清、无自主能力的ICU患者在诊疗活动中使用腕带，作为操作前、用药前、输血前等诊疗活动时患者身份识别的一种必备手段。

3）在ICU使用腕带，作为操作前、用药前、输血前等诊疗活动时患者身份识别的一种必备手段。

（六）护理缺陷、护理不良事件管理制度

建立一套完善的护理不良事件管理制度，不断改进各个环节中潜在的问题，才能从根本上不断提高护理质量，消除护理隐患，为患者提供安全护理，有效保障患者安全，从而杜绝护理差错及护理纠纷的发生。

1. 相关概念。

（1）护理缺陷：在护理工作中出现技术、服务、管理等方面的失误，包括护理事故和护理差错。

（2）护理事故：在护理工作中，由于护士的过失，直接造成患者死亡、残废、组织器官损伤导致功能障碍。护理事故分为护理责任事故和护理技术事故。前者是由护士玩忽职守，违反规章制度及护理常规造成的，后者是由技术过失造成的。

（3）护理差错：在护理工作中，由于护士的过失，给患者造成了精神及生理上的痛苦，或影响了医疗护理工作的正常进行，但未造成严重后果和构成事故者。依照严重程度，护理差错分为严重护理差错和一般护理差错。前者指造成服务对象身心痛苦、影响

诊疗，但未造成严重后果；后者指造成服务对象轻度身心痛苦或无不良反应。

（4）护理不良事件：只在护理工作中，不在计划中、未预计到或通常不希望发生的事件，其中部分为护理差错和护理事故。

2. 预防。

1）加强政治思想和法律意识教育。ICU 护士要具备高度的政治责任和慎独精神，养成良好的工作作风。

2）在岗的 ICU 护士对分管患者及新入、ICU 患者要做到"八知道"[床号、姓名、年龄、病情（诊断、辅助检查阳性结果）、治疗、护理、饮食、心理状况]。

3）严格执行各项规章制度。

（1）各级护士必须履行职责，严格执行护理技术操作制度。

（2）执行护理工作"三不下班"（病情交接不清楚不下班、护理工作任务没完成不下班、器械物品没点清不下班）、"三不执行"（医嘱有疑问不执行、非抢救患者口头医嘱不执行、医嘱书写不清楚不执行）、上班看"五本"（医嘱本、交班本、服药本、治疗本、输液本）、下班查"五本"（同前），以及开展预想、预查、预防的"三预"活动，防微杜渐。

护士长抓好"四个"重点环节：新患者入院、ICU 患者抢救、特殊检查及新技术新疗法实施。

4）护士长除对日常的护理工作进行检查、督促、指导，把好质量关外，还需要把握护士工作状况，善于识别各种不安全因素，并制定出可行的防控措施；对一切可能引起意外的病房布局、护理用具、工作流程都要具有警觉性并加以改革。

5）可利用晨会集体交接班、全科护士会议等时机，应用案例对护士进行安全教育，吸取教训，积极营造安全护理环境，切实负起防范护理缺陷的责任。

3. 护理不良事件登记报告处理。

1）各级护士要加强责任心，认真执行国家有关规定，防止护理不良事件发生。

2）凡实习、进修护士发生护理不良事件或护士指使护工、卫生员进行其职责范围以外的技术操作而发生的护理不良事件，由带教人员及指使人承担责任。

3）发生护理不良事件时，当事人应立即向护士长汇报，护士长与科室主任及时沟通处理，讨论分析原因，根据情况向上级领导、护理部、医务办公室或医院总值班汇报，通过手机端或计算机端进入护理不良事件系统上报，护理部视情况组织分析、研究。

4）发生严重护理不良事件时，则应立即口头上报科室主任、护理部及主管院长，并积极组织抢救，减少或消除由护理不良事件造成的不良后果和减轻患者的痛苦，挽回损失，24 小时内通过手机端或计算机端进入护理不良事件系统上报，同时电话上报护理部，并按照护理部提示完成后续工作。

5）护理不良事件的有关记录、检验报告及造成护理不良事件的药品、血液、器械等均应妥善封存，不得擅自涂改或销毁，并保留患者的标本，以备鉴定。

6）为了查明事实真相，应注意倾听当事人的意见，讨论时允许当事人发表意见，以提高认识、吸取教训，达到教育目的。

7）对及时如实报告护理不良事件者，按照相关制度进行奖励；如科室不按规定报告护理不良事件，有意隐瞒，事后经领导或他人发现者，视情节轻重给予加倍处罚。

8）发生护理不良事件的处罚细则：发生一般差错未造成后果及不良影响，由科室内自行妥善处理；发生重大差错造成不良后果或影响较大，须院方出面处理，除按医院相关规定处理外，可视情节对当事人直接予以解聘，必要时交司法部门处理。

4．护理投诉管理。

1）凡因服务态度、服务质量或技术水平导致的护理缺陷，引起患者或者患者家属不满，以书面或口头汇报方式反映到护理部或有关部门转回护理部的意见，均视为护理投诉。

2）护理部进行护理投诉专项登记，记录护理投诉事件的发生经过、原因、处理结果及整改措施。

3）接待人员要认真倾听投诉者的意见，耐心解释，避免激化和引发新的冲突。

4）护理部接到投诉后，及时调查、核实，并根据事件情节轻重，给予相应的处理。

（1）给予科护士长及当事人批评教育。

（2）如果投诉直接针对个人，责成当事人做出书面检查，护士长签字后交护理部备案。

（3）向投诉者诚意道歉，取得投诉者谅解。

（4）因服务态度差被投诉，除按医院相关规定处理外，当事人应院内进修1~2周。

（5）1年内不同患者对同一护士的投诉达3次以上，则可予以解聘。

5．其他相关管理制度。

1）护士长或护理质量管理委员会成员不认真落实、完成护理部安排的工作，每次应当给予当事人一定惩罚。1年内累计不完成次数达到3场次，下一年度可取消当事人作为护理质量管理委员会成员的资格。

2）其他未预见的护理缺陷由护理部提出初步处理意见，上报医院办公室或医院管理委员会讨论。

（七）ICU消毒隔离制度

根据《中华人民共和国传染病防治法》《医院感染管理办法》《医院隔离技术规范》和《消毒管理办法》，制定ICU消毒隔离制度。

1．ICU消毒隔离制度总则。

1）医护人员及其他工作人员必须高度重视消毒隔离制度，并严格遵照执行。消毒管理组织（医院感染三级管理组织）认真监管。

2）医护人员必须遵守消毒灭菌制度，严格执行医疗器械、器具的消毒工作技术规范，保证进入人体组织、无菌器官的医疗器械、器具和物品必须达到灭菌水平。接触皮肤、黏膜的医疗器械、器具和物品必须达到消毒水平。各种用于注射、穿刺、采血等有创操作的医疗器械、器具和物品必须一用一灭菌。使用的消毒器械、器具和物品，一次性医疗器械、器具和物品应当符合国家有关规定。一次性医疗器械、器具和物品不得重复使用。

3）用过的医疗器械、器具和物品，应先去除污染，彻底清洗干净，再消毒或灭菌。其中感染性疾病患者用过的医疗器械、器具和物品，应先消毒，彻底清洗干净，再消毒或灭菌。所有医疗器械在检修前应先经消毒或灭菌处理。

4）根据医疗器械、器具和物品的性能选用物理或化学方法进行消毒灭菌。耐热、耐湿物品灭菌首选物理灭菌法。手术器械及物品、各种穿刺针、注射器等首选高压蒸汽灭菌。油、粉、膏等首选干热灭菌。不耐热物品如各种导管、精密仪器、人工移植物等可选用化学灭菌法，如环氧乙烷灭菌等，内镜可选用环氧乙烷灭菌或 25％戊二醛浸泡灭菌。消毒首选物理方法，不能用物理方法消毒的方可选用化学方法。

5）化学消毒或灭菌：可根据不同情况分别选择高效、中效、低效消毒液。使用消毒液必须了解消毒液的性能、作用、使用方法，影响灭菌或消毒效果的因素等，配置时注意有效浓度，并按要求进行监测。

6）患者使用的吸氧装置、雾化吸入器、氧气湿化瓶、呼吸机面罩、管路等要一人一用一消毒，用毕终末消毒并干燥保存于消毒物品柜。湿化瓶应使用灭菌水，每天更换或消毒。呼吸机的螺纹管、湿化器、接头、活瓣通气阀等可拆卸部分应定期更换消毒。

7）手部皮肤的清洁和消毒执行卫生部制定的《消毒技术规范》。

8）地面的清洁和消毒：地面应湿式清扫，保持清洁。当有血迹、粪便、体液等污染时，应及时以含氯消毒液消毒，消毒液浓度按要求配制。拖洗工具应有不同使用区域的标识，使用后应消毒、洗净再晾干。

9）隔离总则：ICU 病房应通风良好，应配备适量的流动水洗手设施和速干手消毒液。发现传染病患者或者疑似传染病患者，应转移到专用隔离病房，可能污染的区域应及时消毒。隔离的实施应该遵循"标准预防"和"基于疾病传播途径的预防"原则。加强传染病患者的管理，包括隔离患者，严格执行探视制度。应采取有效措施，管理感染源、切断传播途径和保护易感染人群。应加强医护人员隔离和防护知识的培训，配备合适、必要的防护用品，医护人员应正确掌握常见传染病的传播途径、隔离方式和防护技术，熟练掌握操作规程。医护人员的手卫生符合规范。隔离区域的消毒符合国家有关规定。

10）使用合格的消毒液、消毒器械、卫生用品和一次性医疗用品。

11）医院污水须经过消毒处理后才能排放。医疗废物的收集与处理按《医疗废物管理制度》执行。

2. ICU 消毒隔离制度细则。

1）ICU 内应有安静、舒适隔离环境，布局流程合理，明确分为治疗区监护区、医护生活办公区、污物处理区，以保证患者的安全，以防止交叉感染。

2）设足够的流动水洗手设备或速干手消毒液等消毒设施。配备循环紫外线空气消毒机或采取机械通风，保持环境清洁、空气清新。

3）ICU 内谢绝患者家属探望，有特殊情况与工作人员联系。进入 ICU 的工作人员必须更换拖鞋、衣、帽，外出时更衣。非工作人员不允许随意进入 ICU。

4）每天用消毒液擦拭门窗、桌、椅、床、柜及拖地 2 次；每天定时空气消毒，时间至少在 1 小时以上；每周室内彻底清扫 1 次，各种仪器设备的表面定时清洗消毒，随时保持清洁。

5）每季度对环境、物品表面及消毒液进行微生物检测1次，对不合格的指标或接近临界值的指标，必须做分析并再次监测，直至合格。

6）每天检查各类治疗包的有效期、器皿及用物，每周灭菌1次。

7）使用呼吸机时间较长的患者应标明启用时间，定期更换管道。

8）严格遵循无菌操作技术原则，认真执行手卫生。

9）特殊感染、高危感染与多重耐药的患者，要做好针对性的消毒隔离措施及职业防护措施。

10）患者转出ICU后，必须进行床单位的终末消毒，其他物品按病房消毒隔离措施执行。

（八）ICU护理质量管理制度

1. 医院成立由分管院长、护理部主任（副主任）、科护士长、病区护士长组成的护理质量管理委员会，成立三级质量控制小组，各护理单元成立护理质量管理小组，负责全院护理质量管理目标及各项护理质量标准的制定，并对护理质量实施控制与管理。

2. 护理质量实行病区、科室、护理部三级控制和管理。

1）病区护理质量控制组（一级）：由3～5人组成，病区护士长参加并负责。按照各项护理质量标准对病区护理质量实施全面控制，及时发现工作中存在的问题与不足，对出现的质量缺陷进行分析，制定改进措施。检查须有登记、有记录并及时反馈，每月填写护理质量检查月报表，报上一级护理质量控制组。

2）科室护理质量控制组（二级）：由5～10人组成，科护士长参加并负责。每月有计划地或根据科室护理质量的薄弱环节进行检查，对于检查中发现的问题及时研究分析，制定切实可行的措施并落实。填写护理质量检查月报表，报上一级护理质量控制组。

3）护理部护理质量控制组（三级）：由10～15人组成，护理部主任参加并负责。每月按护理质量控制项目有计划、有目的、有针对性地对各病区护理工作进行检查评价，填写检查登记表及综合报表。及时研究、分析、解决检查中发现的问题。每月在护士长会议上反馈检查结果，提出整改意见，限期整改。

3. 建立专职护理文书终末质量控制督查小组，由主管护师以上人员负责全院护理文书质量检查。每月对出院患者的体温单、医嘱单、护理记录单、手术护理记录单等进行检查评价，填写检查登记表，上报护理部。

4. 对护理质量缺陷进行跟踪监控，实施护理质量的持续改进。

5. 各级护理质量控制组每月按时上报检查结果，科室及病区于每月5日前报护理部、科护士长处。

6. 护理部随时向主管院长汇报全院护理质量控制与管理情况，每季度召开1次护理质量分析会，每年进行护理质量控制与管理总结并向全院护士通报。

7. 护理工作质量检查考评结果作为各级护士的考核内容。

（九）ICU 病房管理制度

1. 病房由护士长负责管理。

2. 保持病房整洁、舒适、安全，避免噪声，工作人员做到走路轻、关门轻、说话轻、操作轻。

3. 统一病房陈设，室内物品和床位要摆放整齐，固定位置，精密贵重仪器有使用要求并专人保管，不得随意变动。

4. 定期对患者进行健康教育。定期召开患者座谈会，征求意见，改进病房工作。

5. 保持病房清洁整齐，布局有序，注意通风。

6. 医护人员必须按要求着装，佩戴有姓名胸牌上岗。

7. 护士长全面负责保管病房财产、设备，并分别指派专人管理，建立账目，定期清点，如有遗失及时查明原因，按规定处理。

（十）ICU 健康教育制度

健康教育是一项科普工作。通过健康教育，使广大群众增加卫生知识，有利于防病和治病。各病区、科室及门诊定期以各种形式向患者及其家属进行健康教育，并形成制度，认真落实。健康教育的方法有以下几种。

1. 入院宣教。

2. 传授相关疾病知识。

3. 术前及术后护理知识。

4. 出院时康复知识及合理用药指导。

5. 个别指导：内容包括一般卫生知识，如个人卫生、公共卫生、饮食卫生，常见病、多发病、季节性传染病的防治知识，以及简单的急救知识、妇幼卫生、婴儿保健、计划生育等。可在入院宣教和护理患者时，结合病情、家庭情况和生活条件做具体针对性指导，还可结合示范，配合幻灯片、模型等方式，以加深印象。

（十一）ICU 护理文件书写与质量监管制度

1. 护理文件书写应当客观、真实、准确、及时、完整。

2. 护理文件书写应当使用蓝黑墨水或碳素墨水，一页中应使用同一种颜色笔书写。

3. 护理文件书写应当文字工整，字迹清晰，表述准确，语句通顺，标点正确。

4. 实习、进修与未取得执业许可证的护士书写的护理文件，应当经过本科室的护士审阅、修改并签名。

5. 修改：原则上不能修改。若书写过程中出现错字，请使用相同颜色的笔在错字处画双横线，字改在侧面，签全名。

6. 护士长经常检查护士护理文件书写质量，及时纠正书写中存在的问题。

7. 护理部定期对护士进行护理文件书写及法律要求的培训，并定期对运行中的护理文件进行检查，保证护理文件书写规范、完整。

（十二）ICU 护理查房制度

护理查房是护士学习知识、提高业务水平的重要途径。应在报告病例的基础上，针对病例特点，进行有针对性、有目的的分析与讨论，使参与者在业务上有所收获。

1. ICU 护理查房目的。

1) 学习业务知识：学习医学知识，学习护理专业的概念、理论，学习医护领域的新技术、新技能、经验等。

2) 能找出护理上的难题，交流经验、教训，掌握护理工作中的新知识、新方法。

2. ICU 护理查房要求。

1) 护理查房要有组织、有计划、有重点、有专业性，通过护理查房对患者提出护理问题、制定护理措施并针对问题及措施进行讨论，以提高护理质量。

2) 护理查房要围绕新技术、新业务的开展，注重经验教训的总结，突出与护理密切相关的问题。通过护理查房能够促进临床护理技能及护理理论水平的提高，同时能够解决临床实际的护理问题。

3) 护理查房可采用多种形式，如个案护理、危重疑难病例的护理总结。

4) 病房每月进行 1 次护理查房，科室每季度进行 1 次科室护理大查房，护理部每季度参加 1 次科室护理大查房。

5) 查房前要进行充分的准备并提前通知参加人员护理查房的内容。

6) 护理查房主持人要选择有临床经验、具有一定专业理论水平的护师或主管护师。护士长及病房教学老师对整个查房过程进行质量监控，对查房中出现的问题及时予以纠正。

3. ICU 护理查房程序。

1) 护理查房前由护士长和/或教学老师及护理查房主持人选择适宜的病例。

2) 根据病例学习、总结相关的知识，选择护士查阅有关资料，进行准备报告。

3) 提前告知参加人员护理查房内容，将有关资料发给参加人员。

4) 护理查房开始后，首先由主持人介绍查房内容；然后依次为病例介绍，讲解相关疾病的治疗、护理要点，此病例的护理措施及措施依据，讨论；最后由护士长和/或教学老师进行总结性发言。在整个查房过程中，主持人应为参加人员提供参与的机会及时间，使讨论积极热烈。查房后列出重点学习内容，以备考核。

（十三）ICU 护理会诊制度

1. 对于本专科不能解决的护理问题（业务、技术），需其他科或多科进行护理会诊的患者，请先向科护士长或护理部提出护理会诊申请。

2. 填写护理会诊申请单，注明患者一般资料、请求护理会诊的理由等。经病区护士长签字，打电话通知科护士长或护理部。

3. 科护士长或护理部负责会诊的组织协调工作，即确定会诊时间、通知申请科室并负责组织有关护士进行护理会诊。

4. 护理会诊执行时间原则上不超过 48 小时，紧急会诊及时执行。会诊地点常规设在申请科室。

5. 护理会诊的意见由会诊人员填写在护理会诊单上。

6. 参加护理会诊的人员为专科护士或由护士长选派的主管护师职称以上人员。

7. 所填护理会诊单由护理部留档。

（十四）ICU 护理病例讨论制度

1. 护理病例讨论范围：疑难、重大抢救、特殊、罕见、死亡等病例。

2. 护理病例讨论方法：护理部或科室定期或不定期举行，形式采用科内和几个相关科室联合举行。

3. 护理病例讨论要求。

1）讨论前明确目的，护士长或分管患者的护士准备好相关资料，通知相关人员参加，做好发言准备。

2）讨论会由护理部或护士长主持，分管护士汇报患者存在的护理问题、护理措施及效果，提出需要解决的问题。参加人员充分发表意见进行讨论，讨论结束后由主持人进行总结。

4. 护理病例讨论重点。

1）讨论疑难、重大抢救、特殊病例：根据面临的疑难、特殊问题及时分析、讨论，提出护理方案，及时解决问题，提高护理技术水平。

2）讨论罕见、死亡病例：结合患者情况，总结护理实践的成功经验，找出不足之处，不断提高护理实践能力。

3）病例讨论应做好记录，讨论资料归档于业务技术管理档案中，作为业务技术考核内容。

二、ICU 护理工作制度

1. ICU 护士必须经过专科培训，必须掌握必备的监护技能方可上岗。

2. 严格遵守劳动纪律，着装整洁，提前 15 分钟进入工作岗位，了解患者病情，做好接班准备。

3. 严格执行交接班制度，护士交接班包括晨会集体交接班、口头（床边）交接班、书面交班以及特殊情况交接班，接班护士确定无问题后，交班护士方可离开病房。

4. 严格执行岗位职责，护士不得在病房内玩手机，不得在病区内吃东西。除工作需要或其他特殊原因（如上厕所）必须暂时离开外，护士不能擅自离开岗位。

5. 严格执行出入 ICU 患者管理制度。患者住院期间必须穿病员服，除必需生活用品外，床头柜中不得存放过多物品。

6. 严格执行各项规章制度和护理操作规范，对患者实施 24 小时特别护理，医护人员听到报警必须立即检查，迅速采取措施，确保患者安全。

7. 按 ICU 患者护理常规进行护理，严格观察病情，结合病情正确分析监测资料，根据需要采取相应应急措施，及时修订监护及抢救计划，做到措施具体，监护和资料及时、客观、真实、完整，并妥善保存，ICU 患者护理合格率≥90%。

8. 保持病房整洁、舒适、安全、安静，做到"三轻"，注意通风。

9. 认真执行探视制度，限制与医疗护理无关人员出入，做好患者家属的沟通和健康教育。

10. 关心、体贴患者，尊重患者的隐私，与患者及其家属建立良好的关系，不得做损害患者及其家属的事情。

11. 急救物品应指定专人负责每天清点、检查、补充，做到有备无患。病房床单位规范化管理。所有与医疗、护理有关的仪器和物品应定位定数放置，使用后应物归原处，不得随意乱放，保证监护仪器的有效性。

12. 严格执行《医院感染管理规范》，各种操作前后要注意洗手，患者使用的仪器设备及物品要专人专用。遇有特殊感染、传染、免疫功能低下等情况的患者应与其他患者隔离，有条件时应安置在单间隔离病房，专人护理，保证对 ICU 患者实施护理操作的安全性。

13. 全科医护人员均有方便快捷的通信联系方式以处理紧急情况，任何时候都要以病房的工作为先。

14. 工作中提倡团结协作、诚挚相待、乐于助人、勇于奉献的精神，不收受红包和礼物。

15. 护士长全面负责保管病房财产及设备，并派专人管理，建立账目，定点清理，如有遗失，及时查明原因，按规定处理。

三、ICU 病房节假日护理安全管理

节假日期间，护士相对减少又无人监督，加上个别护士责任心不强、缺乏慎独精神，给护理工作的落实和管理带来一定难度，也增加了护理安全隐患。因此，应在防范上下功夫，加强各个环节的管理，以确保各项工作落实到位。

1. 加强职业道德教育，转变服务观念，创造有安全保障的工作环境。

1）护理工作具有独立性、连续性和具体性的特点，很多情况都是在无人监督下完成的，因此，要强化护士的慎独精神，加强情商教育及沟通技巧的培养，尽职尽责、耐心解答患者的疑问，确保护理工作的安全，不断提高护士的安全意识，增强责任心，做到警钟长鸣。

2）树立安全第一、质量第一的观念，保证各种用物的安全，不能只考虑眼前利益及经济效益，要打破传统的管理模式，规范科室管理。对科室陈旧的设备及时更新，如病床、治疗车等。有计划地添置、维护心电监护仪、输液泵、微量泵、动态血氧监护仪及床边护栏、约束带等，同时护士要加强对设备的检查与管理，使设备处于良好的备用状态，创造一个有安全保障的工作环境。

2. 护士长加强质量管理，确保护理安全运行。

1）针对本科室安全方面存在的薄弱环节，结合实际，成立安全检查小组、护理质量监控小组、医院感染监控小组，节前节后增加检查次数，发现问题及时反馈整改，将不安全因素消灭在萌芽中，使护理安全管理在良性循环中发展提高。

2）合理排班。根据科室患者数量及护理工作量的大小，合理安排排班人员。排班

时，护士长对本科室的护士技术水平、年资、责任心、工作能力、综合素质要做到心中有数，合理调配，这样有助于各层次人才发挥自己特长，以保证工作效率。另外，根据工作需要实行弹性排班，备班应急班随叫随到。工作量大、ICU 患者多时，安排业务能力强的护士负责，以确保工作安全。节假日连休时，尽量满足护士需求，护士长参与值班，了解病区护士情况，使工作秩序得到良好运行，同时也体现对护士的关心体贴，从而调动全体护士的积极性。

3）做好物资的管理。节假日前检查各种物品及器械的准备情况，发现不足及时请领，保证物资充足、齐全，确保有效使用，为护理安全打下良好的基础。

4）加强各项制度的落实。"三查七对"制度、ICU 患者交接班制度、消毒隔离制度、分级护理制度是确保患者生命安全行之有效的制度，护士在执行各项制度时不能因人手少而随意简化工作流程。

5）防火防盗。节假日期间，要加强消防设施、氧气及安全通道的检查，保证畅通。做好病区探视人员的管理，护士对探视人员应熟悉，对不认识的人要询问，发现可疑人员要及时与保卫科联系请求帮助，夜间巡视病房查看病区大门是否紧闭。

3. 重视日常工作中人际关系的处理。

由于节假日期间护士相对减少，同事之间更需要相互信任及密切配合，不要迟到或早退，不要斤斤计较，高年资护士要指导年轻护士做好各项工作，彼此要坦诚，共同完成本职工作。对待患者要主动热情、加强沟通，及时了解病情变化，耐心解答患者提出的问题，做好健康教育，增加其治疗信心，使其配合治疗，提高疗效。护士长不定期查岗，经常督促检查护理技术操作规范、危重症患者的基础护理、交接班制度的落实情况，以及护士是否坚守岗位，以确保节假日护理工作的正常运行。

四、ICU 护士紧急替代制度

（一）目的

在特殊、紧急情况下，保证人员在岗，保证临床护理、抢救工作顺利延续。

（二）紧急替代原则

同级替代、同岗位替代、同能力替代、上级替代下级。

（三）可执行紧急替代的情况

1. 被替代人由于突发疾病、家庭直系亲属出现严重事故等原因不能坚守岗位。
2. 突发事件超出被替代人的能力处理范围。
3. 被替代人在处理某些特殊事情方面无经验或专长。

（四）紧急替代流程

1. 发出替代信息—护士长评估—护士长做出是否替代决定—通知替代护士—替代护士与被替代护士进行工作交接。

2. 管理要求。

1）护士突发疾病不能按时上岗需出具医院假条，科室存根。

2）总务、办公、组织等岗位需培养1~2名后备人员，以保证紧急替代工作质量。

五、ICU病历管理制度

（一）病历保管责任

1. 患者住院期间，病历由病房负责保管。

2. 患者离院后，病历由病案科负责统一集中保管。

3. 住院期间发生医疗纠纷，将有争议部分的病历复印件交由医务部负责保管。

4. 出院后发生医疗纠纷，纠纷患者病历由医务部负责保管。

5. 如发生病历丢失或者患方抢夺情况，病历保管单位应及时向医务部和保卫部报告备案。

6. 严禁任何人涂改、伪造、隐匿及销毁病历。

（二）病历保管细则

1. 病历采取严密保护措施，使用后及时归还至病历柜，严防病历丢失。病历过厚时可将暂时不用的部分取出并在病历管理本上登记后妥善保管。

2. 病历应在科室内书写，不能私自拿出科室以外的地方书写。

3. 病历一般不外借，特殊情况需经医教部同意后，清点清楚，在病历管理本上写明借出病历内容、页数并签名。由办公室护士负责借出并收回。借出病历不超过4小时，借出后班班交接。

4. 各种检验、检查报告单及时归入病历。如不及时归入或有遗失，患者已转科、出院或死亡，由主管医生和医疗组长负责。

5. 患者转入时应与送入人员清点、交接病历，双方在病历交接班本上签字确认。如有缺漏，限时补齐。病历的签收，白班由主管护士负责，夜班由护理组长负责。

6. 患者转科、出院或死亡病历要清点清楚，需主管医生及办公室护士负责检查、整理、完善签名。转科病历随患者带出，患者出院或死亡，病历交住院总医生及时归档至病案科。

（三）病历归档管理

1. 患者出院或死亡后，一般出院患者病历5天内归档，死亡患者病历7天内归档。

2. 病案科收集人员到病房收集归档病历时，应与各科室病历管理人员认真清理核对后当面签收。

3. 病案科内部各组交接病历时应认真清点，双方当面签收。

4. 各病房在收到住院患者的各种检验和检查报告后，应在24小时内归入病历中。

5. 对已归档的病历发现有各种检验和检查报告单遗留在病房的，病房应移交给病案科病历收集人员，并履行移交手续。病案科病历收集人员负责将滞留在病房的各种检验及检查报告单粘贴和归入该患者的病历中。

6. 患者出院后，主管医生应及时整理病历，并在医院规定时间内归档。如延长归档时间，则给予当事人罚款。

六、ICU 压力性损伤管理制度

1. 新入 ICU 患者有压力性损伤高危情况（年老体弱、腹泻、皮肤情况差、水肿、病情变化、恶病质、有医嘱禁止翻身等）者，可能发生难免性压力性损伤者（指存在发生压力性损伤的高危因素，出现不可避免的、可能发生的压力性损伤的患者），应有《压力性损伤登记表》。由 ICU 责任护士对住院患者进行评估分析，填写《压力性损伤登记表》。压力性损伤危险因素评分分值在 18 分以下者，由护士长签字；分值在 12 分以下者，24 小时内送护理部由护理部签字。

2. 发现压力性损伤及时上报，填写《压力性损伤登记表》，报告护士长，再报告护理部，并写明压力性损伤发生的情况。

3. 压力性损伤的动态评估：在病情变化、压力性损伤危险因素增加时再次评估及上报。压力性损伤危险因素评分小于 12 分者，需要每天评估；分值小于 18 分者，每周评估 2 次。

4. 交接班主动交接皮肤情况，如实、客观记录。交接班过程中，首次发现压力性损伤者，由交班者填写《压力性损伤登记表》，及时上报。

5. ICU 责任护士接班时常规进行气垫床工作状态检查，保证气垫床工作正常。督促护工每 2 小时定时为患者翻身。

6. 患者因病情特殊在院内发生压力性损伤或原有压力性损伤加重，立即报告护士长及护理部，确认压力性损伤发生情况及护理措施，可请伤口小组成员进行会诊。

七、ICU 跌倒、坠床管理制度

1. 为患者提供安全，防止跌倒、坠床的住院环境，根据患者特点，病区环境设置合理、适用。

2. 对意识不清、躁动不安的患者，持续床栏保护。

3. 对极度躁动不安的患者，可应用约束带实施保护性约束。

4. 不慎发生跌倒、坠床时，护士立即评估患者意识、瞳孔、生命体征及伤情，立即通知医生，配合进一步评估及处理。

5. 严密观察病情变化，积极做好处理，及时、准确记录，认真做好交接班。

6. 及时向护士长汇报，无论患者有无受伤，科室应上报护理部，并做好预防。

八、ICU 仪器设备使用培训制度

1. 新引进设备特别是贵重精密仪器投入使用前，使用人员必须经过培训，熟悉操作、考核合格后才能正式上岗操作、使用仪器。

2. 根据实际情况确定培训途径，如生产厂家到科室培训、到已有同类仪器设备的兄弟单位学习、向验收维修人员学习、仔细阅读说明书自学等。

3. 使用人员在熟悉操作后，必须及时制定操作规程和安全注意事项。

4. 贵重仪器设备一般要求专人管理、操作，因工作需要必须移交他人操作时，原操作人员负责教会接手者使用方法。贵重仪器设备的操作人员须定期进行考核，不合格者不得继续操作贵重仪器设备。

5. 未经培训擅自操作仪器设备或有章不循造成仪器设备故障甚至医疗事故者，责任自负，并按医院有关规定处理。

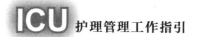

第三节 ICU 专科操作流程

一、ICU 心肺复苏术的操作流程

1. 在确定现场环境安全后,一手扶患者颈部,另一手轻拍患者肩部,并大声呼叫,确认患者意识丧失,同时判断患者没有呼吸或不能正常呼吸(仅喘息),立即计时、呼救、准备除颤仪和抢救车。

2. 摆正患者肢体,去枕,判断患者是否卧于硬板床,放平床头、床尾,暴露胸部,松裤带。

3. 判断颈动脉搏动,计时小于 10 秒(方法:右手示指和中指并拢,沿患者的气管纵向滑行至喉结处,在喉结旁开 2~3cm 处停顿,触摸搏动处)。

4. 立即行胸外按压 30 次。

1)按压部位:胸骨下端、胸廓正中,两乳头连线的中点。

2)按压方法:两手重叠,以手掌根与患者胸廓接触,肘关节伸直,利用身体重力垂直下压,使患者胸廓下陷大于 5cm,不超过 6cm,频率大于 100 次/分,按压与放松次数比例为 1:1。

5. 开放气道:仰头抬颏法。

6. 用简易呼吸器面罩通气(给氧流量为 10L/min)或口对口人工呼吸 2 次,同时观察胸廓有无起伏。

7. 人工呼吸和胸外按压配合,比例为 2:30,即 30 次胸外按压后给予 2 次人工呼吸。

8. 除颤仪送达时,立即用除颤仪示波,如为室颤或无脉性室速立即除颤,除颤后立即胸外按压。

9. 5 个循环后,再次判断患者颈动脉搏动情况,并交换职责。

10. 抢救成功的判断标准:患者颈动脉搏动恢复,继续评估患者的血压、神志、呼吸情况,保持稳定的呼吸、循环。

11. 安置患者。摆复苏体位,整理床单位,安慰患者,继续高级生命支持。

12. 洗手,记录。

二、ICU 患者批量抽血的操作流程

1. 双人核对医嘱,审核并执行医嘱。

2. 登录条码打印系统,打印条码并将条码粘贴到正确的抽血试管上。

3. 按顺序将抽血试管摆于试管架上,并在试管架上标上床号,双人核对抽血试管。

4. 备齐用物,洗手戴口罩,携用物至床旁。

5. 核对患者信息,拿出该患者抽血试管放于治疗盘内。

6. 选择合适的血管绑好止血带后进行消毒,待干后穿刺,取适量的血后松止血带,

拔针，按压穿刺点。

7. 核对抽血试管上的床号、姓名，无误后按蓝—黑—紫—黄的顺序往抽血试管内注血，注入抽血试管内的血量要准确（蓝色 2mL、紫色 2mL、黑色 1.6mL、黄色和橘色大于 3mL），将抽血试管以 180°上下轻轻颠倒 5～6 次。

8. 注完血后再次核对患者信息，将抽血试管插入试管架上。

9. 同法抽取其他患者的血标本。

10. 洗手并及时送检。

三、ICU 中心静脉导管阻塞的处理流程

1. 在整个操作过程中，遵循无菌操作技术原则，遵循"标准预防"执行。

2. 遵照产品说明书，清除导管阻塞物。

3. 确定导管注入容量（根据导管说明书上所标明的导管注入容量）。

4. 如果在清除导管堵塞物过程中遇到阻力或者出现了并发症，应终止清理，通知医生。

5. 若为多腔导管，应评估是否所有管腔均须注入药物。

6. 遵照医嘱使用清除沉淀或者溶血药。

1) 夹闭导管，移除注射帽或肝素帽。

2) 用 75％乙醇对导管接头进行消毒。

3) 将三通阀连接至导管输液接头。

4) 使三通阀处于"off"（关闭）位置。

5) 将空注射器连接至三通阀的一个接口。

6) 将注有清除沉淀、溶血药的注射器连接至三通阀的另一个接口。

7) 打开与空注射器连接的三通阀接口。

8) 轻轻回抽空注射器至 8～9mL，然后关闭接口，使管腔内产生负压。

9) 打开与注满清除沉淀、溶血药的注射器相连接的三通阀。

10) 将清除沉淀、溶血药轻轻注入导管，不要用强力。

11) 关闭连接至导管的三通阀。

12) 将设备固定在患者身上，标注"禁止使用"。

13) 使药物留置在导管内，留置时间遵循药物生产厂家建议。

7. 打开连接至导管的三通阀，回抽 3～5mL 血液，丢弃。

8. 用充满 10mL 生理盐水的注射器连接至静脉留置导管，进行冲洗。

9. 如回抽失败，重复上述程序。仍不成功时，通知医生。

10. 清除导管阻塞物后用 75％乙醇对导管输液接头进行消毒。

11. 用无菌的注射帽或肝素帽重新套住导管。

四、ICU 静脉推注药物操作流程

1. 根据医嘱，核对无误后配制药物（双人核对），将治疗卡贴在注射器上。

2. 推治疗车或端治疗盘至床旁。

3. 双人核对患者信息后，查看将要推注的药物与正在输液器内输注的药物有无配伍禁忌。

4. 关闭输液器活塞及其他三通阀阀门。

5. 75％乙醇消毒正压接头或分隔膜，待干，再次核对相关信息。

6. 将注射器乳头插入正压接头或分隔膜，先回抽，看是否有回血、是否通畅。如有配伍禁忌，先用生理盐水冲管后再推注药物，推完后再用生理盐水冲管。如无配伍禁忌，直接推注药物。推注速度根据药物性质、患者病情及年龄酌情确定。

7. 推注完药物后，打开活塞及使用中的三通阀开关，并调节输液器至原滴速。再次核对信息。

五、ICU 中心静脉压测量流程（手测法）

中心静脉压（central venous pressure，CVP）是指上、下腔静脉进入右心房处的压强与大气压之差，主要反映右心室前负荷及回心血量的排出能力，正常值 $5 \sim 12\text{cmH}_2\text{O}$。

（一）测量 CVP 的意义

1. CVP 下降、血压低，提示有效血容量不足。

2. CVP 升高、血压低，提示心功能不全。

3. CVP 升高、血压正常，提示容量负荷过重。

4. CVP 进行性升高、血压进行性下降，提示严重心功能不全或心包压塞。

（二）CVP 测量步骤

1. 将 250mL 生理盐水连接于测压管，排空气体后，挂于输液架上。

2. 与患者沟通，协助患者取平卧位。

3. 选择颈内静脉或锁骨下静脉，用三通将测压管与输液管相接。

4. 将测压管与量尺固定在输液架上，使量尺刻度的"0"点与患者的右心房（即第 4 肋间与腋中线的交点）在同一水平。

5. 转动三通开关，将输液管与测压管连通，让液体充满测压管后关闭三通开关。

6. 再次转动三通开关，使测压管与静脉导管连通，即可进行测压。当测压管内液面不再下降时，其液面所对应的刻度数即为此时的 CVP 值。

六、ICU CVP 测量流程（机器法）

1. 将 100mL 生理盐水连接于测压装置上并排空气体，用三通将测压装置端与中心静脉导管端相连，并将测压装置连于心电监护仪上，并贴 CVP 标识于测压装置上。

2. 与患者沟通，协助患者取平卧位。

3. 关闭所有的输液通道及微泵通道，打开测压通道并用生理盐水冲洗中心静脉导管。

4. 调节三通开关，关闭患者中心静脉导管端，将测压装置放于患者腋中线第 4 肋间（右心房的位置），使测压装置与大气相通，在心电监护仪上选择中心静脉测压模块，并校准。

5. 待心电监护仪上显示归零后，关闭与大气相通的三通，让测压装置与中心静脉导管连通，观察CVP值的波动范围，最后稳定的数值即为CVP值。

6. 关闭测压装置端，打开输液通道及微泵通道，并将输液速度调节至原速度。

七、ICU简易呼吸器使用流程

1. 安装简易呼吸器，连接氧气，开大氧流量，待储气囊充满后，将储气囊放置于患者右侧。

2. 松解患者衣领，清除口腔中的分泌物。

3. 开放气道，移去患者鼻导管，关闭鼻导管氧气。

4. 采用"EC"手法，拇指和示指形成"C"字形固定面罩，其余三指形成"E"字形抬起患者下颌。使患者下颌与耳垂形成一直线，并与水平面垂直。

5. 用另一手规律性地挤压储气囊，将气体送入患者肺内，挤压时间大于1秒，使患者胸廓抬起。成年人挤压频率为10~12次/分。

6. 严密观察患者病情变化，根据病情选择撤去简易呼吸器或者给予机械通气。

八、ICU双腔气囊导尿管膀胱冲洗操作流程

1. 根据医嘱，将膀胱冲洗液（如250mL生理盐水）连接于输液管，排好气体后挂于输液架上。

2. 用无菌剪刀将无菌导尿管引流剪断，中间用三通连接，三通的旁端接排好气体的膀胱冲洗液输液管（改良装置）。

3. 夹闭导尿管，分离导尿管与集尿袋，弃去集尿袋，并消毒导尿管接口处。

4. 将改良装置与导尿管接口连接。

5. 转动三通开关关闭集尿袋端，根据医嘱冲入膀胱冲洗液后，关闭膀胱冲洗液输液管端。

6. 根据医嘱确定冲洗液的保留时间（一般不超过0.5小时），再转动三通开关使导尿管与集尿袋连接通畅，排空膀胱。根据医嘱可再次重复冲洗。

九、ICU腹压测量流程

1. 患者取平卧位。

2. 将100mL生理盐水连接于输液管，排空气体后挂于输液架上。

3. 用无菌剪将无菌集尿袋的引流管剪断，中间用三通连接，三通的旁端接排空气体的生理盐水输液管。

4. 夹闭导尿管，分离导尿管与集尿袋，弃去集尿袋，并消毒导尿管接口处。

5. 用改良装置与导尿管接口连接。

6. 排空膀胱后，转动三通关闭集尿袋端，冲入100mL生理盐水。

7. 将测压管与量尺固定，使量尺刻度的"0"点与耻骨联合在同一水平。当输液管

的液面不再下降时，其液面所对应的刻度值即为腹压数值。

十、ICU血培养标本留取操作流程

1. 医生开出医嘱，护士核对医嘱及检验申请单上的床号、姓名、住院号、检查信息。

2. 与检验科联系，告知患者的床号、姓名、住院号，为患者备血培养瓶。

3. 通知运送中心取血培养瓶。血培养瓶取回后在血培养瓶上粘贴检验条码。

4. 根据患者情况和医生要求决定抽血时间（若不能马上抽血，应将血培养瓶于室温放置，严禁放入冰箱）。在患者接受抗菌药物治疗前采血，如患者已经应用抗菌药物，应在下一次用药之前采血。尽可能在患者寒战或开始发热时采血。

5. 双向核对床号、姓名（昏迷患者核对手腕带）。

6. 选择合适血管（常规血培养不宜从静脉导管或静脉留置装置中采集血标本）。

7. 在穿刺点上6cm处扎止血带，止血带末端向上，以防污染无菌区域。

8. 先用75％乙醇消毒皮肤并待干，再用0.5％碘酒消毒30秒（从穿刺点向外消毒范围超过5cm，理想的范围为8cm×10cm）。

9. 去掉血培养瓶的塑料瓶盖，并用75％乙醇消毒血培养瓶橡皮塞子60秒，待干。

10. 核对患者床号、姓名。

11. 穿刺抽静脉血（注意：不允许在消毒后用未消毒的手指按压静脉，除非带有无菌手套）。对亚急性细菌性心内膜炎患者等，应从肘动脉或股动脉采血。

12. 见回血后抽取血液8～10mL，若为感染性心内膜炎患者，应抽取10～15mL。儿童患者使用专用血培养瓶抽取2～3mL。

13. 将血标本注入血培养瓶内，颠倒混匀，以避免血液凝集。采各种血标本的注血顺序：血培养瓶→抗凝管（枸橼酸钠→EDTA）→干燥试管（促凝剂）。

14. 再次核对信息，写上抽血时间、日期。如果同时抽取2套血培养标本，间隔时间应为5分钟以内，且采集于不同部位。

15. 及时送检。血培养瓶不能及时送到检验科时应在室温保存，不能冷藏也不能放入35℃的恒温箱。留置过夜不会对检测结果造成影响，但仍需尽快送检。

十一、ICU吸痰留取痰培养标本流程

1. 医生开出医嘱，护士核对医嘱及检验申请单上的床号、姓名、住院号、检查信息。

2. 根据检查项目准备痰培养杯。书写痰液培养标本字样的标签，将此标签及打印的检验条码贴一个角在痰培养杯外包装上（严禁提前打开外包装）。

3. 核对床号、姓名，清楚告知患者要留取痰培养标本。

4. 剪开痰培养杯的外包装，并准备一瓶打开盖子的无菌盐水。

5. 按无菌方法戴无菌手套。

6. 左手将痰培养杯挤出，放于右手上。

7. 左手打开负压，连接痰培养杯（注意保持右手无菌拿吸痰管端）。

8. 再次核对信息。左手分开呼吸机和人工气道管，吸引痰液 1mL。如果痰液少且附着在吸痰管上，按无菌方法吸引无菌盐水冲洗痰液至痰培养杯内。

9. 连接呼吸机。

10. 弃去痰培养杯上盖（带吸痰管端），用底盖把痰培养杯盖好。

11. 粘贴标签于痰培养杯杯体，再次核对，关闭负压。

12. 及时（2 小时内）送检。如不能及时送检，应将标本暂存于 4℃冰箱内，但放置时间不可超过 24 小时。

十二、ICU咳痰留取痰培养标本流程

1. 医生开出医嘱，护士核对医嘱及检验申请单上的床号、姓名、住院号、检查信息。

2. 根据检查项目准备痰培养杯。书写痰液培养标本字样的标签，将此标签及打印的检验条码贴一个角在痰培养杯外包装上（严禁提前打开外包装）。

3. 双向核对床号、姓名，通知患者明晨有痰培养标本要留取，并告知患者配合事项及明晨醒后通知值班护士来协助留取〔留取标本注意事项：取标本前先用漱口溶液漱口（刷牙），再用清水漱口后深咳清晨第一口痰，不可混入漱口液、唾液、鼻涕等〕。

4. 再次核对信息后，值班护士于清晨协助患者先用漱口溶液漱口，再用清水漱口。

5. 打开容器外包装用手握杯子外面，但不要触及杯子边缘。

6. 深咳清晨第一口痰（痰量不得少于 1mL），直接吐于痰培养杯内。

7. 盖好盖子，粘贴标签于瓶体，再次核对。

8. 及时（2 小时内）送检。如不能及时送检，应将标本暂存于 4℃冰箱内，但放置时间不可超过 24 小时。

十三、ICU尿培养标本留取流程

1. 医生开出医嘱，护士核对医嘱及检验申请单上的床号、姓名、住院号、检查信息。

2. 根据检查项目准备尿培养杯。书写尿液培养标本字样的标签（如为导尿管留取需注明）。将此标签及检验条码贴一个角在尿培养杯外包装上（严禁提前打开外包装）。

3. 双向核对床号、姓名，通知患者明晨有尿培养标本要留取，并告知患者配合事项及明晨醒后通知值班护士来协助留取。

4. 再次核对后值班护士于清晨提醒患者清洗外阴（女性患者从前向后仔细擦洗会阴区域，男性患者回缩包皮并清洗阴茎头）。

5. 打开容器外包装，用手握尿培养杯外面，不要触及杯子边缘。

6. 指导患者排出几毫升尿后，不停止尿流，采集中段尿 5～10mL。

7. 如为导尿管留取标本，可通过气囊导尿管 Y 形引流尿液端口留取。

1）采样端口用 75％乙醇消毒。

2）戴手套。

3）乙醇干后将注射器针头插入采样端口（气囊导尿管 Y 形引流尿液端的顶端 1cm

处）抽吸出尿液 10~15mL。

4）将尿液注入无菌杯或试管中（不可采集集尿袋中的尿液送检）。

5）盖好盖子，脱手套，粘贴标签于瓶体，再次核对。

6）及时（0.5 小时内）送检。如不能及时送检，应将标本暂存于 4℃冰箱内，但放置时间不可超过 8 小时。

十四、ICU 自动洗胃机洗胃操作流程

1. 遵医嘱配好洗胃溶液，并测试温度（40℃）。

2. 接电源，开通洗胃机开关，检查机器性能。

3. 关闭洗胃机开关，将进水管（带过滤膜）放于洗胃溶液中，出水管放于污水桶内。

4. 戴手套，测量胃管长度并给患者留置胃管。

5. 抽尽胃内容物，按医嘱留取标本送检。

6. 胃管连接洗胃机管道，先按手吸，看胃内容物颜色，如为胃出血请勿洗胃。

7. 再按自控键，在洗胃过程中严密观察患者病情变化及胃液情况。洗胃完毕再按手吸，吸出胃内多余洗胃溶液。

8. 分离胃管，按压患者胃底部判断洗胃溶液残留情况，保留胃管。

9. 清洗、消毒用物。

十五、ICU 动－静脉瘘压迫止血流程

1. 患者回血前观察动静脉瘘穿刺处有无渗血，如有，用碘伏棉签把血擦干净。

2. 先拔动脉穿刺处的针，将无菌纱布叠三层后再对折，按压在针眼的上方后拔针。将针拔出后加压按压 10 分钟，用医用胶布固定 1 次，然后用弹力绷带固定（注意不可太松，不然会出血；也不能太紧，若手指发绀，则会让瘘闭合），最后用 2 条医用胶布固定妥当。

3. 静脉穿刺针拔出后，也将无菌纱布叠三层后再对折，按压在针眼上方拔针，将针拔出后按压 3~5 分钟后，与动脉穿刺处同样包扎。

4. 每小时将弹力绷带松开一点，6 小时内弹力绷带全部松完。拔针后要严密观察局部渗血及缺血性坏死情况。

5. 松弹力绷带后用纱布局部包扎 24 小时保护针眼。

十六、ICU 输血流程

1. 医生开出输血医嘱，护士应认真查对输血申请单上受血者的姓名、床号、性别、住院号、原始血型、血液种类及量与医嘱是否一致。

2. 如需输入浓缩红细胞等血液制品，护士根据医嘱采集交叉配血标本，联系运送中心将输血申请单及交叉配血标本一起送至输血科。

3. 审核并执行输血医嘱。

4. 接收血液制品的护士需要"三查十对"。检查血液标签是否清晰完整、血袋有无

破损渗漏、血液有无凝块等异常，核对血袋上血袋号、血型、血液种类、血量及有效期与交叉配血单上是否一致。核对无误后便可接收血液制品。

5. 医生根据接收的血液制品开出输血医嘱。

6. 输血查对。

1）甲护士请乙护士一起核对医嘱。

（1）甲护士读取医嘱，乙护士核对治疗卡。

（2）乙护士读取治疗卡，甲护士核对医嘱。

2）双人核对血型。

（1）甲护士读取交叉配血单上受血者姓名、床号、性别、住院号、原始血型。乙护士核对医嘱上血型。

（2）乙护士读取医嘱上受血者姓名、床号、性别、住院号、血型。甲护士核对交叉配血单上的血型。

3）输血前血液制品的查对。

（1）甲护士读取血袋上受血者床号、姓名、性别、住院号、血型，治疗卡上的血量。乙护士核对交叉配血单上相应内容。

（2）乙护士读取交叉配血单上受血者床号、姓名、性别、住院号、血型、血量。甲护士核对血袋上相应内容及治疗卡上的血量。

（3）甲护士读取血袋上血袋号、血型、血液种类、量及有效期。乙护士核对交叉配血单上相应内容。

（4）乙护士检查血液标签是否清晰完整，血袋有无破损渗漏，血液有无凝块等异常。

4）输血前双人床边再次执行以上"三查十对"内容。

5）血液经双人核对无误后在交叉配血单及输血核对本上双签字，方可执行医嘱。

6）根据医嘱预冲生理盐水，再输注血液制品，开始输入时速度宜慢，15分钟后无不良反应可根据年龄调节滴速。不同血液种类、两袋血之间、输血前后均要滴注生理盐水（浓缩红细胞等含红细胞的血液制品必须更换输血器），以防发生不良反应。

7）血小板悬液最佳储藏温度是22.2℃，忌在4℃冰箱冷藏。输注速度以患者能耐受为准，一般为60～80滴/分。

8）严密观察患者有无输血不良反应。

（1）如在输血过程中发生不良反应，应该立即停止输血，并告知医生予以相应的处理及抢救措施，并将血液制品及输血器一起送到检验科检验。

（2）无不良反应时，输完血后将血袋大标签贴于特殊粘贴单上放入病历中，将血袋、输血不良反应单一起送输血科保存。

十七、ICU中心静脉导管敷料更换流程

1. 核对医嘱，准备用物。

2. 核对患者床号、姓名，评估患者，观察中心静脉穿刺部位、周围皮肤情况及导管外露长度等。

3. 洗手，戴口罩。备医用胶布。

4. 推车至患者床旁适当处，再次核对信息。

5. 协助患者取平卧位或半卧位，如为颈内中心静脉，则头偏向导管对侧。

6. 以与穿刺口同方向或 180°反方向揭去薄膜，注意勿将导管拔出体外。

7. 用速干手消毒液消毒双手。

8. 戴无菌手套，铺无菌治疗巾。

9. 用 75％乙醇棉签在距穿刺点 0.5cm 处由中心向外螺旋式消毒皮肤，消毒范围大于敷料范围，约 15cm×15cm，消毒 3 遍（顺时针、逆时针、顺时针）。

10. 用 1％活力碘棉签在穿刺点稍做停留（3 秒）后，由中心向外螺旋式消毒皮肤 3 遍（方法、消毒面积同步骤 9），待干。

11. 贴好透明贴膜，抚平贴膜，排出贴膜下空气，使贴膜、导管、皮肤三者合一。

12. 用约 10cm×3cm 的医用胶布固定外露导管。

13. 脱手套，用油性笔在医用胶布上面记录维护时间、责任人。

14. 贴管道标识：注明置管时间。

15. 撤出治疗巾，整理床单位，协助患者取舒适卧位，询问患者需求。

十八、ICU 气管切开敷料更换流程

1. 核对医嘱，备齐用物。

2. 核对床尾卡及手腕带信息（床号、姓名、住院号），评估患者。

3. 洗手，戴口罩。

4. 携用物至床旁，再次核对床尾及手腕带信息。

5. 戴手套，取下原来气管切开处的纱布。

6. 用 1％活力碘棉签进行消毒，消毒面积大于 10cm×10cm，共 3 遍。

7. 脱手套，打开开口纱布的外包装。

8. 用镊子将纱布放在伤口与套管之间。

9. 整理床单位。

十九、ICU 动脉采血及血气分析检测流程

1. 核对医嘱，备齐用物。

2. 核对床尾卡及手腕带信息（床号、姓名、住院号），评估患者。

3. 洗手，戴口罩。

4. 携用物至床旁，再次核对床尾及手腕带信息。

5. 协助患者取舒适体位，暴露采血部位。

6. 将一次性治疗巾垫在穿刺部位下方。

7. 消毒皮肤直径至少 8cm。

8. 检查动脉采血针并剪开开口端，检查专用针头后撕开开口端，密封针套放在专用盒上。

9. 右手持采血针针筒顶端将其取出，不可触及除顶端以外的部分，然后用左手大

拇指和示指夹住针筒，右手取下乳头上的保护接头，接上专用针头。

10. 消毒左手大拇指和示指、中指。

11. 取一根干棉签夹在左手小拇指和无名指上，再次核对信息。

12. 取下针帽，左手示指和中指摸到动脉搏动，右手持针沿动脉走向在搏动最强处垂直进针或在其下方以45°角进针，见回血后停住，血液会被顶入针筒内。

13. 取到所需血量后左手按住穿刺点，右手拔针，正确按压。

14. 立即将针头插入密封针套内，用手掌来回搓动标本，使血液与抗凝剂混匀，注明采集时间及是否用氧。

15. 再次核对信息，按压穿刺部位5~10分钟至无出血。

16. 标本核对无误后，立即进行检测。

17. 在血气分析机上选择标本类型（动脉血），此时进样针自动伸出。

18. 在注射器中排除第一滴血后，使进样针深入血样，不要靠到注射器壁，同时按"OK"键。

19. 听到"嘀嘀"声后移开标本。

20. 输入患者相关信息后按"OK"键。

21. 等待结果，打印报告。

二十、ICU静脉营养配液流程

1. 配制前查对无误，且无配伍禁忌。

2. 可将水溶性维生素、磷酸盐和微量元素加入氨基酸中。

3. 脂溶性维生素混合后加入脂肪乳中。

4. 钙剂与其他电解质、胰岛素加入葡萄糖液中，分别混匀。

5. 将氨基酸合液、葡萄糖混合液逐一加入三升袋后，肉眼检查无沉淀、浑浊，再加入脂肪乳混合液。

6. 药物加入三升袋后，排净三升袋内空气，关闭端口，消毒入液端，查对无误后在三升袋上标明患者床号、姓名，配制时间、配制人。

二十一、ICU鼻饲管注食流程

1. 携用物至患者床旁，再次核对信息。

2. 备医用胶布，协助患者取半卧位或仰卧位，铺一次性治疗巾于患者颌下，置弯盘于口角旁，检查并清洁鼻腔。

3. 检查并打开胃管包装袋。

4. 戴无菌手套，检查胃管是否通畅，用液状石蜡纱布润滑胃管前端。

5. 测量插管长度（一般为前额发际到胸骨剑突处或由耳垂至鼻尖+鼻尖至胸骨剑突的距离，成年人45~55cm，儿童14~18cm），做好标记。

6. 一手持纱布托住胃管，另一手持胃管前端自鼻腔轻轻插入10~15cm，嘱患者吞咽，顺势将胃管向前推进，直至预定长度，初步固定。

7. 插胃管过程中，持续观察患者病情变化，若出现恶心、呕吐，应暂停插入，嘱患者深呼吸；插入不畅时，检查胃管是否盘曲在口中；呛咳、呼吸困难、发绀时，立即拔管。

8. 检查胃管是否在胃内，确认方法如下：

1）接注射器抽吸，有胃液被抽出。

2）用注射器从胃管注入 10mL 空气，置听诊器于上腹部，能听到气过水声。

3）将胃管末端放入盛水碗内，无气泡逸出。

9. 确认胃管在胃内，撤除弯盘，用医用胶布固定胃管。

10. 先注入少量温水，再注入流质饮食（温度为 38～40℃）。

11. 鼻饲完毕，注入少量温水冲洗胃管。

12. 将胃管开口端闭合，用纱布包好，用别针固定于合适处。

13. 协助患者清洁口腔、鼻部及面部，撤去治疗巾。

14. 清洗灌注器，放入鼻饲盘内用纱布盖好备用。将鼻饲盘放于床旁桌上。

二十二、ICU 气管插管患者口腔护理流程

1. 准备用物：吸痰管 1 根，装有冲洗液的 20mL 或 50mL 无菌注射器 1 副，无菌手套 1～2 双，压舌板（必要时备开口器），治疗巾，手电筒，液状石蜡。

2. 携用物至患者床旁，核对信息。抬高床头 30°～45°。

3. 协助患者头偏向操作者，治疗巾围于颌下及枕上，置弯盘于口角旁。

4. 确认并记录口插深度，解除医用胶布衬带。协助者手扶气管插管。

5. 操作者用手电筒查看患者口腔情况（黏膜溃疡情况、口臭、牙菌斑、牙龈出血等），确认重点擦拭的部位。

6. 湿润组合吸痰管。

7. 吸痰管连接负压装置（30～40kPa）。

8. 协助者双手肘关节支撑在床上，用右手（或左手）固定气管插管，左手（或右手）放在患者额头处，固定患者头部。操作者一手用 50mL 注射器从嘴角（平面较高一侧）随着吸痰管的移动向不同方向缓慢注入冲洗液，另一手用海绵吸痰管边刷洗（按对侧的内外面、咬合面、黏膜，近侧的内外面、咬合面、黏膜，上腭，舌苔顺序）边吸引。注意观察患者情况，有没有呛咳、血氧饱和度有没有变化，以免造成误咽误吸。

9. 完成后查看吸痰管的海绵是否完整，然后再丢弃。

10. 用手电筒查看患者口腔清洁情况。

11. 操作完后更换新的牙垫，用胶布的一端固定在近侧嘴角下方，绕气管插管 1 圈，再绕牙垫及气管插管 2～3 圈后，另一端固定在近侧嘴角的上方。

12. 另一条胶布的一端固定在对侧嘴角的下方，绕牙垫及气管插管 2～3 圈后，另一端固定在对侧嘴角的上方。

13. 将绷带绕口中牙垫 1 圈，再把绷带固定在患者颈部（以能放入一指宽为宜）。

14. 听诊双肺呼吸音，确认气管插管刻度及是否移位。

二十三、ICU气管切开患者口腔护理流程

1. 准备用物：吸痰管1根，装有冲洗液的20mL或50mL无菌注射器1副，无菌手套1~2双，压舌板（必要时备开口器），治疗巾，手电筒，液状石蜡。

2. 携用物至患者床旁，核对信息。抬高床头30°~45°。

3. 协助患者头偏向操作者，治疗巾围于颌下及枕上，置弯盘于口角旁。

4. 用手电筒查看患者口腔情况（黏膜溃疡情况、口臭、牙菌斑、牙龈出血等），确认重点擦拭的部位。

5. 湿润吸痰管。

6. 吸痰管连接负压装置（30~40kPa）。

7. 操作者一手用50mL注射器从患者嘴角（平面较高一侧）随着吸痰管的移动向不同方向缓慢注入冲洗液，另一手用吸痰管边刷洗（按对侧的内外面、咬合面、黏膜，近侧的内外面、咬合面、黏膜，上腭，舌苔顺序）边吸引。注意观察患者情况，有没有呛咳、血氧饱和度有无变化，以免造成误咽误吸。

8. 完成后查看吸痰管是否完整，然后再丢弃。

9. 用手电筒查看患者口腔清洁情况。

二十四、ICU患者行俯卧位通气的护理流程

1. 筛查患者，根据患者的病情判断是否具有进行俯卧位通气治疗的适应证和禁忌证。

2. 进行俯卧位通气翻身过程中，人员分配情况根据患者的病情及管路确定。

3. 合理分工给予俯卧位。

1）1号位：头颈部。

2）2号位及3号位：肩部。

3）4号位及5号位：髋部。

4）6号位：垫枕。

4. 在施行俯卧位通气前及过程中，使用镇静药物令患者相对处于较深的镇静状态以减少患者的不安，对于破伤风、癫痫等易激惹的患者，必要时加用肌松药。

5. 施行俯卧位通气的过程中，保持患者呼吸道通畅，防止在治疗过程中发生窒息。

6. 俯卧位后需要在患者双肩部、胸部、髂骨、膝部、小腿部及骨隆突处垫上柔软的敷料，并使患者的腹部不接触到床垫，以利于膈肌的下移使肺扩张。敷料需要每1~2小时更换1次。

7. 由于俯卧位通气的体位，患者的颜面部处于低垂位置，可能由于颜面部受压或静脉回流障碍导致颜面部水肿。为减轻颜面部水肿，可以把头部垫高20~30°，头下垫软枕，也可垫马蹄形枕头，使颜面部悬空，可避免气管插管受压。患者的双手可平行置于身体的两侧或头的两侧。

8. 俯卧位通气治疗结束后，撤除床垫上的敷料及软枕，整理好床单位，然后将患者摆放至需要的体位。

9. 做好气道管理，加强气道引流。

二十五、ICU 肢体保护性约束流程

1. 备好用物至患者床边，核对信息。

2. 根据患者情况选择合适的约束部位，常用约束部位为腕关节、踝关节。

3. 将约束带约束于患者一侧腕部，松紧适度，以能放进 1~2 横指为宜，约束带固定于床上。

4. 约束一侧踝关节，并固定于床上，检查肢体活动度是否适宜，以及末梢血液循环情况。

5. 同法约束对侧。

二十六、ICU 更换胸腔引流瓶操作流程

1. 核对一次性胸腔引流装置有效期，检查有无破损、漏气。

2. 打开胸腔引流装置包装袋，取出引流瓶连接管放至适当处。

3. 按取无菌溶液方法将 500mL 生理盐水加入引流瓶内。

4. 将引流瓶连接管与水封瓶长管紧密连接，平视观察引流瓶内液体平面，用医用胶布做好标记，并注明日期及液体量。

5. 携用物至患者床旁，再次核对信息。

6. 协助患者取合适体位，挤压引流管，观察是否通畅。

7. 将治疗巾垫于引流管下适当处，取 2 把卵圆钳双重夹闭引流管适宜处。

8. 再次核对信息，戴手套。

9. 取无菌纱布包裹引流管与引流瓶连接管的连接处，分离引流管。

10. 将引流瓶连接管前段向上提起，使引流液全部流入引流瓶内，将换下的引流瓶放入医用垃圾袋内，消毒引流管连接口，并取无菌纱布包裹。

11. 将引流管与水封瓶连接管紧密连接，将引流瓶置于安全处，松卵圆钳。挤压引流管，嘱患者深呼吸，观察引流瓶内水柱波动情况及有无气泡溢出，保持引流瓶低于胸腔 60~100cm。

12. 撤治疗巾，脱手套。

13. 协助患者取半卧位，整理床单位，观察引流液量、颜色、性质，询问患者需要。

二十七、ICU 三腔二囊管留置流程

（一）适应证

三腔二囊管多用于食管－胃底静脉曲张破裂出血患者的紧急止血。

（二）术前准备

1. 告知患者该治疗的优点和缺点，尤其是在插管时可能引起出血量增大和吸入性

肺炎。

2. 核对医嘱。

3. 物品准备。

1）检查三腔二囊管的消毒情况、是否通畅、膨胀性是否良好、刻度是否清晰。

2）准备消毒的液状石蜡、牵引绳、装有250mL水的500mL盐水瓶、剪刀、止血钳、50mL注射器。

（三）操作流程

1. 在胃管、胃气囊、食管气囊涂上液状石蜡，并嘱患者喝少许液状石蜡。

2. 将三腔管的远端从患者鼻腔插入，达咽部时，嘱患者吞咽唾沫，使三腔管顺利送入。将三腔管插至65cm处，若由胃管能抽出胃内容物，即表示管端已达幽门。

3. 用注射器向胃气囊内注入空气200～300mL，使胃气囊膨胀，即用止血钳将连通胃气囊的管道夹紧，以免漏气。再将三腔管向外牵引，直至感觉有轻微弹性阻力，表示胃气囊已压于胃底贲门处。用装有250mL水的500mL盐水瓶，通过滑车装置牵引三腔管，固定于床脚架上，以免三腔管滑入胃内。

4. 向食管气囊注入空气50～70mL，使其压迫食管下1/3，用止血钳将连通食管气囊的管道夹紧，以免漏气，最后用注射器吸出全部胃内容物。

（四）注意事项

1. 气囊压迫期间，食管气囊每12～24小时放气1次，同时将三腔管向胃内送入少许，并用医用胶布暂时固定，使胃底压力减轻，并抽取胃内容物了解有无出血，一般放气30分钟后可再充气。

2. 三腔管留置时间一般以3～5天为限，如有继续出血，可适当延长留置时间。再出血停止24小时后，应在放气状态下再观察24小时，如仍无出血，方可拔管。

二十八、ICU更换人工造口袋流程

1. 核对医嘱，准备用物。

2. 评估肠造口黏膜及造口周围皮肤情况。

3. 一手轻按腹壁，从上至下，动作轻柔剥下底板。

4. 用纸巾擦去造口及周围皮肤残留的排泄物，然后用生理盐水棉球清洗干净造口及周围皮肤。

5. 用干棉球擦干周围皮肤。

6. 用测量尺测量造口大小，较标记直径大1～2mm处用剪刀剪开底板。

7. 在撕去剥离纸之前，将底板对准造口，检查开口大小是否合适。

8. 在确认皮肤已完全干燥后，撕去底板的剥离纸，从内到外粘贴底板，并均匀按压底板，使之与皮肤更贴服。

9. 将袋口上卷并夹起，夹子的曲面朝向须符合身体体型，最后检查一下夹子是否已扣紧。

10. 准确记录。

二十九、ICU 遗体料理流程

1. 向患者家属解释，取得行遗体料理的同意后劝其离开，必要时用屏风遮挡。

2. 撤去治疗用物，放平床架，使遗体仰卧，头下垫枕，双臂放于身体两侧。

3. 闭合眼睑、洗脸，嘴不能闭紧者，轻揉下颌。如有义齿应为其装上。用弯钳夹棉花填塞口、鼻、耳、肛门、阴道，棉花不能外露。

4. 脱去衣裤，依次擦洗上肢、胸、腹、背、下肢。如有医用胶布痕迹，用松节油擦净；有伤口者更换敷料；有引流管应拔出后让医生缝合伤口，并用蝶形胶布封闭、包扎。

5. 穿好衣裤，梳理头发。

6. 将遗体四肢拉直，脚尖向上，用绷带固定颈部、腰及踝部。

7. 用大单盖好遗体，上下两端遮盖头部和脚，再把左右两边整齐地包好，放在专用房间，请患者家属留陪，等待殡仪馆工作人员。

第四节　ICU 护理应急预案

一、误吸

误吸是指本应该经食管进入胃内的食物或者其他非食物不慎吸入气道。临床上常因麻醉或进行肠内营养过程中发生呕吐或反流而造成肺内误吸。发生误吸时患者会有剧烈的咳嗽，可立即发生呼吸困难、心动过速、全肺布满湿啰音，类似哮喘发作，面色通红或发绀，严重者会出现血压下降、意识丧失、急性肺水肿而导致死亡。

（一）应急预案

1. 护士应密切观察患者的病情变化，发现异常及时采取抢救措施。

2. 发现患者发生误吸时，应立即将患者平卧、头偏向一侧，解开患者衣领扣带，同时呼叫其他医护人员，及时通知主管医生。

3. 若患者牙关紧闭，将缠有纱布的压舌板或开口器放入患者上下臼齿之间，以防舌咬伤并便于擦拭和抽吸口腔及呼吸道内分泌物。

4. 保持呼吸道通畅，及时吸出呕吐物及分泌物，以防发生窒息。给予吸氧，备齐急救药品及物品。

5. 配合医生行气管插管或气管切开。

6. 严密观察患者生命体征、神志及瞳孔变化。

7. 参加抢救的各方人员应注意密切配合，有条不紊，严格查对，及时做好各项记录，并认真做好患者家属的沟通、安慰等心理护理工作。

8. 按规定，在抢救结束后半小时内准确记录抢救过程。

（二）注意事项

1. 保持静脉通路和呼吸道通畅，氧气可经过乙醇湿化，以减轻肺水肿。

2. 严密监测生命体征，尤其是呼吸及血压的变化，随时准备好抢救用物及药品。

3. 烦躁者加强防护，防止坠床及舌咬伤。

二、突发缺氧

缺氧是指氧气缺乏症，即空气中缺氧或氧气缺乏状态的总称。缺氧的一般表现包括头晕、头痛、耳鸣、视物模糊、四肢软弱无力，继而出现恶心、呕吐、心悸，呼吸急促、浅快而弱，心搏快速无力。随着缺氧程度的加重，患者出现呼吸困难、发绀、呼吸暂停、意识模糊、全身皮肤花斑等症状。突发缺氧常常是因为异物吸入或胸外伤后大量气道分泌物潴留，导致气道黏膜水肿和平滑肌痉挛等引起的肺不张及全身缺氧症。

（一）应急预案

1. 尽早解除呼吸道梗阻是缩短缺氧时间、保障患者抢救成功的关键。

2. 对患者生命体征进行密切监测，注意呼吸的节律、频率变化及缺氧和意识状态。

3. 及时、正确清理患者的呼吸道，保持呼吸道通畅。

4. 保证供氧足量、有效，注意人工气道护理，呼吸机辅助呼吸时保证呼吸机正常工作。

5. 纠正酸中毒和电解质平衡紊乱，监测动脉血气分析，复查胸部 X 线片。

6. 脑功能的监测：观察神经精神状态有无改变。

（二）注意事项

1. 评估周围环境是否安全，首先确保脱离缺氧环境。

2. 保持患者镇静，烦躁者注意适当约束防止坠床。

3. 如果患者由于突发缺氧导致心搏呼吸停止，应立即采取抢救并行心肺复苏。

三、猝死

猝死是指自然发生、出乎意料的突然死亡。WHO 规定，发病后 6 小时内死亡者为猝死，多数学者主张定为 1 小时。各种心脏病都可导致猝死，但心源性猝死中一半以上为冠心病所致。临床主要表现为突然意识丧失；大动脉搏动消失；面色苍白、发绀，可有抽搐；心电活动消失；呼吸停止、瞳孔散大、对光反射消失。

（一）应急预案

1. 值班人员应严格遵守医院及科室各项规章制度，坚守岗位，密切观察病情，及早发现病情变化，尽快采取抢救措施。

2. 抢救物品做到"四固定"，班班清点，同时检查抢救物品性能，完好率达到 100%，急用时可随时投入使用。

3. 医护人员应熟练掌握心肺复苏流程，常用抢救仪器设备性能、使用方法及注意事项。仪器设备及时充电，防止电池耗竭。

4. 发现患者猝死，应迅速做出准确判断，第一发现者不要离开患者，应立即进行心脏按压、人工呼吸等抢救措施，同时呼叫其他医护人员。其他医护人员到达后，立即根据患者情况，依据本科室的心肺复苏抢救程序配合医生采取各项抢救措施。

5. 抢救中应注意心、肺、脑复苏，开放静脉通路。

6. 在抢救中，应注意随时清理环境，合理安排呼吸机、除颤仪、抢救车等各种仪器的摆放位置，腾出空间，利于抢救。

7. 参加抢救的各位人员应注意密切配合，有条不紊，严格查对，及时做好各项记录，并认真做好患者家属的沟通、安慰等心理护理工作。

8. 按《医疗事故处理条例》规定，在抢救结束后 6 小时内，据实、准确地记录抢救过程。

9. 若抢救无效死亡，协助患者家属将遗体运走。在抢救过程中，要注意对同室患者进行保护性隔离，注意安抚其他患者的情绪。

（二）注意事项

1. 抢救工作必须争分夺秒，参加抢救的各位人员保持镇静，操作熟练有序，具有超前思维，配合默契。

2. 重视脑功能的保护，尽量缩短脑缺氧时间，加强监测。头部低温保护要做到早、足、久。应用脱水疗法防止脑水肿的发生，常用药物有 20％甘露醇 250mL，快速静脉滴注。

3. 注意监测和防止多器官功能衰竭（multiple organ failure，MOF）的发生。

四、突发性低血压

突发性低血压指原本血压正常或高血压的人群，在某种因素的影响下，血压下降而形成的低血压。这种低血压可诱发严重病变或造成意外伤害的发生，必须引起高度的重视。如果在不明血压的情况下擅自加大降压药物的剂量，可造成血压骤降，从而导致心脏和大脑等重要器官的血供障碍，引起心脏和大脑等出现病变。

（一）应急预案

1. 血压监测的意义毋庸置疑，但监测中应确保准确，一旦发现血压降低应复测 1 次以核实，并排除体位、血压袖带等因素干扰，结合临床表现综合判断。

2. 立即通知医生，予以吸氧，快速建立静脉通路，并做好应急抢救的准备。

3. 如病情允许，尽量将患者头部放低，以保证大脑供血。

4. 注意保暖，适当遮盖患者，有利于血压复升。

5. 监测各项生命体征及电解质变化。

（二）注意事项

1. 加强患者教育：指导卧床患者恰当活动，尤其是体质虚弱者、老年人下床活动或如厕时需防止发生直立性低血压。指导患者合理膳食，避免暴食暴饮，避免饱食后低血压发生。

2. 静脉使用降压药时，应熟悉药物的药理作用、常用浓度及滴注速度，并密切观察血压波动；初始或联合使用降压药时也需密切注意血压动态变化情况，以避免发生药物性低血压。

3. 熟悉静脉泵、微量泵的使用方法，以保证抢救工作的顺利实施。

4. 注意排除有无心、肺等其他器官病变，并及时处理。

五、突发恶性心律失常

突发恶性心律失常指各种原因所致的、突发的、紧急的严重心律失常或原有的心律失常进一步加重与恶化，可导致患者出现严重的血流动力学障碍，甚至对患者生命构成威胁。其原理为心脏内冲动的发生与传导不正常，使心脏搏动速率与节律表现异常并导致心排血量下降，重要器官血流灌注减少，患者可自觉胸闷、心悸、气促，严重者出现休克、心搏骤停。致命性心律失常包括持续性心动过缓性心律失常、有明显血流动力学障碍的室上性心动过速、潜在恶性的室性心律失常和恶性心律失常。

（一）应急预案

1. 立即将患者取平卧位，保持安静和镇静，立即通知医生。
2. 遵医嘱及时、准确用药，并注意观察用药后效果。
3. 严密监测心电图、血压变化。
4. 积极抗休克及治疗各种并发症，注意纠正水、电解质及酸碱平衡紊乱。

（二）注意事项

1. 熟悉常见心律失常的波形，能够准确识别。
2. 在保证呼吸道、静脉通路通畅的情况下，积极纠正心律失常。
3. 积极寻找病因，进行对因治疗，方可有效达到治疗目的。
4. 注重患者的心理护理，消除其恐惧心理，保证救治顺利进行。

六、气管插管意外拔管

气管插管意外拔管指未经医护人员同意，患者自行将气管插管拔除或气管插管不慎脱落，是 ICU 中较为常见的一种现象。气管插管意外拔管后患者可能出现以下情况：失去有效呼吸通道而发生窒息，完全依赖机械通气的患者则出现呼吸暂停，有自主呼吸的患者则出现肺泡通气等，均可危及生命。因此，一旦发生气管插管意外拔管应紧急处理。

（一）应急预案

1. 发生气管插管意外拔管时，医护人员要保持镇静，快速开放呼吸道、清理呼吸道。清醒患者可协助其进行有效咳嗽，给予氧气吸入。
2. 严密观察患者意识及生命体征变化，及时进行血气分析，观察血氧波动情况。
3. 备好抢救物品、药品，做好积极应急插管和抢救准备。

（二）注意事项

1. 对意识清醒患者，如需进行机械通气，应加强知识宣教，向患者解释插管目的、自行拔管的危害性，取得患者的理解和配合。
2. 对需要长期插管的患者，如出现烦躁不能耐受，插管时应给予充分镇静，减轻患者不适感，减少自行拔管概率。
3. 对经口气插管患者，应遵医嘱给予适当约束，并注意观察插管位置及固定情况。
4. 认真评价患者拔管指征，若条件允许应早期拔出气管插管。

七、突发颅压增高

颅压增高指因出血、肿瘤、外伤、水肿等原因导致颅腔内容物的体积超过了颅腔可代偿性的容量而引起的现象。腰穿脑脊液压力达到或超过 2.0kPa 以上就可以诊断为颅压增高。其主要有头痛、呕吐和视盘水肿三大表现。

（一）应急预案

1. 快速建立静脉通路，及早给予脱水利尿治疗。
2. 给予高流量吸氧，改善脑缺氧。
3. 及时清理呕吐物，头痛剧烈时可适当约束头部。
4. 严密观察生命体征，观察有无典型的颅压增高体征——"两慢一高"，即脉搏缓慢、呼吸深慢、血压升高，早期发现脑疝前兆并及时处理。
5. 备好抢救药品和物品，发生脑疝时迅速抢救。
6. 控制液体输入量，定时进行血生化、血气分析检查，保持水、电解质及酸碱平衡。

（二）注意事项

1. 患者应严格卧床，抬高床头 15°～30°，达到利于颅内静脉回流、减轻脑水肿的目的。
2. 大量利尿时应注意补钾、补钠。
3. 劝慰患者保持安静，防止情绪波动导致血压升高，增加颅压。对躁动患者切忌强制约束，以免患者挣扎使颅压进一步增高，必要时可采用冬眠疗法。
4. 可适量应用镇痛药缓解头痛，但禁用吗啡，以免抑制呼吸中枢。
5. 保持患者大便通畅，防止便秘，避免着凉，防止剧烈咳嗽，以免胸腹压力骤然增高导致脑疝。

八、药物不良反应

按照 WHO 国际药物检测合作中心的规定，药物不良反应指正常剂量的药物用于预防、诊断、治疗疾病或调节生理功能时出现的有害的和与用药目的无关的反应。

（一）应急预案

1. 护士给患者应用药物前应询问患者是否有该药物过敏史，按要求做药物过敏试验，凡有过敏史者禁忌做该药物的过敏试验。
2. 正确实施药物过敏试验，药物过敏试验药液的配制、皮内注入剂量及试验结果判断都应按要求正确操作。
3. 药物过敏试验阳性者或对该药有过敏史者，禁用该药物。同时在该患者医嘱单、病历夹上注明过敏药物名称，在床头挂药物过敏试验阳性标志，并告知患者及其家属。
4. 经药物过敏试验后接受该药物治疗的患者，停用该药物 3 天以上，应重做药物过敏试验。

5. 抗生素类药物应现用现配，特别是青霉素水溶液在室温下极易分解产生致敏物质，引起过敏反应，还可使药物效价降低，影响治疗效果。

6. 严格执行查对制度，做药物过敏试验前要警惕过敏反应的发生，治疗盘内备肾上腺素 1 支。

7. 药物过敏试验阴性，第一次注射后观察 20~30 分钟，注意观察巡视患者有无过敏反应，以防发生迟发型过敏反应。

8. 患者一旦发生过敏性休克，立即停止使用引起过敏的药物，就地抢救，并迅速报告医生。具体处理措施详见下文"过敏性休克"。

（二）注意事项

1. 用药前需详细询问患者的药物过敏史，对于过敏体质的患者应加强不良反应观察。

2. 注意多种药物使用时的配伍禁忌。

3. 保留剩余的药品送检，进行严密观察，注意是否有再激发现象。

4. 做好药物不良反应的上报工作。

九、过敏性休克

过敏性休克指外界某些抗原性物质进入已致敏的机体后，通过免疫机制在短时间内发生的一种强烈的累及多器官的综合征。过敏性休克的表现与程度，依机体反应性、抗原进入量及途径等的不同有很大差异。急发型过敏反应往往病情紧急、来势凶猛、预后较差。

（一）应急预案

1. 本病发生很快，必须迅速做出诊断，及时给予治疗。

2. 如有过敏性休克发生，应立即停止药物输入，取平卧位，及时清除口、鼻、咽、呼吸道分泌物，保持呼吸道通畅。

3. 遵医嘱皮下注射肾上腺素 1mg，小儿酌减。如症状不缓解，每隔 30 分钟再皮下注射或静脉注射 0.5mg，直至脱离危险期，注意保暖。

4. 改善缺氧症状，给予氧气吸入，呼吸抑制时应遵医嘱给予人工呼吸；喉头水肿影响呼吸时，应立即准备气管插管，必要时配合施行气管切开。

5. 迅速建立静脉通路，补充血容量，必要时建立 2 条静脉通路。遵医嘱应用晶体液、升压药维持血压，应用氨茶碱解除支气管痉挛，给予呼吸兴奋剂。此外还可给予抗组胺及糖皮质激素类药物。

6. 如发生心搏骤停，立即进行胸外按压、人工呼吸等心肺复苏的抢救措施。

7. 密切观察患者的意识、体温、脉搏、呼吸、血压、尿量及其他临床变化，患者未脱离危险前不宜搬动。

8. 按《医疗事故处理条例》规定，在 6 小时内及时、准确地记录抢救过程。

9. 积极处理并发症，保护重要器官。

10. 积极寻找并确定过敏原，避免再次过敏。

（二）注意事项

1. 用药前要详细询问过敏史，阳性患者应做醒目标识及详细注明。

2. 在必须使用有可能诱发过敏性休克的药物前，宜先给予抗组胺药物或采取脱敏注射。在用药时，须备好抢救药品和仪器设备。

3. 尽量减少非必要的注射用药物，尽量采用口服制剂。

十、输液反应

据统计，80％的输液反应为发热反应。所以，在临床上，输液反应又称为发热反应，系静脉输液时由致热原、药物、杂质、药液温度过低、药物浓度过高及输液速度过快等原因引起。临床表现视轻重而定，轻者有畏寒、寒战、发热、出汗。

（一）应急预案

1. 一旦发现患者出现输液反应，应立即放慢输液速度或停止输液，注意保暖。

2. 若必须继续输液，应更换输液所用药物、液体及器具。

3. 遵医嘱给予异丙嗪和地塞米松静脉注射，对反应严重者应立即给予吸氧及抗休克治疗。

（二）注意事项

1. 静脉输液时尽量减少药物配伍品种，因多种药物配伍易造成杂质、致热原超标引起输液反应。

2. 规范操作，注意环境及人员的清洁卫生。配药环境严密消毒，避免污染，药液应现用现配。

3. 选择有质量保证的输液器具。

4. 注意药物使用浓度（不高于 20mg/mL）、药液配制顺序、加药方法。

5. 药液的温度不能过低，输液速度不得过快。

6. 加强输液过程的观察，特别是对年龄较大、体质较弱、免疫功能低下的患者。

十一、输血反应

输血反应是指在输血过程中或输血后，受血者发生了用原来的疾病不能解释的症状和体征。常见的输血反应：①发热反应，是最常见的输血反应；②过敏反应；③溶血反应；④与大量输血有关的反应，主要包括循环负荷过重、出血倾向、枸橼酸钠中毒；⑤其他，如空气栓塞、细菌污染反应，远期还可能出现因输血感染的疾病，如病毒性肝炎、疟疾、人类获得性免疫缺陷综合征（艾滋病）等。

（一）应急预案

1. 出现输血反应时应立即减慢或停止输血，保留余血，用生理盐水维持静脉通路，立即通知医生，并做好抢救准备。

2. 密切观察生命体征，给予对症处理，必要时按医嘱给予解热镇痛药和抗过敏药。

3. 呼吸困难者给予吸氧，严重喉头水肿者行气管切开，循环衰竭者应给予抗休克治疗。

4. 做好相应的抢救护理记录。

（二）注意事项

1. 勿选用有过敏史的供血者，供血者在采血前4小时内不吃高蛋白和高脂肪食物，宜进少量清淡饮食或糖水。

2. 严格管理血库的保养液和输血用具，有效预防致热原，严格遵循无菌操作技术原则。

3. 认真做好血型鉴定和交叉配血试验，输血前仔细查对，杜绝差错。

4. 血液制品不得加热，禁止随意加入其他药物。

5. 血液制品从血库取出后30分钟内输注，输血开始后的15分钟速度宜慢，并加强输血过程中的监测。

6. 1个单位的全血或成分输血应在4小时内输完，连续输注不同供血者的血液制品时，中间输入生理盐水。

7. 输入库血1000mL以上，须按医嘱静脉注射10%葡萄糖酸钙10mL，以补充钙离子。

8. 输血完毕，空血袋应低温保存24小时，然后按医疗废物处理。

十二、躁动

躁动指在意识障碍情况下以肢体为主的不规则运动，表现为肢体乱动、翻身坐起、呻吟，或伤口疼痛、有尿意等，且不听劝阻。躁动从精神生理学上讲，是精神障碍的一种表现，这种表现在麻醉苏醒期常见。患者的躁动具有很大的危害性，除可能导致机械性损伤，重要的导管、引流管脱落还可能增加耗氧量，增加心、肺并发症的风险，从而导致极为严重的后果，甚至因躁动而过早拔管，有时还可以致术后患者死亡。因此应针对可能原因积极进行处理。除原发疾病所致躁动，与手术和麻醉有关的原因可能有以下几种：麻醉苏醒期疼痛刺激，带气管导管的患者导管刺激，尿潴留刺激或导尿管刺激，术中所致术后低体温，缺氧，术前用药、麻醉的残留作用。

（一）应急预案

1. 发生躁动时，将患者的安全放在首位。

2. 根据可能的原因为患者解除不适，观察效果。

3. 必要时可遵医嘱给予镇静药充分镇静。

4. 严密观察患者病情变化，如有躁动引起缺氧等情况发生，要积极给予对症处理。

(二) 注意事项

1. 当患者出现躁动时，需寻找其发生原因，切忌鲁莽约束或直接给予镇静药，以免贻误病情。

2. 相关因素排除后如躁动不能缓解，需对患者进行约束，防止发生坠床、外伤、导管脱出等情况。

十三、跌倒及坠床

老年体弱患者在无护士协助的情况下活动，易在卫生间和浴室发生跌倒。坠床多发生于有精神症状者及痴呆患者，他们可从床栏爬出摔伤，还有因护士为患者操作后未安装好床栏而致患者摔落摔伤。护士对患者的入院指导工作不细致及保护性措施不力是导致跌倒、坠床的主要原因。

(一) 应急预案

1. 一旦发现患者跌倒、坠床，立即就地评估患者的神志、脉搏、血压、呼吸，判断有无意识障碍等。

2. 检查着地部位有无外伤，身体各关节部位能否自如活动。

3. 立即报告医生，在病情允许的情况下将患者搬运至床上。

4. 遵医嘱及时处理。

5. 评估生命体征、神志等的变化，并做好记录。

6. 安抚患者及其家属。

(二) 注意事项

1. 对有跌倒风险的患者进行约束防护时，医护人员应充分评估，并做好患者及其家属的解释工作，签署知情同意书，以免产生误解和矛盾。

2. 跌倒发生后，不能盲目搬运患者，以免对骨折患者造成不必要的次生伤害。

3. 提高全员防范意识，及时召开相关问题分析讨论会，定期强化培训。

十四、高血压危象

高血压危象是一种临床综合征，主要是由于交感神经功能亢进、儿茶酚胺分泌过多引起小动脉短暂而强烈痉挛，外周血管阻力骤然升高，导致短期内血压急剧升高。临床上主要表现为血压突然升高，以收缩压升高为主，同时伴有头痛、眩晕、烦躁、面色苍白、口干、心悸、耳鸣、多汗、恶心、呕吐、视物模糊、尿频、尿急等症状。严重者可出现心绞痛、脑水肿或肾功能障碍。上述症状一般持续时间较短。

(一) 应急预案

1. 尽快将血压降低至安全范围，同时切忌降压过快，导致重要器官灌注不足。重点保护心、脑、肾等重要器官,防止发生或加重损害。

2. 密切监测病情变化,做好各种抢救物品准备。

3. 防止患者因剧烈头痛躁动、抽搐而发生坠床意外甚至窒息。

4. 做好心理护理,使患者保持安静,避免诱发因素。

5. 认真监测用药后反应及用药效果,掌握好液体滴速及注意事项。

6. 病情稳定后,逐步过渡至常规抗高血压治疗方案和原发病的治疗,防止反复。

(二)注意事项

1. 高血压危象患者往往有精神紧张、激动、恐惧或烦躁不安,应把患者安置在安静病房,做好病情解释工作,消除患者恐惧心理,酌情使用有效的镇静镇痛药等。

2. 应在加强监护的条件下立即使用静脉药物降压治疗。

十五、肺栓塞

肺栓塞是肺动脉分支被栓子阻塞后发生的相应肺组织血供障碍,多见于大手术后、久病卧床等情况,妊娠、心功能不全等也可导致深静脉血栓脱落进入动脉。肺梗死是肺栓塞后因血流阻断而引起的肺组织坏死。急性肺栓塞的临床症状及体征常常是非特异性的,且变化颇大,与其他心血管疾病难以区别。症状轻重虽然与栓子大小、栓塞范围有关,但不一定成正比,往往与心、肺代偿能力有密切关系。

(一)应急预案

1. 密切观察患者生命体征及胸痛、呼吸困难、咯血、发热、心力衰竭、休克等情况并对症处理,做好抢救的各项准备。

2. 抗凝溶栓治疗时,注意有无出血倾向,定期监测凝血功能。

3. 积极进行病因治疗,对存在可导致栓塞的基础疾病(如心肌梗死、脑卒中等)患者,应长期坚持抗凝治疗,预防血小板聚集。

(二)注意事项

1. 大手术后患者、高龄产妇、长期卧床患者等下肢深静脉血栓高危人群,应加强四肢主动或被动运动锻炼,促进下肢静脉回流,防止血栓形成。

2. 已形成下肢深静脉血栓者,急性期抗凝溶栓治疗时应严格卧床休息,避免血栓脱落引起肺栓塞。

3. 对下肢深静脉血栓患者,应加强健康教育,指导患者多饮水、进食富含纤维素的食物以保持大便通畅,密切观察有无肺栓塞的症状。

十六、哮喘持续状态

哮喘持续状态为哮喘发作的类型之一,是在阵发性或慢性哮喘的基础上,因感染或某些激发因素,哮喘呈急性症状而持续发作数小时以上或缓解数小时后再发作,用一般解痉药物治疗无效。症状严重,呼吸缓慢,呼气深长、吸气较短,哮鸣音明显,伴有发绀、出汗、手脚寒冷、面色苍白、脱水、心悸、神情惊慌等表现。有时伴咳嗽，痰黏稠，白色或黄痰，不易咳出。

（一）应急预案

1. 当患者出现反复发作的气喘、呼吸困难及咳嗽等症状时，立即协助患者取坐位或半卧位。注意保护患者，使用床栏防止发生坠床。避免诱因及刺激性物品，同时立即通知医生。

2. 保持呼吸道通畅，遵医嘱给予氧气吸入，必要时建立人工气道。

3. 维持静脉通路，遵医嘱使用解痉、止喘、镇静、糖皮质激素、抗感染药物治疗，并注意药物疗效与不良反应。

4. 及时采集血标本，监测血气分析及电解质变化。

5. 予心电监护，观察记录病情、生命体征、脉搏血氧饱和度（SpO_2）变化。

6. 积极治疗原发病或控制诱因，防治并发症。

7. 记录24小时出入量，必要时留置导尿管。

8. 做好健康教育与心理护理，安慰患者，使患者情绪保持稳定，保持病房安静。

9. 及时、准确记录病情变化及抢救过程。

（二）注意事项

1. 密切观察病情变化及用药后反应，包括呼吸困难的改善情况，哮鸣音、心率、血压、血气分析及心电图变化，并及时给予急救处理。

2. 做好人工辅助呼吸的抢救准备，必要时采取气管插管或气管切开以挽救患者生命。

3. 警惕并发症，如自发性气胸和纵隔气肿。

4. 积极治疗病因，去除诱发因素。

5. 稳定患者情绪，各项处理迅速有序。

十七、上消化道出血

上消化道出血是指食管、胃、十二指肠、空肠上段及胰腺、胆道的急性出血，是常见的危急重症之一。呕血和黑便是上消化道大出血的特征表现，出血部位在幽门以下者，可仅仅表现为黑便；出血部位在幽门以上者，往往伴有呕血。呕血与黑便的颜色、性质，取决于出血量、出血速度、血液与胃酸的作用及在胃肠道停滞的时间。上消化道大出血的部分血液可潴留在胃肠道内，且呕血与黑便分别混有胃内容物与粪便，因此，不能对出血量做出精准的估计。急性上消化道大出血可引起周围循环衰竭，临床表现为头晕、乏力、心悸、出汗、口渴、晕厥、精神萎靡、烦躁不安，甚至反应迟钝、意识模糊、脉搏细数、血压下降、尿少或尿闭，以及甲床、巩膜、口唇黏膜苍白，皮肤湿冷。

（一）应急预案

1. 加强床旁监护，认真观察呕血和黑便的情况，及时清理呕吐物和排泄物，保持呼吸道通畅。

2. 立即建立静脉通路，配合医生迅速、准确地实施输液、输血及各种止血药物治疗，维持有效血容量，防止失血性休克。

3. 密切观察患者神志状态，有无休克征象，备好各种抢救物品及药品，积极抢救的同时寻找原因，必要时准备急诊手术。

4. 使用三腔二囊管压迫止血者，做好相关护理。

5. 严密观察患者生命体征变化及治疗效果。

（二）注意事项

1. 出血时令患者静卧，呕血时头偏向一侧，呕血量大者应做好建立人工气道的准备，防止窒息。

2. 活动性出血或伴有恶心、呕吐时应禁食，止血 1～2 天后可进食温凉、清淡流质，逐步过渡到营养丰富、易消化、无刺激的半流质、软食，少食多餐。

3. 观察患者有无紧张、恐惧或悲观、绝望等心理反应，及时予以解释、安慰，帮助患者安静休息有利于止血。

4. 使用血管升压素止血时应注意其禁忌证，高血压、冠心病及妊娠患者禁用。

十八、仪器设备突发事件

（一）突发停电

医疗系统的用电安全极为重要，发生停电事故的影响非常恶劣，甚至会威胁到患者的生命，急诊室、手术室、透析室、ICU 等必须保证供电系统双保险甚至三保险，而且人人要从思想上树立安全用电的意识，全力保证就医患者和医疗用电的安全。

1. 应急预案。

1）保持冷静，按照应急流程通知相关后勤部门处理。

2）医护人员应熟悉各病房患者情况，当发生停电时，有重点地进行救治。

3）如不能及时恢复供电，要立即寻求援助，团结协作。

2. 注意事项。

1）医护人员需熟悉停电后的应急处理流程。

2）维护病房秩序，做好解释，保障医疗工作正常进行。

3）病区的应急灯、手电应作为常备应急物品，随时保持完好备用状态。

（二）呼吸机突发断电

呼吸机的正常运转是保障使用呼吸机患者生命安全的基本条件，如果突发断电，会给患者带来危害。其后果取决于医护人员的应变能力、技术水平及紧急处理是否妥当。呼吸机突发断电的原因：①电源插头松动或脱落；②呼吸机内部线路短路；③ICU 保险丝烧断；④供电系统故障。

1. 应急预案。

1）值班护士应熟知本病区、本班次使用呼吸机患者的病情。

2）住院患者使用呼吸机过程中，如果遇到意外停电、跳闸等紧急情况，医护人员应采取补救措施，以保护患者安全。

3）一旦出现停电故障，立即与有关部门联系（总务科、医院办公室、医务处、护理部、医院总值班等），迅速采取各种措施，尽快恢复通电。

4）责任护士将停电经过及患者生命体征准确记录于护理记录单中。

2. 注意事项。

1）加强呼吸机的日常维护管理，保障正常运行。部分呼吸机本身带有蓄电池，在平时定期充电，使蓄电池始终处于饱和状态，以保证突发情况时能正常运行。

2）病区根据实际需求，应储备呼吸机，以随时替代故障呼吸机。

3）呼吸机不能正常工作时，护士应立即停止使用呼吸机，迅速将简易呼吸器与患者人工气道相连，用简易呼吸器调整患者呼吸；如果患者自主呼吸良好，应给予鼻导管吸氧；严密观察患者的呼吸、面色、意识等情况。

4）停电期间，本病区医生、护士不得离开患者，以便随时处理紧急情况。

（三）火灾

医院是救死扶伤、治病救人的场所，也是重点保护单位，一旦医院发生火灾，所造成的后果将非常严重。一方面医院里的患者很多，火灾发生时患者可能由于身体不便而受到灭顶之灾；另一方面医院里的精密仪器和医疗设备都价格不菲，如果发生火灾将造成重大经济损失。成熟优化的火灾应急预案、训练有素的应急组织，不仅有利于发生事故时的应急救援，而且有利于发现预防系统的缺陷，将事故的损失控制在最低限度。

1. 应急预案。

1）火灾一旦发生，发现者或值班人员应保持沉着冷静，第一时间利用一切可以利用的通信工具拨打报警电话，详细报告发生火灾的地点、位置、引燃物、着火时间、目前火情等。

2）发现者或值班人员迅速向医院办公室报告，医院办公室接到报告后，一边安排人员救火，一边立即向院领导汇报。

3）医院和个人都应进行火灾防范和扑救的培训和应急演练，"四个能力"要求如下。

（1）检查火灾隐患能力（"四查四禁"）：查用火用电、禁违章操作，查通道出口、禁堵塞封闭，查设施器材、禁损坏挪用，查重点部位、禁失控漏管。

（2）疏散逃生自救能力（"两熟悉两掌握"）：熟悉疏散通道，熟悉安全出口；掌握疏散程序，掌握逃生技能。

（3）扑救初期火灾能力：发现火灾后，发生火灾部门员工1分钟内形成第一灭火力量；火灾确认后，医院3分钟内形成第二灭火力量。

（4）教育宣传培训能力（"三要一掌握"）：要有消防宣传人员、要有消防宣传标识、要有全员培训机制，掌握消防安全常识。

2. 注意事项。医院内应加强防火安全常识培训，具体注意事项如下。

1）病房通道内不得堆放杂物，应保持通道畅通，疏散通道上应设置疏散和应急照明设备，以便火灾时进行疏散和扑救。

2）在输氧时，病房禁止用火、吸烟等；禁止患者及其家属私自在病房烹煮、加热食品。

3）病房内的电气设备不得擅自改动，不得私设电炉、电茶壶等加热设备。

4）易燃、易爆的危险性药品应另设危险品库存放，并按化学危险物品的分类原则进行分类，单独分开隔离存放。

5）电气设备应采用防爆型。

十九、医院感染突发事件

（一）针刺伤

针刺伤指由医疗锐器（如注射器针头、缝针、穿刺针、手术刀、剪刀等）造成的意外伤害，造成皮肤出血。目前，随着经血传播疾病的发病率增高，医护人员职业暴露的危险性不断增大，而针刺伤是医院内传染乙型肝炎病毒（HBV）、丙型肝炎病毒（HCV）及人类免疫缺陷病毒（HIV）等的重要途径，对医护人员身心健康构成了严重威胁。因此，防控由针刺伤引起的血传播疾病，应引起医护人员的高度重视。

针刺伤的应急与预防预案如下。

1. 及时处理伤口，及时上报，及时预防用药，做好血传播疾病筛查，定期跟踪检查结果。

2. 加强医护人员职业安全防护教育，提高自我保护意识。

3. 推广使用具有安全装置的医疗器具，在预防针刺伤的发生方面与职业安全防护教育同等重要。

4. 高度重视针刺伤的高发环节教育。

5. 改变护士的不安全行为，养成规范操作的习惯。

1）在接触患者血液、体液的操作时要戴手套。

2）尽可能使用带有安全装置的医疗器具。

3）使用锐器时，对不配合的患者应有助手协助。

4）操作中高度集中注意力，避免与他人交谈。

5）禁止双手回套针帽。

6）禁止用手接触污染过的针头和注射器。

7）禁止直接传递锐器或手持赤裸的锐器指向他人。

8）禁止将锐器混放入其他垃圾袋中。

9）禁止将锐器放入满的锐器盒内。

6. 改善工作条件，创建安全的医疗环境。

1）在工作繁忙或抢救患者时注意忙而不乱，相互配合，不违反操作规章，能大大减少针刺伤的发生。

2）使用具有安全装置的医疗器具，如安全注射器、安全输液器、安全型留置针、无针连接系统等。

3）提供的锐器盒符合国家标准，放置位置安全、方便处理锐器。

7. 锐器的废弃与存放。

1）被污染的锐器应及时处置，放置于密闭、防刺破和防泄漏的容器中。

2）锐器盒放在靠近工作场所的醒目位置上，以方便安全使用；使用时应竖放，定期更换，不容许存放过满。

3）锐器盒移出使用区时，应先盖好容器，防止在处理、储存和运输过程中发生内容物的溢出和外露。

4）锐器盒不能徒手打开、清空或清洗、重复使用。

8. 医疗废物管理注意事项。

1）医疗废物种类标识明显，分类放置。

2）医疗医疗废物容器和包装袋要防刺破、防渗漏、防撒落。

3）诊疗操作完成后须及时整理各种医疗废物。

4）勿将锐利医疗废物同其他医疗废物混在一起。

5）用后的锐器及时放入锐器盒内。

6）锐器盒放置到位，伸手可及，便于锐器丢弃。

7）勿拿着针头在病区走动，不要用手毁坏用过的注射器。

（二）体表接触污染血液及体液

医护人员从事诊疗、护理等工作中意外被病毒感染者的血液、体液污染了皮肤或黏膜，有可能引起感染。体液包括羊水、心包液、胸腔液、腹腔液、脑脊液、分泌物等。应急预案如下。

1. 血液、体液等溅洒在皮肤表面，先用肥皂清洗，再用自来水或生理盐水冲洗。

2. 血液、体液等溅入口腔、眼睛等部位，用清水、自来水或生理盐水长时间彻底冲洗。

3. 医护人员进行有可能接触患者血液、体液的诊疗和护理操作时，必须戴手套，操作完毕，脱去手套立即洗手，必要时进行手消毒。

4. 在诊疗、护理操作过程中，有可能发生血液、体液飞溅到医护人员面部的情况时，医护人员应当戴帽子、口罩、防护面罩或防护眼镜、手套等；有可能发生血液、体液大面积飞溅或有可能污染医护人员身体的情况时，还应当穿戴具有防渗性能的隔离衣或围裙。

5. 医护人员手部皮肤发生破损时，须戴双层手套才能进行诊疗和护理操作。

6. 标本和体液容器应封闭，防破损，管道防破裂。加压输血的容器连接管道应有压力表连接到报警传感器，以保证安全。

7. 检验的血、尿标本以所需量为度，不要过多，将污染物减少到最低量。

（三）医院感染暴发

医院感染暴发指在医疗机构或科室的患者中，短时间内发生 3 例以上同种同源感染病例的现象。

医疗机构应当按照医院感染诊断标准及时诊断医院感染病例，建立有效的医院感染监测制度，及时发现医院感染病例和医院感染暴发，分析感染源、感染途径和危险因素，并针对导致医院感染的危险因素，实施防控措施，积极救治患者。应急预案如下。

1. 依据医院感染诊断标准及时诊断医院感染病例。及时发现医院感染病例和医院感染暴发，分析感染源、感染途径，采取有效的处理和控制措施。

2. 当感染源和感染途径不明确时，可以针对可能的感染源和感染途径，在不停止调查的同时，采取比较广泛的控制措施，并根据调查结果不断调整控制措施。

3. 积极救治患者，应当与分析感染源、感染途径、采取有效的处理和控制措施同步进行，不能顾此失彼。

4. 建立有效的医院感染监测制度，并定期分析医院感染的危险因素，有流行或暴发时更要及时调查分析，针对导致医院感染的危险因素，实施防控措施。

5. 医院感染管理委员会经调查核实发生以下情形时，应当按《医院感染管理办法》的规定由医院感染管理科于 12 小时内向相应卫生行政部门和疾病预防控制中心报告。

1）5 例以上的医院感染暴发事件。

2）医院感染暴发直接导致患者死亡。

3）医院感染暴发导致 3 人以上人身损害后果。

6. 发生以下情形时，应当按照《国家突发公共卫生事件相关信息报告管理工作规范（试行）》的要求进行报告。

1）10 例以上的医院感染暴发事件。

2）发生特殊病原体或者新发病原体的医院感染。

3）可能造成重大公共影响或者严重后果的医院感染。

7. 发生的医院感染属于法定传染病的，应当按照《中华人民共和国传染病防治法》和《国家突发公共卫生事件应急预案》的规定进行报告和处理。

二十、其他

（一）重大意外伤害

意外伤害是指突然发生的事件对人体造成的损伤。意外伤害不仅是一个很重要的公共卫生问题，也是世界各国的主要死亡原因之一。根据 WHO 报告，意外伤害与传染病、慢性非传染性疾病成为危害人类健康的三大因素。一旦发生重大意外伤害，尽早尽善地对患者进行应急救援是减少死亡和伤残的关键。由于社会保障和应急救援系统尚不完善，一些意外伤害患者得不到及时救治，或者对患者抢救、搬运的方法不正确，造成伤情加重甚至死亡，增加了意外伤害的损害程度。凡遇到重大、复杂、批量、紧急抢救的突发事件时，医院应紧急开通"绿色通道"，实行"首诊负责制"，救人第一。医院不可以用"不能及时提供抢救费用"的说法来推诿，延误患者的抢救时间。

1. 应急预案。

1) 对重大意外伤害的应急救援工作，开辟"绿色通道"，优先处理，启动人员紧急替代机制，使应急救援工作和正常诊疗工作两不误，同时向上逐级汇报。

2) 应选派一些政治觉悟高、业务技术精、敬业精神强、身体素质好的专业技术人员组成应急救援队伍。

3) 定期对应急救援队伍成员进行全员培训、考核，定期组织应急救援队伍对不同类型重大意外伤害事件进行应急救援演练。

4) 接到重大意外伤害发生的通知后，应急救援队伍立即由日常备用状态转入紧急行动状态，积极投入到应急救援工作中。

5) 凡遇到重大、复杂、批量、紧急抢救的突发事件，应急救援队伍成员听从统一指挥，有条不紊地进行各项应急救援工作。

2. 注意事项。

1) 严格执行重大伤害事件报告制度，ICU的医护人员应熟悉报告流程。

2) 医院应急机制健全，应急救援队伍训练有素，保障随时启用。

3) 在重大伤害事件的应急救援中，应充分利用全院资源，把抢救患者生命放在首位。

（二）突发特大型抢救事件

突发特大型抢救事件主要指传染病暴发、理化因素致病、灾难事故及外伤等对人体造成伤害的事件，涉及政府、公安、医疗、媒介等多方面，医院能否快速组织救治，直接关系到大规模人群的生命安全能否得到保障，具有稳定社会等重大意义。

1. 应急预案。

1) 听从指挥，根据患者情况实施抢救措施，保证生命体征平稳、保证重要器官功能。

2) 把救治患者生命放在首位，采取积极措施，缓解症状，防止病情恶化，为下一步继续治疗奠定基础。

3) ICU护士必须具备很强的应急能力、观察能力及应变能力，掌握娴熟的抢救护理技术，在紧急情况下能独立承担各项抢救工作。

2. 注意事项。

1) 在突发特大型抢救事件的救援组织中，需安排有经验的医护人员快速进行预检分诊，按轻、中、重不同级别及时进行标识，并分区采取相应的应急措施。

2) 抢救工作应有专人组织，分工明确，有条不紊，群策群力。

3) 必要时发动社会力量，以志愿者形式进行必要的辅助支持。

（三）封存病历

发生医疗纠纷时，患方通常要求封存病历和复印相关病历资料。这既是为今后正确处理医疗纠纷提供证据，也是《医疗事故处理条例》赋予患方的权利。病历资料对于认定医疗机构是否存在医疗过失起着其他证据难以替代的证明作用。病历分为主观病历和客观病历。主观病历是医护人员根据患者的主诉、症状、体征，并结合各项检查结果做出的诊断和制订的治疗方案，并根据患者在治疗过程中病情的变化调整治疗方案。根据《医疗事故处理条例》规定，主观病历包括死亡病例讨论记录、疑难病例讨论记录、上级医生查房记录、会诊意见、病程记录等。主观病历反映了医护人员对患者疾病的认识和治疗方案的制订及调整过程。客观病历主要是对患者各项检查和治疗护理过程的客观记录。根据《医疗事故处理条例》规定，客观病历包括门（急）诊病历、住院志、体温单、医嘱单、化验单（检验报告）、医学影像检查资料、特殊检查同意书、手术同意书、手术及麻醉记录单、病理资料、护理记录以及国务院卫生行政部门规定的病历资料。根据条例规定，患方在医院只能复印并领取客观病历。但是患方却可以主动要求将主观病历资料一并进行封存。《医疗事故处理条例》规定主观病历资料应当在医患双方在场的情况下封存和启封，但没有明确封存主观病历资料是医疗机构应履行的义务还是可选择的权利。

1. 应急预案。

1）保管好病历，及时准确记录，备齐病历资料，与医务处、总值班联系。

2）患者本人亲自来医院复印病历的，须携带挂号证（住院号）、身份证或户口簿等有效证件。

3）患者亲属代理（被委托）复印客观病历的，除上述证件外，还应携带代理人的身份证或户口簿等有效身份证件，以及患者的委托书。

4）正在住院的患者病历中的客观病历资料须由科室指派的本院工作人员携带到病案室去复印。

5）医疗纠纷病历由科室领导、负责人或当班工作人员直接与医务处、医患协调办公室联系，按照《医疗事故处理条例》规定办理。

6）按《医疗事故处理条例》规定，可以复印的客观病历包括门（急）诊病历、住院志、体温单、医嘱单、化验单（检验报告）、医学影像检查资料、特殊检查同意书、手术同意书、手术及麻醉记录单、病理资料、护理记录以及出院总结。

7）发生医疗纠纷时，死亡病例讨论记录、疑难病例讨论记录、上级医生查房记录、会诊意见、病程记录应当在医患双方在场的情况下封存和启封。

2. 注意事项。

1）凡抢救患者需在抢救结束 6 小时内将病历资料补充完成，并且医护人员应进行充分沟通，以保证记录时间、用药及病情动态的一致性。

2）封存病历前，医护人员需与患者家属进行必要沟通，以保持其情绪稳定；同时检查病历资料的完整性，如电子病历是否及时打印并签字，但不得擅自修改病历。

第三章 ICU 收治患者范围及工作流程

第一节 ICU 收治患者范围

ICU 是一个由特定人员与先进医疗设备组成的独立科室或病房，是现代化医院的重要标志。ICU 的建立挽救了大量危重症患者的生命，降低了死亡率。目前国内 ICU 还处于建设、完善、发展阶段，由于发展的不平衡，缺乏统一的 ICU 收治标准，以及大众对 ICU 在认识上存在误区，因此，造成了不同等级医院、不同层次 ICU 收治标准的不一致。为了使 ICU 的建设和运作更加程序化、专业化、规范化，真正发挥 ICU 的作用与功能，医院及相关机构既要加强宣传力度，也要加强业内人员的认识，同时还应加强医疗行政管理的监察力度。

ICU 患者主要有 4 类：①急性可逆性疾病患者，对于这类患者，ICU 可以有效地降低病死率；②高危患者；③慢性病急性加重期患者，ICU 可以帮助这类患者渡过疾病的急性加重期，以期将患者恢复至原来慢性病状态，降低病残率或致死率；④急慢性疾病出现不可逆性恶化，如大出血但无法有效止血、恶性肿瘤患者的临终状态等。

ICU 通常会有以下一些常见的收治标准。

1. 心搏呼吸骤停复苏成功后。

2. 呼吸系统：需要机械通气或机体无法维持正常的氧合和通气功能，如急性呼吸衰竭、慢性呼吸功能不全急性发作、急性肺损伤/ARDS 等。

3. 心血管系统：心功能不稳定，急性心力衰竭，不稳定型心绞痛，急性心肌梗死，严重心律失常，如心率过快或过慢，心搏骤停，高血压危象等。

4. 神经系统：急性神经系统损伤、不明原因的急性昏迷、急性重症肌无力、精神状态改变、抽搐等。

5. 消化系统：需要密切监测或重点护理，如重症胰腺炎、严重腹泻、消化道大出血等。

6. 泌尿系统：严重肾衰竭，需要床旁透析等。

7. 循环系统：各种类型的休克，严重水、电解质及酸碱平衡紊乱。

8. 严重感染：败血症、脓毒症、重症肺炎、复杂感染性疾病等需要紧急治疗的感染性疾病。

9. 严重创伤：头颅脑创伤，椎骨骨折，急性物理、化学、生物因素等致伤性因素所致的损伤等。

10. 中毒或药物过量：急性药物中毒、急性酒精中毒、急性重型一氧化碳中毒等。

11. 高危手术：某些手术可能需要严密监测术后恢复情况，如心脏手术、神经外科手术、器官移植手术等。

ICU 收治标准可能因医院和患者情况不同而有所不同，有时患者可能需要稳定后转入 ICU，以获得更密切的监护和治疗。医生会根据患者的病情综合评估是否需要入 ICU。

第二节 ICU 患者转入和转出标准与流程

一、转入标准与流程

(一) 转入标准

危重症医学会根据危重症患者的病情轻重推荐了 ICU 转入标准:需要加强治疗的患者(第一优先权患者)应该优先于需要监护的患者(第二优先权患者)以及终末期患者或预后差的危重症患者(第三优先权患者)。当确定患者转入优先权时,须事先客观地评估其疾病的严重程度及预后。

1. 第一优先权患者。

此组患者为危重的不稳定的患者,需要呼吸机支持、持续血管活性药物输注等加强治疗(如心胸外科术后患者或者脓毒症休克患者)。各医疗单位也可根据需要制定特殊转入标准,如不同程度的低氧血症、低于某特殊血压标准的低血压等。

2. 第二优先权患者。

此组患者需要进一步加强监护服务,具有随时可能出现需要加强治疗的危险性,并且使用肺动脉导管等加强监测对其是有益的(如伴有心、肺、肾基础疾病,并患有急性、严重性疾病或进行大手术的患者)。

3. 第三优先权患者。

这组患者以前为健康状态,或伴基础性疾病或急性疾病状态,既可能单独状态也可能联合状态,经过 ICU 治疗后有可能恢复或获得好处,达到疾病严重程度减轻(如患有恶性转移性肿瘤并合并感染、心包压塞或肺疾病的患者,处于心、肺疾病终末期且合并严重急性疾病的患者)。这组患者为缓解急性疾病可接受加强监护与治疗。

(二) ICU 转入流程

ICU 中的患者主要源于院内急诊科、病房、手术室转入,计划外院内紧急转入,少部分源于院外直接转入。

1. 急诊科/病房转入流程。

1) ICU 会诊:如患者需转入 ICU,急诊/病房医生电话联系 ICU 医生或与 ICU 医生进行会诊,介绍患者的病情和治疗方案。ICU 医生评估患者的病情,判断收治指征,决定是否接收患者。

2) 入 ICU 准备:在 ICU 医生确定接收患者后,ICU 护士准备床位和仪器设备,为患者的入住做好充分准备。

3) 患者转运:急诊/病房医生、急诊/病房护士和 ICU 医生、ICU 护士协同合作,确保患者安全地转入 ICU。在此过程中,要密切关注患者的生命体征,确保平稳转运。

4) ICU 评估:患者进入 ICU 后,ICU 医生和 ICU 护士进行全面评估,包括生命体征、病史、实验室检查和影像学检查等。根据评估结果，制订个性化的治疗计划。

急诊科/病房患者转入 ICU 流程见图 3—1。

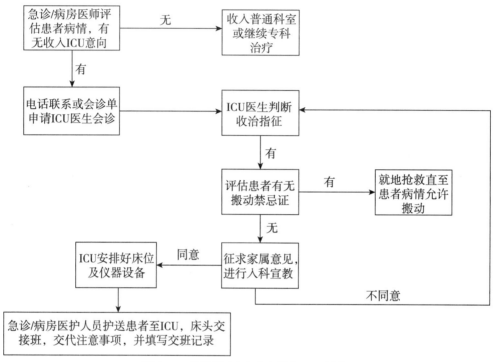

图 3—1　急诊科/病房患者转入 ICU 流程

2. 手术室转入流程。

1）手术室提前 1 天提交预约申请（针对择期、大手术需要监护的患者）。

2）ICU 护士根据患者的一般资料（姓名、性别、体重、年龄）准备合适床位。

3. 计划外院内紧急转入流程。

1）接到转入 ICU 的申请电话后，ICU 医生判断收治指征。

2）确认接收患者后，ICU 护士根据患者的初步信息准备相应的床位和仪器设备。

3）准备相关文件。

4）特殊准备：

（1）准备行气管插管。

（2）准备呼吸机：连接好呼吸回路、调节合适的参数，使呼吸机处于备用状态。

（3）准备除颤仪：使除颤仪处于备用状态。

（4）准备开胸器械。

5）患者入 ICU 后，先检查一下患者的生命体征和一般状况，再将患者移至监护床，并选择合适体位。搬动过程中应注意观察病情变化，保持各种管道的正常位置并防止滑脱。

6）需进行机械通气的患者在到达床位后立即连接准备好的呼吸机，并及时清除呼吸道分泌物，保持呼吸道通畅。不需进行机械通气的患者在患者到达床位后根据临床症状选择合适的给氧方式和吸氧浓度。

7）连接所需监测系统，设置各种参数的上下报警限。

8）对于术后监护患者，在交接班时，需要参加手术的主管医生与麻醉医生同时与ICU的医生做好交接班，患者在ICU期间由原主管医生与ICU医生双重管理。双重管理办法：由原主管医生与ICU医生共同开出第一次医嘱，ICU医生根据患者具体情况进行监测和治疗，处理相应的治疗项目，保证及时用药。

4. 院外直接转入流程。

患者需要进行紧急救治或情况危重，超出当地医院或诊所的处理能力，在这种情况下，当地医院或诊所可能建议将患者转到设有ICU的较大医院接受治疗。具体转入流程如下。

1）当地医院或诊所向合作的ICU主任或值班医生报告患者病情，并询问是否可以将患者转至ICU接受进一步治疗。

2）ICU主任或值班医生评估患者的病情，判断是否需要接收患者。如果患者符合接收条件，ICU主任或值班医生将安排救护车或专业团队前往患者所在地，并指导当地医院或诊所进行必要的初步处理。

3）将患者送往ICU，ICU医生和护士对患者进行全面评估，包括生命体征、病情、病因等方面的详细信息。

4）根据患者病情选择合适的床位，安排相应ICU护士。

（三）ICU病房接收患者流程

1. ICU病房接到患者转入的通知时，要询问是否需要呼吸机及其他特殊的抢救仪器设备；明确患者入室所需的时间；了解患者的性别、年龄、主诉（诊断或入院的原因）、简短病史、目前状况、监测管道、已完成的检查等。

2. 根据患者病情安排合适的床位（如存在呼吸困难需要准备呼吸机，需要降温应准备冰毯），安排相应的护士。

1）床旁仪器准备：准备床旁监测设备及治疗设备，如心电图（ECG）导联、袖带、吸引装置、简易呼吸器、呼吸机、氧气流量表、输液泵、微量泵等。

2）用品准备：准备好电极片；需吸氧患者安装一次性吸氧湿化瓶；准备好一次性负压吸引器；准备一次性引流袋及胃肠减压设备、一次性集尿袋、约束带等，需要使用呼吸机的患者还要准备吸痰管和吸痰罐；准备好各种护理文件（重症护理记录、床头卡、腕带、登记卡、各种护理评估表格等）及患者家属签字本；准备好各种标本留取试管；准备床单位，铺好床单、护理垫。

3）如病情危重需要抢救，准备好气管插管及抢救药品，打开监护仪，通知当班医生调试呼吸机。

3. 患者入室后，先检查一下患者的生命体征和一般状况，再将患者移至病床，并选择合适卧位。搬动过程中应注意观察患者病情变化，保持各种管道的正常位置并防止滑脱。

4. 需进行机械通气的患者在到达床位后立即连接准备好的呼吸机，并及时清除呼吸道分泌物，保持呼吸道通畅。不需进行机械通气的患者到达床位后根据临床症状选择合适的给氧方式和吸氧浓度。

5. 连接所需监测系统，设置各种参数的上下报警限。

6. ICU 责任护士与护送患者的医生及护士进行基本的交接：①意识状态、肢体活动情况。②皮肤色泽、温度及完整度。③现有静脉通路及通畅情况，液体种类、滴入速度、治疗药物。④对于术后患者，明确术中留置各种引流管的名称、位置，是否通畅。⑤患者有无专科护理要求，如肢体的功能位、需要制动的部位、脑室引流瓶的固定等。⑥遵医嘱留置并连接胃管、导尿管及其他管道，妥善固定各个引流管，并观察引流液的颜色、量、性状。

7. 进行入院后的护理体检。

1）意识状态：清醒、嗜睡、烦躁、昏迷（瞳孔的直径及对光反射）。

2）语言沟通：正常、含糊不清、失语。

3）视力：正常、有眼疾（青光眼、白内障等）、失明。

4）听力：正常、佩戴助听器。

5）活动度：正常、全、偏、其他（肢体损伤的部位、包扎固定情况、制动的部位）。

6）营养状况：好、一般、消瘦、恶病质。

7）口腔黏膜：湿润、干燥、溃疡、其他。

8）牙齿：牢固、松动、有无义齿。

9）皮肤情况：完整、不完整（部位、类型、破损程度、大小）。

10）置管情况：无、有（类型，引流液的颜色、量、性状，置管的深度）。

8. 根据护理评估给予预防性的护理措施，如拉起床栏、肢体约束等。

9. 建立重症护理记录单，包括生命体征情况、护理体检情况、各种监测参数及所采取的诊疗措施，逐一做详细记录。

10. 遵医嘱留取各种标本，立即监测入院血糖。

11. ICU 责任护士向患者家属交代 ICU 监护重点、探视制度，填写入院表格。

12. ICU 责任护士向患者或患者家属收集入院资料，书写护理记录单，进行护理评估，填写护理评估表格，如跌倒坠床评估及压力性损伤风险评估、格拉斯哥昏迷评分表（Glasgow Coma Scale，GCS）等。

二、转出标准与流程

（一）转出标准

1. 第一优先权患者转出标准。

1）患者不需要加强监护治疗。

2）患者治疗失败且短期预后差，经过持续加强监护治疗恢复或好转可能性小。例如，患者发生 3 个及以上器官衰竭，经进一步处理无反应。

2. 第二优先权患者转出标准。

患者需要突然加强监护治疗的可能性减小。

3. 第三优先权患者转出标准。

1）患者加强监护治疗的需要已不存在时，必须转出。

2）患者经过持续加强监护治疗其恢复或好转可能性小，也需提前转出。例如，患者伴有晚期疾病（如慢性肺疾病、晚期心脏或肝脏疾病、广泛转移的肿瘤等）。

（二）转出流程

1. 由ICU主管医生确定转出，转出前ICU主管医生应进行病情评估，如患者符合转出标准，与相应科室诊疗组长沟通达成一致。ICU主管医生完成转科记录书写后方可转出。

2. ICU责任护士遵医嘱通知患者家属准备转出，可前往ICU收拾用物。

3. 患者转出前，ICU责任护士评估患者的一般情况、生命体征，危重症患者由医护人员陪送。

4. ICU责任护士按要求书写转运记录单，并交于接收病房责任护士。

5. 转至新病房后，安置患者，由ICU主管医生交代病情，ICU责任护士交代患者皮肤、输液、引流、用药、护理记录等，交接完成后ICU主管医生、护士与接收病房医生、护士在转运记录单上签字。

（三）转运注意事项

1. 将患者的客观情况记录在护理单上，特殊问题做好交接班。

2. 转送患者时要携带必要的吸氧设施、监护仪器、抢救药品等，须由ICU主管医生、责任护士、患者家属护送到接收科室，口头（床边）交接班。

3. 对于自动出院的患者，一定要让患者或患者家属在自动出院申请书上签字。

患者转出ICU流程见图3-2。

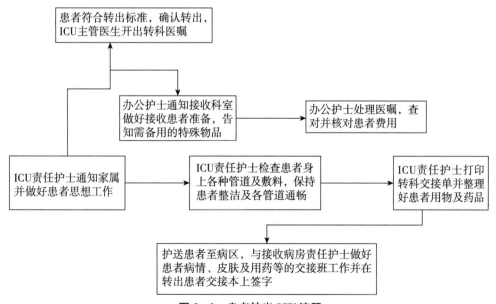

图3-2　患者转出ICU流程

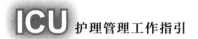

第三节　ICU护士日常工作内容与流程

ICU是提供全天候综合性医疗服务的重点部门，为患者提供危急状态下的高级临床护理。因此，ICU有着严格的工作流程，确保患者获得最佳护理，同时确保患者、ICU护士和其他相关人员的安全。

一、办公护士日常工作内容

1. 在护士长的领导下，负责分管工作。

2. 负责抢救车、毒麻药品的管理，做到"四定三无二及时一专"，确保完好率100％，严格交接班。

3. 严格执行查对制度，每天查对医嘱，有记录。正确执行医嘱并尽快通知患者的主管护士，转抄长期医嘱执行单（分别为输液、注射、口服、其他），及时在床头牌和/或病例牌上标识药物过敏阳性标志。

4. 负责正确绘制体温单，填写日报表；负责分管护理管理记录本的规范记录和质量把关。

5. 负责病区病历的管理，防丢失。

6. 负责出科病历的质量检查及整理，把关护理文件书写质量。

7. 严格按收费标准记账。掌握患者费用动态情况，及时与患者家属、主管医生联系，杜绝或尽可能减少欠费。负责对患者有关收费问题的解释工作。

8. 负责办公室计算机、电话的管理，做好办公室清洁等，保证办公室整洁有序。

9. 协助护士长做好病房管理，负责病区分管项目质量控制。

10. 及时接听电话和应答门禁视频呼叫，并妥善处理相关事宜。

二、总务护士日常工作内容

1. 在护士长的领导下，负责分管工作。

2. 负责急救物品的管理，做到"四定三无二及时一专"，保证仪器配件齐全，急救仪器设备完好率100％，严格交接班。

3. 负责治疗物品、一次性物品等物资的清理领用、保管，负责与供应室、浆洗房交换物品，医疗物品保证供应，确保无过期物品。

4. 清洁消毒仪器及管道、湿化瓶等。

5. 严格执行消毒隔离制度、医院感染管理制度和遵循无菌操作技术原则。定期做好环境卫生学监测和消毒溶液浓度的测定及更换，确保达标。保证设备间、污物暂存间、库房等整洁有序。督导病房用后的物品按《医疗废物处理条例》处理。

6. 协助探视制度的执行把关。参与探视人员的交流沟通、管理。保持病区隔离环境整洁有序。

7. 协助护士长管理病房，负责病区分管项目质量控制。

8. 必要时协助护送患者外出做检查及转送患者。

9. 负责新到科护士及进修、培训护士的专项带教。

三、轮班组长日常工作内容

1. 在护士长的领导下负责分管工作，对该时段病区护理质量安全及患者满意度负责。

2. 提前 15 分钟到岗，全面了解病房动态，负责本班时段弹性工作制的执行，根据各组员的能力合理调配护理工作，保证既满足需要又不浪费人力。负责办公物品及药品的交接工作。

3. 完成本岗位职责并对当班护士进行技术指导，帮助解决疑难问题，评估护理质量和效果并协助改进，确保本班护理质量与安全。

4. 负责医嘱的准确执行及查对工作。负责本班时段病区病历的管理，防丢失。

5. 负责与相关专业科室的有效沟通及协调，安排患者的接收和转送。

6. 遇到各种纠纷时主动、及时调查处理，化解纠纷。病房发生突发紧急事件时，及时处理并上报。

7. 抢救患者时，应做好护理工作的协调，组织配合抢救工作。

8. 督导护士严格执行各项工作制度和认真履职，负责本班时段各项护理工作质量的控制达标，有重要护理工作及时向护士长汇报。

9. 配合并参与科室质量控制及管理工作，负责护理交班本的书写与交接班质量把关，指导协助组员理论水平及操作技能水平的提高。

10. 负责新到科护士及进修、培训护士的专项带教及各种记录指导和审签工作。

四、ICU 责任护士日常工作内容

1. 根据病情，准备好所需物品和药品。

2. 妥当安置患者，采取适当体位，保证舒适安全。

3. 根据病情给予分级监测、护理。

4. 持续心电监测，定时观察、记录患者神志、瞳孔、面色及生命体征（体温、脉搏、呼吸、血压）。

5. 保持呼吸道通畅，及时清除呼吸道分泌物，给予呼吸道湿化和适当吸氧，持续监测血氧饱和度。对人工气道患者，按气管插管和气管切开护理常规执行。

6. 留置导尿管并记录每小时尿量，维持各引流管通畅。准确记录 24 小时出入量，按时总结，按医嘱及时补充差额。

7. 酌情确定饮食种类、方式。

8. 熟悉病情，做好基础、生活及心理护理。

9. 建立、保留静脉通路，备齐急救物品与药品。

10. 及时留送检验标本。

11. 加强病情观察，认真做好记录。病情如有变化，应立即报告医生，及时进行必要处理。

12. 根据病情确定各种监测仪报警上下限。

13. 对使用呼吸机的患者，严密观察并记录各种参数，发现报警及时处理。

14. 按医嘱设定输液泵和微量泵参数，根据病情需要及时调整。

15. 对于动脉插管、深静脉置管、使用心内膜临时起搏电极导管的患者，除配合医生操作外，应定时用 12.5～25.0IU/mL 肝素溶液冲管，加强局部护理和观察，及时记录有关参数。

五、ICU 责任护士白班工作流程

（一）总要求

1. 使患者情绪稳定、卧位舒适，预防压力性损伤，保持床单位整洁。

2. 保证及时完成各项治疗、护理。

3. 随时准确了解病情，保证每个管路通畅，仪器设备运转正常。

（二）工作流程

7：45 到达科室，了解患者病情及治疗情况，由轮班组长分好床位，交接物资。

8：00 着装整洁，符合护士礼仪标准，参加晨会集体交接班、口头（床边）交接班。

8：30—9：00 执行医嘱进行治疗，完成基础护理（口腔护理、导尿管护理、气管切口护理等），查对药物，更换输液管道。

9：00—10：00 更换氧气湿化瓶、鼻导管、各类引流袋，进行各种引流管的护理（胃肠减压、伤口引流、留置导尿管、膀胱冲洗管等），执行护理计划，做各种治疗。完成患者转出，护送患者前往接收病房，与接收病房责任护士交接患者情况。患者转出后，对用物及仪器设备进行终末消毒。

10：00—11：30 更换患者体位，观察患者病情变化，及时记录，保证记录完整、准确、连续。

11：30—12：00 午餐。

12：00—14：00 完成各种治疗。接收新患者，与急诊科/病房责任护士或手术室护士交接患者情况。处理医嘱，遵医嘱进行治疗。观察患者病情，对患者进行心电监测及生命体征监测，及时与主管医生联系，汇报患者病情。

14：00—16：00 更换患者体位，做危重症患者基础护理，更换气管切口敷料，对患者进行生活护理。保持床单位清洁、整齐、干燥，进行皮肤清洁、口腔护理、梳理头发、清洁会阴。准备接待患者家属探视。

16：00—16：30 患者家属探视时间，安排好探视，及时完成各类签字。

16：30—17：30 观察患者病情变化，及时记录，保证记录完整、准确、连续。检查及清洁各种仪器（各类输液泵、雾化器、吸痰器、呼吸机等），维护各类仪器。

17：30—18：00 晚餐。

18：00—19：45 更换患者体位。巡视病房，观察患者病情变化，及时记录。

18：00小结 12 小时出入量，做各种治疗，对患者做晚间生活护理，保持床单位整齐、清洁、干燥，患者皮肤、会阴清洁。保持护士更衣室、ICU 治疗室、办公室整洁。

19：45—20：00 进行物资及抢救车、毒麻药品的交接，进行口头（床边）交接班，交接患者皮肤、各类管道及未完成的治疗等。

六、ICU 责任护士夜班工作流程

19：45—20：00 进行物资及抢救车、毒麻药品的交接，进行口头（床边）交接班，交接患者皮肤、各类管道及未完成的治疗等。

20：00—22：00 观察患者病情，执行护理、治疗计划，处理新医嘱。完成晚间各类治疗工作。

22：00—0：00 更换患者体位。巡视病房，严密观察患者病情，及时记录（生命体征、意识状态、四肢活动、末梢循环等），保证记录完整、准确、连续。

0：00—6：00 巡视病房，严密观察患者病情，检查各类管道是否通畅，监测患者心电变化。及时记录患者病情变化（生命体征、意识状态、四肢活动、末梢循环等），协助患者及时翻身。

6：00—7：00 采血，采集各类标本（大小便、引流液等）。

7：00—7：30 督促护工完成晨间护理工作（洗脸、梳头、早餐等），倾倒各种引流液。评估患者情况，总结 24 小时出入量。完善各项记录、交班报告。保持护士更衣室、ICU 治疗室、办公室整洁。

7：30—8：00 准备晨会集体交接班。

第四章 ICU护理人力资源管理

第一节 概述

一、ICU护理人力资源的基本概念

ICU护理人力资源是ICU护士及其所具备的学识、智力、观念、技术、体力及健康状况等内在能力的综合体现。随着经济发展，医疗救治水平迅速提高，ICU的建立和发展越来越为医院管理者所重视。对ICU护理人力资源进行合理管理，达到既避免人力资源浪费，又防止因人员不足而导致护理质量下降的目的。科学合理地配备护理人力资源，使ICU护士的个人潜能发挥到最大限度，降低人力成本。配合其他护理管理职能，提高护理工作效率，实现组织目标。

二、ICU护理人力资源管理的内容、目标与原则

（一）ICU护理人力资源管理的内容

通过人力资源管理为ICU寻求高素质的护理人才，让他们在组织中得到支持和发展，同时要吸引、开发和保持一个高素质的护理人才队伍，通过高素质的护理人才队伍实现组织的使命和目标，同时提高护理人才本身的职业价值，达到组织和护理人才利益最大化的人力资源管理。

（二）ICU护理人力资源管理的目标

1. 通过对护士个体行为的统一规范，促进组织使命和目标的实现。
2. 利用护士的工作技能，使ICU护理服务更有成效。ICU理想的护理服务成效包括感染率下降、住院天数减少、死亡率降低。
3. 运用科学方法解决护理人事问题，为医院提供训练有素的护士。
4. 营造良好的工作氛围，满足护士多层次需求，提高工作满意度。
5. 为护士提供发展空间、创造成长条件，使他们适应社会发展。
6. 不断完善人力资源管理模式，提高管理效率。

（三）ICU 护理人力资源管理的原则

1. 人员保障原则。

医院和管理部门在进行 ICU 护理人力资源管理时要以卫生行政主管部门护理人力资源配置要求为依据，以医院服务任务和目标为基础，配置足够数量的护士，以满足患者需求、护士需求和医院需要。

2. 合理配置原则。

科学合理的 ICU 护理人力资源管理可以有效避免因患者数量和病情变化等带来的护士数量不足或过剩的现象发生。管理部门应在分析护理业务范围、种类、服务对象需求和护理人力资源结构现状的基础上确定合理的护理人力资源配置。

3. 成本效率原则。

人力资源管理的出发点及最终目的都是提高组织效率。在 ICU 护理人力资源管理过程中，管理者要结合实际不断寻求和探索灵活的护理人力资源配置模式，重视护士的能级对应及分层次管理，根据护理工作量的变化及时调整护理人力资源配置，由此降低人力成本、提高组织效率。

4. 结构合理原则。

护理单元整体效率不仅受个体素质的影响，还直接受到群体结构的影响。护理单元群体结构是指科室不同类型护士的配置及其相互关系。管理研究证明，人力资源的优化配置是取得良好组织整体效应的关键。结构合理原则要求在专业结构、知识结构、智能结构、年龄结构、生理结构等方面形成一个优势互补的护理人力群体，有效发挥护理人力资源的整体价值。

5. 个人岗位对应原则。

护士的个体素质包括个人的年龄、性格、智能、气质、价值观、工作动机、专业技术水平、工作经验等。这些个体素质不仅对部门的护理工作产生直接的影响，而且各要素之间也存在一定的制约关系。管理部门在分析个人特点与岗位要求的基础上，实现个体与具体岗位的最佳组合，这也是有效利用护理人力资源、调动护士工作积极性的护理人力资源配置原则之一。

三、ICU 护理人力资源管理存在的问题

（一）临床护士多学历低、职称低及工作经验少

目前国内大部分医院存在护理人力资源不足。虽然医院每年会招聘新护士补充到临床护理队伍中，一定程度上缓解了护理人力资源紧缺的问题，但新入职护士存在技术水平参差不齐、缺乏工作经验、没有取得护士执业资格证、不能单独从事护理工作等问题。虽然在人数上获得了满足，但质量上的不足导致仍严重影响护理质量与安全。

（二）护理人才严重流失

待遇低、工作量大、需要上夜班、工作中存在一定的风险性及分配制度不合理是造

成护理人才流失的重要原因。随着医疗体制改革的不断深入，各医院中合同制护士及临时护士日益增多，出现护理队伍不稳定、护理工作不到位，护士对工作的满意度偏低、缺乏职业价值感与成就感等问题。护士晋升途径单一，各医院对护理专业的发展不够重视，未能及时设置专科护士岗位，导致许多高年资的护士由于晋升无望而转入非护理岗位，造成护理人才的流失。

（三）护理岗位的级别界定不清楚，任职资格和岗位职责不明确

没有建立完善的分级管理机制，临床护理工作岗位混乱，职责界定不清。由于没有制定明确的护士级别评定标准及分级管理制度，高年资护士常常与低年资护士干一样的工作，劳动报酬也没有太大的差别，导致高年资护士看不到自身价值而对职业前途感到失望，低年资护士也看不到护理专业与自身的未来，既影响了护理团队的凝聚力与积极性，也影响了护士对患者的护理质量与服务质量。

（四）护士承担较多的非护理工作，护理人力资源严重浪费

护士是经过正规院校培训的卫生技术人员，是具有很强专业性和技术性的人才。然而，在目前临床护理工作中，护士特别是护士长，却承载着大量的非护理工作，包括药品运送、物资补充、设备维修、送检、送餐等各种工作。这对于本来就不充足的护理人力资源来说，无疑是雪上加霜。

（五）护理绩效考核制度不完善

绩效考核是人力资源管理中不可缺少的一个重要环节，绩效考核是医院聘任、奖惩、职务升降等政策正确实施的基础和依据，但目前我国很多医院的管理部门没有充分意识到绩效考核的重要性，薪酬分配制度缺乏绩效考核体系和反馈机制，绩效考核标准不规范。有些医院过于强调绩效考核，却忽视了绩效管理，导致薪酬分配制度缺乏竞争性和激励作用。由于缺乏有效的激励及竞争机制，薪酬分配制度又比较僵化，很多医院存在着重资历、轻能力与贡献的现象，收入与付出的不对等，在很大程度上阻碍了医疗体系的健康发展。

（六）奖罚激励机制不健全

由于没有明确的岗位目标及绩效考核标准，难以对护士的工作进行量化考评，奖惩机制的不完善使护士岗位无法实现多劳多得、优劳优得，做得好与做得不好都一样、贡献大小都一样。在这种情况下，护士的积极性难以被调动。

四、ICU 护理人力资源管理问题的解决方案

强调以患者为中心、以人为本，合理规划护理人力资源管理机制，注重职称和能力相结合的分级岗位配置，做好护理的定岗定编工作，从年龄结构、职称结构方面优化护理人力资源的配置。调整不合理配置情况，建立分级管理制度，制定明确的岗位职责，借鉴企业人力资源管理模式，由管理型服务转变为服务型管理，积极创建一个民主环

境，为护士提供发展的平台，拓宽护患沟通渠道，实施以人为本的服务，强调对护士的尊重，包括尊重其意见、建议、人格特点、自我发展需要等。充分发挥护理人才的主观能动性，提高护理人力资源利用率和工作效益。

为适应当今医疗形势和社会发展需求，实现责任制整体护理，依据患者需求、护理工作情况及护士工作年限、业务能力等设立护士长—护理组长—责任组长—高级责任护士与责任护士等护理岗位级别，可取得良好的效果，具体模式如下。

1. 每责任组分设小型护理站，配置办公桌、计算机、护士工作站、打印机、治疗车、治疗与护理设备等，有效地减少护士往返的路程和时间，做到把时间还给护士，把护士还给患者，让护士围着患者转，争取在第一时间为患者提供帮助并解决患者的难题，以患者为中心，护士工作由管"事"到管"人"。

2. 护理工作业绩实施量化考核，优化绩效考核与薪酬分配制度，体现多劳多得与优劳优得。依据量化考核标准及加减分标准，实施分级量化考核，每周及每月由护士长考核护理组长，护理组长考核责任组长，责任组长考核本组的责任护士、助理护士与实习护士，每月计算护士总得分。量化考核得分与护士薪酬分配、职称晋升、外出学习进修、任职直接挂钩。

3. 通过科学研究确定护理岗位及级别，明确各岗位的任职资格和岗位职责。在人力资源的配备上，通过科学研究确定护理岗位及级别，在此基础上明确各级护士的任职资格和岗位职责，把最合适的人放到最合适的岗位上去。所谓合适有三方面的含义：第一方面指人才合适，人才的基本条件如年龄、学历职称等符合岗位的任职资格，人才的知识结构、能力结构、人格结构、思想素质符合任职需要，能够确保工作任务的完成；第二方面指过程合适，就是说要建立与人才配套的合理模式和工作机制，确保人才的培训、选拔、考核、任用过程具有公开性、公平性和竞争性，结果具有激励性，能够充分挖掘护士的潜力，调动护士的积极性；第三方面指岗位合适，应该根据患者的需求和护理工作需要，设置合适的护理岗位，并明确各岗位的任职资格、岗位职责和任务。

4. 建立规范的人才培养模式。根据护理专业的特点和护士的知识、技术、能力情况，建立并规范护理培训考核体系，建立和完善包括岗前培训、毕业后教育、继续教育在内的终身培训体系，形成适合护理工作发展需求的人才培养模式。进一步调整护理教育的层次结构，完善护士继续教育，鼓励护士参加在职教育，从而提高护理队伍的整体素质。

5. 健全薪酬和激励机制，完善各项福利待遇。制定护士薪酬标准，完善各项福利待遇，提供医疗养老保险、带薪假期等待遇。坚持公平性、竞争性、激励性原则，调整薪酬结构，以岗位定薪酬，将工作态度、工作责任能力、绩效考核与薪酬激励挂钩，充分体现多劳多得、按劳取酬的分配原则，每年根据工作情况评选优秀护士、先进个人等荣誉，给予精神和物质奖励，发挥护士的主动性和创造性，提高护理人力资源利用率，避免护士流失。

6. 引入竞争机制，公开招聘护理人才。规范制约机制，实施优胜劣汰。通过理论及技术考核，选拔优秀的护士到医院工作。

7. 进行护士职业生涯规划。良好的护士职业生涯管理体系可以充分发挥护士的潜能，给护士一个明确的职业发展引导，帮助他们在工作中实现个人发展。科室建立护士职业生涯发展管理小组，依据分级管理，由上一级指导下一级护士的发展，依据个人位置，制定总体的职位晋升原则和晋升标准，不断完善培训和职业发展计划。

第二节　ICU护士的分级管理

一、ICU护士分级管理的概念

ICU护士分级管理指由不同级别的护士构成组织内容和结构，共同对患者进行整体护理。研究表明，缺乏自主性是导致护士对工作不满意的一个重要因素。ICU护士分级管理的实施，使各级护士职责明确，工作任务和性质都与其能力、经历等相适应，并且在工作中，上级护士指导、督促下级护士，使各级别护士参与工作决策的机会增多，工作自主性提高。ICU护士分级管理通过对护理人力资源的有效激发，最终达到提升护理服务质量的目的。建立临床护理岗位护士分级进阶管理体系，体现能级对应，提高护理管理质量，调动护士的积极性，并为护士绩效考核提供依据（如薪酬分配依据护士级别、工作量、工作质量、技术难度、风险程度等），为逐步实现的护士岗位管理奠定基础。

二、ICU护士分级管理的原则

依据护士的业务能力，结合工作年限、学历等将护士分为N0~N4五个级别，按照能级对应关系，将病情轻重不同的患者分配给不同级别的护士进行护理，遵循级别职责明确、能级对应、分工协作、层层指导、共同负责的工作原则，实施护士分级培训和考核。各级护士基本要求如下。

N0级：具有专科及以上护理专业学历，取得护士执业证且参加工作1年。

N1级：具有专科及以上护理专业学历，取得护士执业证并能独立值班，工作1~5年（护士）或1~3年（护师）。

N2级：具有专科及以上护理专业学历，独立从事护理工作3年及以上（护师）或5年及以上（护士）。

N3级：具有专科及以上护理专业学历，取得主管护师职称或取得护师职称5年及以上，聘任主管护师且工作5年及以上。

N4级：取得副主任护师职称，或取得主管护师职称6年以上。

三、ICU护士分级培训方案

（一）N0级ICU护士培训方案

1. 培训目标。
1) 掌握监护室管理制度和工作要求。
2) 熟练掌握基本监护理论和常用专科护理技能。
3) 能按要求独立完成常见危重症患者监护工作。
4) 能够配合危重症患者的监护和抢救。

5）掌握专科常见病临床表现、护理常规。

6）掌握专科常用药物使用方法。

7）学会运用护理程序为患者实施整体护理。

8）通过理论及操作考试。

2. 培训方法、内容（2个季度）。

1）第一季度。

（1）安排带教老师跟班带教，熟悉病区环境、患者情况及各班职责、工作流程、ICU 管理制度和工作程序。

（2）掌握重症监护的基础理论、基本知识和基本技能，如留置胃管、留置导尿管等护理技术。

（3）开展健康教育，提高与患者沟通的能力。

（4）参与危重症患者的抢救及护理。

（5）学习并掌握 ICU 常用专科护理技能，如吸痰技术、心电监护技术、呼吸机管路的连接等。

（6）学习急救护理技术，如心肺复苏术、气管插管配合技术。

2）第二季度。

（1）常见危重病的病情观察。

（2）掌握急救护理技术，如心肺复苏术、气管插管配合技术。

（3）掌握抢救仪器的使用、保管与维护。熟悉各类监测仪器的操作方法、临床应用及常见故障的排除。

（4）参加科室主任查房，了解专科疾病治疗方法。

（5）学习新业务、新技术。

（6）掌握核心制度、病房安全管理制度。

（7）熟悉医院感染相关知识。

3. 考核方法。

1）理论考试（基础、专科）。

2）每季度进行一次专科技能操作考试（吸痰、心肺复苏、心电监护）。

3）轮转护士出科前进行理论考试和技能操作考试。

4. 培训管理。

1）由 ICU 核心能力培训小组针对独立上岗前护士进行服务态度、工作态度、工作能力、学习能力、劳动纪律、表达能力、理论及操作水平等的综合考核。

2）ICU 核心能力培训小组对各级护士培训考核后进行效果评价、分析，并提出整改措施，未通过考核者再进行下一轮的培训。

（二）N1 级 ICU 护士培训方案

1. 培训目标。

1）必须参加全国护士执业资格考试，获得考试成绩合格证明，申请护士执业注册，取得护士执业证书。

2）掌握专科常见病临床表现、护理常规。

3）掌握危重症患者的抢救配合与正确处置。

4）熟练掌握急救与监护技术。

5）运用护理程序对患者实施整体护理，提升本专业岗位技术水平的能力。

6）在 ICU 具备独立上岗值班的能力。

2. 培训内容、方法（1～2 个季度）。

1）第一季度。

（1）学习并掌握常用 ICU 专科护理技术，如吸痰技术、各种心电监护仪的监护技术。

（2）学习急救护理技术，并掌握心肺复苏术、电除颤技术等。

（3）学习并掌握呼吸机的理论及操作。

（4）掌握危重症患者的抢救配合与正确处置。

（5）开展健康教育，提高与患者沟通的能力。

（6）独立完成各班次工作任务，书写各种护理文书。

（7）独立处置急救患者，具备发现问题、解决问题的能力。

2）第二季度。

（1）掌握镇静、镇痛、格拉斯哥昏迷评分等常用评估标准。

（2）掌握改良气管切开术的配合和专科常见重症监护。

（3）掌握 ICU 分级护理制度、ICU 核心制度、病房安全管理制度。

（4）掌握 ICU 护理应急预案、ICU 危重病专科护理常规。

（5）常见危重症的病情观察及处置：掌握异常心电图的识别、判断，异常检查结果、异常血气分析结果等。

3. 考核方法。

1）理论考试（基础、专科）。

2）专科技能操作 12 项，抽考其中 3～4 项内容（必考项：吸痰、呼吸机）。

4. 培训管理。

1）由 ICU 核心能力培训小组针对独立上岗前护士进行服务态度、工作态度、工作能力、学习能力、劳动纪律、表达能力、理论及操作水平等的综合考核。

2）ICU 核心能力培训小组对各级护士培训考核后进行效果评价、分析，并提出整改措施，未通过考核者再进行下一轮的培训。

（三）N2 级 ICU 护士培训方案

1. 培训目标。

1）掌握 ICU 危重病护理常规。

2）掌握常用急救技术、呼吸机技术等。

3）掌握 ICU 最新护理技术。

4）掌握病情的动态观察及评估。

5）掌握 ICU 分级护理制度、核心制度、应急预案。

6）承担实习生讲座。

7）主持护理查房。

2. 培训计划。

1）协助护士长做好病区管理工作。

2）参加科内新业务、新技术的开展。

3）担任责任组长，运用护理程序为患者实施整体护理。

4）指导低年资护士开展各项工作。

5）进行实习生带教，开展业务讲座及教学查房。

6）独立处置重症患者，解决专科疑难护理问题。

7）制订下级护士的业务培训计划，并组织实施。对下级护士进行业务考核。

8）参与科室管理，担任带教老师、质量控制员、安全员、监控员等，协助护士长进行质量管理。

9）参加各种继续教育及集中培训，积极开展科内业务讲座。

10）参与护理教学及护理科研，收集各种临床资料。

11）主持护理查房 1 次。

3. 考核方法。

1）理论考试（基础、专科），每半年 1 次。

2）专科技能操作 12 项，抽考其中 3~4 项内容（必考项：吸痰、呼吸机），每季度 1 次。

4. 培训管理。

参加理论与专科技能操作考试。每年提交 1~2 份业务讲座和教学查房相关资料。

（四）N3 级 ICU 护士培训方案

1. 培训目标。

1）掌握 ICU 危重病护理常规、病情的动态观察及评估。

2）掌握常用急救技术、呼吸机技术、危重症患者血流动力学监测技术等。

3）掌握 ICU 最新护理技术。

4）掌握 ICU 分级护理制度、核心制度、应急预案。

5）承担实习生、进修生讲座，主持教学护理查房。

6）熟练掌握"五衰"抢救程序。

2. 培训内容。

1）担任责任组长，制订护理计划，指导低年资护士开展各项工作。

2）制定专科护理质量标准，进行护理质量督导。

3）指挥危重症患者抢救及护理。

4）主持护理查房，开展院内及科室业务讲座，每年不少于 2 次。

3. 考核方法。

1）理论考试（基础、专科），每半年 1 次。

2）专科技能操作 12 项，抽考其中 1~2 项内容，每半年 1 次。

4. 培训管理。

每年度进行专科理论、专科技能考试各 1 次。每年度进行三基理论、技能考核 2 次。每年提交业务讲座和教学查房相关资料 2~3 次。

(五) N4 级 ICU 护士培训方案

1. 培训目标。

1) 掌握 ICU 危重病病情的动态观察及评估。

2) 掌握急救技术、呼吸机技术、危重症患者血流动力学监测技术等。

3) 掌握 ICU 最新护理技术。

4) 掌握 ICU 新知识、新技术。

5) 承担科室及院内的业务讲座，主持教学护理查房、主持疑难病例护理问题讨论。

6) 开展护理会诊，解决专科疑难问题。

2. 培训内容。

1) 指挥危重症患者抢救及护理。

2) 担任责任组长，制订护理计划，指导低年资护士开展各项工作。

3) 制定专科护理质量标准，进行护理质量督导。

4) 制定危重症患者抢救流程、特殊仪器操作流程、ICU 工作流程。

5) 关注学科发展动向，组织新技术、新业务的开展。对开展的新业务，组织制定相关护理常规。

6) 负责教学、科研。了解护理专业国内外的进展，组织开展护理科研。

7) 培养护士对紧急情况的应变能力和多方协调的管理能力。

8) 承担科室及院内的业务讲座，主持教学护理查房、主持疑难病例护理问题讨论。

3. 考核方法。

1) 理论考试（基础、专科），每年 1 次。

2) 专科技能操作 12 项，抽考其中 1~2 项内容，每年 1 次。

4. 培训管理。

每年度进行理论、专科技能考试各 1 次。每年提交业务讲座和教学查房相关资料 2~3 次。

四、ICU 各级护士晋级条件

(一) N0 级护士

1. 认真履行本岗位工作职责，积极协助其他护士及工作人员完成本科室工作，不独立进行本岗位职责范围之外的护理工作。

2. 在规定的时间内完成护理部门的岗前培训和教育，完成新入职护士培训并通过考核。

3. 试用期各项考核合格。

4. 取得护士执业资格证。

（二）N1 级护士

1. 担任 N0 级护士 1 年以上或符合优先晋级条件者。

2. 认真履行本岗位工作职责，积极协助其他护士及工作人员完成本科室及医院工作。

3. 在规定的时间内完成护理部及科室的各项培训，完成每年的全院性护理继续教育并通过考核。

4. 能够独立胜任病区各种倒班班次的工作。

5. 任职期间无护理服务投诉及严重差错发生。

（三）N2 级护士

1. 担任 N1 级护士 3 年以上或符合优先晋级条件者。

2. 认真履行本岗位工作职责，积极协助其他护士及工作人员完成本科室及医院工作。

3. 在规定的时间内完成护理部及科室的各项培训，通过考核。

4. 能独立承担本科危重症患者护理及所在专科护理工作。

5. 能够独立担任责任护士班次。

6. 年度承担病区各类授课不少于 2 次。

7. 年度参与护理质量管理活动不少于 2 次。

8. 任职期间无护理服务投诉及严重差错发生。

（四）N3 级护士

1. 担任 N2 级护士 3 年以上或符合优先晋级条件者。

2. 认真履行本岗位工作职责，积极协助其他护士及工作人员完成本科室及医院工作。

3. 在规定的时间内完成护理部及科室的各项培训，通过考核。

4. 参与并主持本科室日常质量控制管理工作。

5. 年度主持护理教学查房不少于 2 次、病区授课不少于 2 次。

6. 任职期间无护理服务投诉及严重差错发生。

（五）N4 级护士

1. 担任 N3 级护士 3 年以上或符合优先晋级条件者。

2. 认真履行本岗位职责，积极协助其他护士及工作人员完成本科室工作，每年绩效考核合格以上。

3. 每个考核周期内参与并主持本科室日常质量控制管理工作。

4. 年度主持护理教学查房不少于 2 次、病区授课不少于 2 次，参与全院各项培训。

（六）各级护士优先晋级的条件

1. 本岗位工作职责表现突出，成绩优异，年度考核优秀。

2. 来院时具有护师或主管护师职称的人员，外院工作时间仅作为参考，结合来院后工作能力及专业技术水平可加快晋级速度，每3个月1次逐级评定，直至其工作能力与级别相匹配。

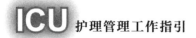

第三节　ICU护士排班

　　护士排班是护理管理中的一项重要内容，关系到护理工作能否顺利完成并直接影响护理质量。科学合理的护士排班方式能提高护理质量，最大限度地利用现有的护理人力资源。ICU护士长是ICU护理管理者、是ICU护士排班方式的决策者，首先应注意护理人力安排是否适应工作，注意ICU护士的客观反应与需求，使ICU护士排班既满足患者的需求，又满足ICU护士学习、生活等方面的需求，在确保护理安全与护理质量的基础上实现人性化ICU护士排班。

　　如何运用现有的护理人力资源，对护理工作任务、内容、程序等因素进行全面考虑，做出系统、科学、合理的ICU护士排班，使患者得到更优质护理，同时提高ICU护士满意度，已成为ICU护理管理者共同关注的话题。

一、ICU护士排班模式与存在的问题

（一）国外ICU护士排班模式

　　国外对护士排班的研究起步较早，研究方向主要集中在护士排班的模式建立和评估两方面。早期的研究通常采用数学模型解决护士排班问题，但是当护士人数、排班时间和约束因素增加时，则求解相当困难，甚至无法求解。随后，越来越多的学者尝试使用启发式方法解决护士排班问题。近年来，国外已研制出多种基于软件计算的护士排班模型，并已应用于临床实际工作。

　　目前发达国家普遍实行以患者为中心的责任制护理，护士排班方式以三班制或二班制为主，也有部分科室实行自我排班。自我排班是指病区管理者和护士共同制定工作时间安排表。自我排班方式兼顾个人及集体双方需要，使护士能最大限度地参与工作时段的安排和保持良好的工作能力，从而提高护士的工作满意度、降低护士流失率。

　　不同国家根据自身特点及需求制定出不同的护士排班模式，如法国是早班6：30—14：30、中班13：00—21：30、夜班21：00—次日6：30；英国是早班7：30—13：30、中班13：00—21：30、夜班21：00—次日7：30；新加坡是早班7：00—14：30、中班14：00—21：15、夜班21：00—次日7：15。各国早班和中班护士数大致相同，每班4~6名，夜班护士相对较少，一般2~3名。夜班通常可连上3天或4天，算做一轮夜班，上一轮夜班休息2天，每周工作时间以小时计。三班制护士排班有以下优点：一是对护士的家庭生活影响和造成的冲击较小，体现高度人性化；二是对护士生物钟的影响相对要小，较为符合生物作息规律；三是便于护士安排个人生活时间。

（二）国内常用ICU护士排班模式

　　1. 五班制排班模式。

　　五班即上午班、午班、下午班、中班、夜班，每天5次交接班，分别是8：00、

12：00、14：30、17：30、次日 1：00。五班制排班模式的缺点为交接班次数频繁、耗时过多，易导致护理工作不连续等，交班期间对患者病情观察及护理存在漏洞，患者的需求常常得不到及时满足，甚至可能导致抢救不及时而危及患者生命。午班、夜班护理人力少、护理工作量大，不能保证及时提供高效优质的护理服务，存在安全隐患。

2. 四班制排班模式。

四班即 8：00—12：00、12：00—18：00、18：00—次日 1：00、次日 1：00—次日 8：00。以 6 天为一轮班，完成一轮班值班后休息 2 天。每天 4 次交接班，分别为8：00、12：00、18：00、次日 1：00。四班制排班模式的优点是缩短了白班工作时间，护士自主安排时间较多；缺点是所需护士数量较多，护士下夜班后接着上中班容易疲劳。

3. 三班制排班模式（APN 班）。

三班制以 5 天为一轮班，包括白班、小夜班、大夜班 1 个，外加 2 个休班。白班与小夜班交接时间为 17：00—18：00，大小夜班交接时间为 1：00—2：00。三班制排班模式优点是体现了对患者护理工作的连续性，为患者提供了无缝隙的护理，保障了责任护士在 8 小时内熟悉分管患者的病情，交接班次数减少到 3 次/天。缺点是轮班频繁，与患者及其家属的连续性沟通机会欠缺，加上每天更换班次容易引起生物钟紊乱，护士的生活没有规律。

4. 改良 APN 排班模式。

王洪岩等从 2010 年起实施改良 APN 排班模式，以 P 班（14：30—23：00）为起，然后依次上 A 班（7：00—15：00）、N 班（22：30—8：00）。护士交班和接班时间重叠，如 A 班护士 15：00 下班，而 P 班护士 14：30 开始接班，14：30 到 15：00 两班护士都在工作并计算工作时间，每天累计重复工作时间 2 小时，避免护士拖班工作，影响工作质量。每位护士每周工作时间 36 小时，工作时间超时部分按小时累积补休。P 班和 N 班交接时间提前到 22：30，交接班时护士精神状态好、工作衔接好，降低护理安全隐患；同时也减轻夜班对护士生物钟的影响，夜班周期相应缩短。排班以 P 班为起点，护士下 P 班可以在科室休息后次日上 A 班，减少护士路途往返的次数；排班模式相对较固定，无特殊情况护士基本可以预知自己的班次，方便护士安排生活。改良APN 排班模式的缺点是夜班时间过长，护士容易疲劳；每班次工作强度大，上班不延续，有临时完成任务的感觉；护士与患者及其家属见面次数减少，缺乏亲近感。

（三）国内最新 ICU 护士排班模式

1. SHE 排班法。

SHE 排班法是指快捷（shortcut，S）、人性化（hommization，H）、弹性（elasticity，E）的排班方法。

2. TISS−28 评分系统排班法。

TISS−28 评分系统一般用于指导医疗资源的合理分配，或用于评估医护人员的工作量、患者的病情等。TISS−28 评分系统排班法指通过评估当天 ICU 患者数量、治疗需求等情况，综合评定排版。

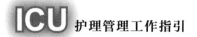

1）能有效提高护理质量。

ICU 患者病情变化快，同时患者自我护理能力低，导致任务更加繁重，若医院护理人力资源不足，则无法保障患者护理及时性；ICU 中部分病种，如呼吸系统疾病，患者数量因季节性变化而增加，护理人力资源应用更显局促。而 TISS-28 评分系统能够量化每天护理工作量，合理配置人力资源，督促护士及时完成患者的日常需求及护理项目。TISS-28 评分系统中还纳入了分级护理制度，针对每天病种危重级别决定护理人力资源搭配，如危重等级高者多配置高级别护士，使患者及其家属的需求得到及时响应，可减少护患纠纷，且合理的护理人力资源搭配还可降低压力性损伤、非计划拔管、DVT 等的发生率，在一定程度上减轻了患者的家庭经济负担。

2）TISS-28 评分系统对护士工作积极性的影响。

随着医疗改革的不断深入和人们实际需求与价值观念的改变，对护理服务质量提出了更高的要求，医院对于护士工作的要求日益严格，工作强度加大使护士职业幸福感降低，工作压力使护士心理问题也日益突出，而对于 ICU 护士更是如此。高强度的职业环境及风险，一方面增加了护士的消极情绪，另一方面由于工作质量引发的护患纠纷问题导致上级不满及批评，均导致护士饱受工作压力困扰，职业幸福感进一步降低，部分护士离职倾向较高。TISS-28 评分系统在护士排班制度上更具人性化，经过日工作量、病种数量、ICU 患者数量等综合评估后合理调配护理人力资源，避免了护理人力资源浪费或者不足等缺陷。ICU 护士在该系统配置下工作时间更加充分，不会因工作量繁杂导致护理质量不合格，大大降低了不良事件发生率。TISS-28 评分系统还纳入患者－家属双向支持，做好心理建设工作可提高患者及其家属对护士的理解度、信任感、支持度，有利于改善护士的职业态度，促使其感受到自身职业成就感，进而转化为工作动力及积极态度。

3）TISS-28 评分系统较普通护士排班模式的优势。

普通护士排班模式虽然做出了较为人性化的改变，但受到医院护理人力资源限制，每组排班人数比较固定，通常为白夜班交替，值班时间长，日均护理工时长，当某日 ICU 患者数量增加时小组护士任务量随之增加，护士承受较大的工作压力，护理质量无法得到保障。而 TISS-28 评分系统对每班护士人数具有弹性化、主观性低的优势，一组排班结束后，经过计算病房人数、护理项目给出符合当前临床需求的护士人数，排班根据护理量保持弹性浮动，既减少因患者人数突然增多导致的工作压力，又可在患者可接受时间范围内完成护理，同时还减少人力资源的浪费，护士具有更多轮休时间。

二、ICU 护士排班的原则

（一）满足需求原则

护士长在排班过程中应充分考虑临床工作实际情况、患者病情、患者尤其是危重症患者的数量，在保障患者安全、护理质量与护理服务的前提下，充分考虑护士的需求，在排班模式的选择中尽量选择护士喜欢的、尽可能减轻护士劳动强度的人性化排班模式。

（二）结构合理原则

护士长在排班的过程中应认真考虑各班护士的年资与性格特点等因素，尽量做到新老搭配，性格急与性格慢的搭配，以实现互补，确保患者安全与护理质量的同时也要考虑搭班护士之间的相处，尽量让护士拥有愉快、融洽的工作氛围。

（三）效率原则

护士长在排班中应充分考虑怎样减少交班次数，另外也要考虑每个班次的病房实际工作情况与每个时段的工作量情况，做到弹性排班，在工作量大的时间段增加护士人数，确保护理工作的质量与安全，尽量让护士在忙闲有序中工作。另外应设置二线及三线班，以保障紧急情况的护理人力，确保患者的抢救质量。

（四）公平原则

护士长应以公平、公正的心态排班，摒弃个人的私心杂念，公平地评价各班次护士的劳动强度，在确保患者安全的基础上，进行定期的人员与班次轮换。

（五）按职上岗原则

严格按照护士管理办法与相关规定进行按职称上岗，要明确什么样的岗位用什么资历与能力的护士。

三、ICU 护士排班实施要点

（一）弹性排班

根据患者数量及病情轻重、缓急程度和护士的需求来实施弹性排班，减少班次更换的频率，护士以工作时间为客观依据，以患者最需要护理的时间为护士的工作时间，同时合理调整科室人员配置，增加护士编制，高低年资护士灵活、弹性排班，减轻护士劳动强度，保证患者得到充分的护理。弹性排班将时间作为排班的客观依据，使护理工作量的分配趋于公平、合理，使护士可及时调整自身健康状态。

（二）ICU 护士分级管理。

ICU 护士分级管理可优化护士工作时间，优化排班，充分发掘护理人力资源，减轻护士的身心压力。

（三）关注护士身心健康

1. 推行"以人为本"的人性化管理。

护士排班模式要将对护士工作、生活及学习的影响降低到最小，避免职业倦怠的发生。ICU 护理管理者应切实关心护士的思想工作与生活，及早发现护士的消极情绪，进行必要的疏导，工作中以鼓励为主，帮助其树立自信心。建立护士心理咨询室、护士娱乐活动中心等。

2. 按层次合理分配夜班工作。

现代护理管理越来越强调发挥护士的工作积极性、主动性和创造性，按护士的资历、职称等级别合理分配每名护士的全年夜班数，使低、中年资护士能按培训要求完成一定的夜班数，高年资护士的夜班数相对减少，体现人文关怀，增进护士的工作满意度。

第四节　ICU护士绩效考核管理

绩效考核是运用多种方法和技术对人员的德智体美劳等方面进行定性与定量相结合、静态和动态相结合的测量与评定，是现代人力资源管理的重要组成部分。

要充分发挥护理管理部门在护理人力资源调配、质量管理、绩效考核方面的职能，将护士的工作绩效、临床业务水平和医德医风表现与其薪酬、晋升、任职挂钩，加强绩效管理。

目前我国医院护理管理体制和运行机制中存在着不合理的因素，护士薪酬待遇与所在科室经济收入挂钩，但往往不与其临床实际护理工作质量挂钩，护士忙闲不均、薪酬与岗位工作量不一致的问题并存，有悖于按劳分配的薪酬分配原则，未能充分调动护士的工作积极性。

一、护士绩效考核的内涵

护士绩效考核就是对各级护士工作中的成绩和不足进行系统调查、分析和描述的过程。护士绩效考核需要获得的信息包括被考核人员在工作中取得了哪些成果、取得这些成果的组织成本投入是多少，以及取得这些成果对组织的经济效益和社会效益带来多大影响。换言之，就是考核护士工作的效果、效率和效益。

二、护士绩效考核的标准和方法

（一）制定绩效考核标准

根据科室工作特点，以质量为依据制定绩效考核标准。绩效考核标准的制定依据医院管理年目标（安全、质量、服务），结合各专科的特点与工作需求，一般应包括护士的工作态度、着装与形象、劳动纪律、护理安全与质量、健康教育、患者满意度等，大型综合医院还加入护理教学与科研，对护士参加各种竞赛获得荣誉的情况给予加分。对于逐步制定出来的绩效考核标准应认真组织全体护士讨论、修改、不断完善，最终获得全体护士的认可，使每位护士能接受绩效考核标准并自觉执行。

（二）绩效考核办法

实行领导考评、自我评价、患者评价、级别考核等方法。每天打分和评价，月、季度、年度汇总排名，考核结果作为护士薪酬分配、晋升职称、评优评先的依据，努力实现多劳多得、优劳优得。

1. 领导考评：由护士长及护理组长进行科室护士的考评，实现随机和定时检查相结合，做到随时记录、评分，并将扣分原因及时通知当事人，其考评结果与当月奖金挂钩。

2. 自我评价：自我评价主要是对本班次完成情况以及质量的评价，对存在的问题、不足，自觉地做好记录、评价。

3. 患者评价：主要是发放患者满意度调查表和征求患者意见，对患者提出表扬或批评的护士给予加减分。

4. 级别考核：上一级护士考核下一级护士，逐级考核。

三、护士绩效考核的意义

运用现代科学的管理方法，以最优化的控制手段可以达到提高管理工作效率和质量及科学管理水平的目的。护理工作的群体性、连续性、系统性、琐碎性使护士工作的考核在一定程度上还停留在"吃大锅饭"的管理水平上。护士绩效考核的实施，有效地解决了这一问题，以质量为标准对每位护士的工作进行考核，考核的结果与当月奖金挂钩，充分体现多劳多得、优劳优得的原则。

（一）护理管理目标得以实现

把护理管理者的管理理念和方法融入具体绩效考核中，通过对护士进行绩效考核，保证医院护理改革的顺利进行，同时通过考核的反馈及时修改决策及制度上的一些误差，实现护理管理目标。

（二）护理质量得到提高

绩效考核的实施使得护理工作尽可能用数据说话，做到客观评价，并将评价结果与薪酬待遇挂钩，从而真正体现"干多干少不一样、干难干易不一样"的分配原则。对各个环节考核，增加了护士的质量危机感，加强了管理者对临床工作的监督、检查和指导，能及时发现问题、及时改进，形成了严格的质量控制网络，有利于提高护理质量。

（三）充分发挥了激励作用

绩效考核重在平时。成绩公开，增加了护士的危机感，提高了护士的竞争意识。绩效考核对优秀护士起到鞭策作用，同时刺激其他护士进步，充分发挥了目标激励、支持激励、榜样激励及强化激励作用。

第五节　ICU 新进护士的管理

随着 ICU 床位增加及专业学科分类的细化，大量的年轻护士进入 ICU，ICU 护士结构年轻化和业务不成熟化，ICU 新进护士工作风险更大。在新形势下如何培养出一批合格而又优秀的 ICU 护士、保证和提高护理质量，是当今 ICU 护理管理的重点之一。

一、近期培训目标

（一）第 1 周培训目标

1. 熟悉环境及人员、规章制度、一般物品的放置。
2. 跟班了解护理工作流程及医嘱的处理。

（二）第 2 周培训目标

1. 学习病情观察的主要方法、专科体格检查及病情记录方法。
2. 学习医嘱的处理程序。

（三）第 3 周培训目标

1. 了解各种仪器的性能、参数调节、连接、消毒和维护。
2. 学习各种抢救技能。

（四）第 4 周培训目标

1. 学习应用护理程序为患者进行具体的护理。
2. 学习各种应急处理方法。

二、远期培训目标

（一）第 1 年培训目标

1. 能准确及时地执行医嘱。
2. 有正确评估患者风险的能力，能独立完成各项护理操作。

（二）第 2~3 年培训目标

1. 能准确地收集护理信息，针对护理问题，以护理程序为手段为患者实施完整的护理。
2. 不断学习护理新理论、新技术，在各种学习讨论会上发表自己的意见和主张。

三、培训内容

（一）业务培训

1. 基础理论知识培训。

1）法律法规：熟悉《护士条例》《中华人民共和国民法典》《医疗事故处理条例》《中华人民共和国传染病防治法》《医疗废物管理条例》《医院感染管理办法》《医疗机构临床用血管理办法》等相关法律法规。

2）规范标准：掌握《临床护理实践指南（2023 版）》《静脉治疗护理技术操作标准》《护理分级标准》《临床输血技术规范》等规范标准。

3）规章制度：掌握护理工作相关规章制度、护理岗位职责及工作流程，如患者出入院管理制度、查对制度、分级护理制度、医嘱执行制度、交接班制度、危重症患者护理管理制度、危急值报告及处置制度、病历管理制度、药品管理制度、医院感染管理制度、职业防护制度等。

4）安全管理：掌握患者安全目标、患者风险（如压力性损伤、跌倒/坠床、非计划拔管等）的评估观察要点及防范护理措施、特殊药物的管理与应用、各类护理应急预案、护患纠纷预防与处理、护理不良事件的预防与处理等。

5）护理文书：掌握体温单、医嘱单、护理记录单、手术清点记录单等护理文书的书写规范。

6）健康教育：掌握患者健康教育的基本原则与方法。健康教育的主要内容包括出入院指导、常见疾病康复知识、常用药物作用与注意事项、常见检查的准备与配合要点等。

7）心理护理：掌握患者心理特点，患者常见心理问题如应激反应、焦虑、情感障碍等的识别和干预措施，不同年龄阶段患者及特殊患者的心理护理，护士的角色心理和角色适应、护士的工作应激和心理保健等。

8）沟通技巧：掌握沟通的基本原则、方式和技巧，与患者、患者家属及其他医护人员之间有效沟通。

9）职业素养：熟悉医学伦理、医学人文、医德医风、护理职业精神、职业道德和职业礼仪等。

2. 岗前培训。

对 ICU 新进护士，进行 ICU 设置与管理、医院感染相关知识、科内的制度与要求培训讲座；针对危重症患者易发生的非计划拔管、压力性损伤、药物外渗等护理事件，举例分析，进行风险防范和应急处理措施培训。

3. 专科业务讲座。

进行呼吸、循环、神经、消化等系统的相关疾病护理知识专科培训，针对各个系统疾病的病因、病理生理、临床表现及相关的护理措施展开讲座。

4. 疑难死亡病例讨论。

利用晨会集体交接班时间，与医生一起进行疑难死亡病例讨论，分析病情的发展、治疗护理措施的落实率及有效性并总结，提出改进措施。把需重点护理的患者和护理注意事项进行整理归纳，给予关注。

5. 护理不良事件分析。

对于护理过程中发生的护理不良事件，让当事人自我分析、查找原因，画出事因鱼骨图，找出导致护理不良事件发生的各个薄弱环节，并组织护士进行分析讨论，制定整改措施；每月安全讨论会上对近期的护理不良事件开展"头脑风暴"活动，制定规范及标准。

（二）技能培训

1. 基本原则。

所有技能培训均专人示教、专人考核，当月完成。逐项考核全部过关后，由护士长和总代教从中抽考，不合格者参加下一轮考试，并与绩效挂钩。

2. 基础操作培训。

根据卫生部要求的 50 项基础操作，抽出 10 项 ICU 常用的操作进行培训，如封闭式吸痰、气管切开护理、心肺复苏等。由具有 1 年以上 ICU 工作经验的责任护士进行操作示教，每月至少完成 2 项操作示教。

3. 仪器操作培训。

每月进行科内仪器，如除颤仪、呼吸机、监护仪等的正确操作和常见故障排除的培训。由具有 3 年以上 ICU 工作经验的护士负责操作示教，每月至少完成 2 项仪器操作示教。

（三）专科技能培训

开展危重症患者出入院处置的情景模拟培训和应急预案（如针刺伤、输液反应、停电、火灾等）演练，由中级职称及以上护士负责指导培训。

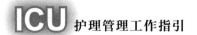

第六节　ICU 进修护士的管理

　　ICU 专科因其跨学科、跨部门、岗位风险性大、技术知识含量高的特点以及飞速发展的临床态势，对 ICU 护士的能力和素质要求快速提高。然而我国 ICU 进修护士培训尚处于起步阶段，ICU 护士在校未接受过系统的 ICU 专科护理教育。

一、培训目标

　　以成人教育理论为指导，以护理程序为框架，经过个性化、有步骤、分阶段的进修培训，熟练掌握专科理论知识及操作技能，提升临床思维能力及问题解决能力，能开展相应专业护理新业务、新技术，成为具有临床护理、教学、管理及科研素养的骨干人才。

　　目前我国 ICU 护士的培训目标主要是为 ICU 培养具备专科系统的理论知识、实践能力并具有科研教学意识的临床专科护士。通过培训提高 ICU 专科护理质量和专科护理技术水平，使学科发展和 ICU 护士综合素质与国际水平接轨；制定和完善 ICU 专科护理的行业标准，规范现有的工作制度、工作常规与工作流程，使 ICU 专科护理走向标准化、制度化、规范化的管理。

二、进修守则

　　1. 服从医院及科室管理，严格遵守各项规章制度，认真做好本职工作，爱护医院公共设施，违者按有关规定予以相应处理。

　　2. 按本院要求着装，仪表端庄，整洁大方，佩戴胸牌上岗。

　　3. 严格按照计划进修的科目及时间学习，未经护理部同意不得自行调整进修科目及时间。进修期间原工作单位不得以任何理由更换进修人员。

　　4. 严格执行各项护理工作制度，严防差错事故的发生。如因个人原因发生护理差错、事故等情况，应及时向科护士长汇报，积极进行善后处理，并做书面检查，责任由进修护士本人承担。情节严重者应中止进修，不予颁发进修证书，并按医院医疗事故处理办法有关规定执行。

　　5. 进修期间工作认真积极、对医院做出突出贡献者，医院可向进修人员所在医院通报表扬。

　　6. 进修结束办理有关手续后方可离院，进修 3 个月及以上者发结业证书。

　　7. 在招收录取及进修过程中，有以下行为之一者立即终止进修资格。

　　1）招收录取及进修过程中弄虚作假者，任何时候一经查实立即终止进修。

　　2）无故迟到、早退、脱岗、私自换班 3 次及以上或旷工累计超过 1 天。

　　3）发生偷盗、违反商业贿赂规定等不良行为。

　　4）进修期间因服务态度恶劣、工作责任心差，甚至严重违反医院规章制度而发生医疗差错、引发医疗纠纷、造成医疗事故，应追究刑事责任者，移交司法机关。

三、培训内容

（一）掌握

1. 监护仪的应用、报警原因分析及故障的排除，识别异常心电图。

2. 人工呼吸机的应用、参数调试、管道连接、报警的原因分析及处理，以及机械通气患者的呼吸道管理。

3. 微量泵、输液泵的正确使用及报警的处理。

4. 各种引流管的护理和伤口护理。

5. ICU患者的观察及护理、抢救配合、心肺复苏及心、肺、脑复苏后的监护。

6. ICU患者镇静、镇痛的观察和护理。

7. ICU患者的营养支持护理。

8. ICU医院感染控制。

（二）熟悉

1. ICU环境及各项规章制度。

2. ICU各种仪器的保养方法及存放点，以及各种抢救物品的存放点。

3. ICU消毒和护理管理。

4. 气垫床、血糖仪、冰毯的使用方法。

（三）了解

1. 床旁紧急手术的配合。

2. 气管插管、气管切开的护理配合。

3. 深静脉置管术的护理配合。

四、具体培训计划

ICU进修护士进修全程分为4个阶段。

第1阶段：介绍科室的基本情况，让进修护士尽快熟悉ICU的工作环境及物品摆放，熟悉ICU规章制度、工作特点、性质，了解所收病种、患者情况。了解患者病情观察记录及ICU护理记录的书写方法，熟悉ICU专科操作。

第2阶段：着重介绍ICU基础护理模式及护理操作要点、注意事项，使其操作正规化、系统化。了解ICU患者的病情观察、治疗及护理。

第3阶段：重点学习各种监护仪的一般操作方法，各项指标的意义和分析及仪器报警的排除方法；消毒隔离制度及感染控制措施，如呼吸道管理技术；掌握各种引流装置的护理，了解电解质、酸碱平衡，血气分析，如何对ICU患者进行全面评估，危重抢救配合及应急处理和分析，强化ICU患者的治疗及护理。

第 4 阶段：根据 ICU 特点为进修护士授课，每 3 周 1 次，每次不少于 1 小时。具体授课内容为专科特点、新业务、新技术。授课者要认真讲课，进修护士无特殊情况不允许请假，具体的授课内容和授课者相对固定。

第七节 ICU实习护士的管理

一、教学目标

理论与实践相结合，加强基本功训练，逐步熟悉和掌握实习计划所规定的内容和要求，能够独立胜任ICU护士工作；在实习中锻炼独立思考的能力，提高分析问题和解决问题的能力，培养"以患者为中心"的良好素质，使实习护士成为德、智、体全面发展的合格的"白衣天使"。

二、教学内容

1. 熟悉ICU患者收入和转出流程。

2. 熟悉ICU各种护理常规。

3. 熟悉ICU护理管理。

4. 熟悉心、肺、脑、肾等重要器官功能状态，常用监测参数的正常范围及其临床意义。

5. 熟悉ICU消毒隔离制度及感染控制措施。

6. 熟悉ICU常用急救、监护仪器的使用、清洁消毒和维修保养。

7. 掌握ICU患者营养支持的方法及注意事项。

8. 掌握人工气道的护理、机械通气患者的护理、深静脉置管的护理。

9. 掌握各种常见ICU患者的监护措施。

10. 了解各种常见的血流动力学参数的正常范围及临床意义。

11. 掌握ICU患者的护理记录。

12. 能熟练地（在老师指导下）完成下列操作项目：ICU患者床单位的准备、人工气道护理、简易呼吸器的使用、呼吸机的使用、心电监护仪的使用、输液泵与微量泵的使用、CVP的测定、深静脉置管的操作配合及护理、ICU护理记录书写、心肺复苏术等。

13. 运用专业知识和沟通技巧对ICU患者及其家属进行心理护理和健康教育。

三、实习守则

1. 按要求填写实习护士登记表。

2. 实习护士在进入病房前要更换工作服、ICU专用拖鞋，戴一次性帽子，戴口罩。更衣室勿放置贵重物品（如手机、钱财等）。

3. 实习护士可根据需要随时提出学习要求，以便更好地开展学习、有针对性调整学习内容。若生活中遇到困难，及时提出，护士长及全体护士将竭尽全力予以帮助。

4. 遵守劳动纪律，尊敬老师。无故旷工者，将通知护理部，护理部通知学校，给予终止实习学习，并予以相应处理。若确实需要请假，则实习生请假要完全按正规途径进行：向护理部提出申请，护理部同意并签字后，持请假条向护士长提出请假要求，护士长同意后方可请假，假期结束后及时销假。

5. 工作过程中的注意事项。

1）实习护士要尽快熟悉工作环境、各班次工作时间及内容、科室内各项规章制度，在实习期间服从科室的各项安排，积极参加科内组织的学习。

2）参与每天的晨会集体交接班。跟随带教老师外出取药时必须更换外出用鞋或者穿鞋套，以保持病房的清洁。

3）实习护士要严格遵循无菌操作技术原则，认真按照七步洗手法或用速干手消毒液进行手消毒后，方可接触患者，防止交叉感染。

4）配合科室的消毒管理制度，爱护和珍惜本科室的仪器物资，绝不故意损坏，了解并熟悉各种消毒液的作用、浓度及更换时间，并正确处理工作中的医疗废物，增强个人防护意识。

5）节约水、电，严禁私自拿取医疗耗材，自觉遵守医院及本科室各项规章制度，不私自进行各种临床操作，杜绝护理不良事件及医患纠纷的发生。

6. 配合带教老师进行各种护理工作，并及时发现工作中存在的问题，尽快处理，在学习中不断积累经验。鉴于 ICU 患者的特殊性，对长期住 ICU 的患者，实习护士要配合带教老师共同做好患者的卫生清洁工作，做到"三短六洁"，操作过程中要注意保护患者隐私。

7. 出科前要求实习护士了解基础护理常规，各种导管、引流管护理常规，昏迷患者监护常规，休克患者监护常规，呼吸机支持常规，呼吸监护常规，气管插管或气管切开护理常规等。与此同时，实习护士要在出科前对自己做出客观的评价及完成一篇实习报告。

四、教学计划

第一周：由带教老师负责介绍 ICU 的特殊环境及相关制度、科室工作制度及人员。了解 ICU 的特殊性；严格遵守"三查七对"、消毒隔离、无菌操作技术制度；了解分管患者的诊断、治疗护理流程、注意要点；了解吸痰技术，注意吸痰时遵守无菌操作技术制度；了解 ICU 环境、设施、物品、药品的放置，了解心电监护仪、微量泵、输液泵、肠内营养泵的使用及报警处理；掌握血糖仪的使用及血糖监测方法；了解 ICU 各班工作流程、血气标本的采集及各种检验结果分析。

第二周：了解口腔护理、会阴护理、皮肤护理等基础护理操作方法及注意事项；了解微量泵、心电监护仪的使用及保养；熟悉科室常用药物的药理作用、用法及注意事项，了解泵入药物的配制方法；掌握体温监测和降温毯、增温毯的使用；熟悉气管插管、气管切开的护理，深静脉导管的护理；了解 ICU 患者的评估、ICU 各种管道管理；了解呼吸机及连续肾替代治疗仪器的消毒及保养；了解呼吸机及连续肾替代治疗仪器管道的连接、基本参数的调试、一般报警的处理；参与科室床边教学查房。

第三周：掌握翻身拍背、保护性约束、物理降温的具体方法及注意事项；掌握胃管鼻饲、备皮导尿的方法及注意事项；熟悉危重症患者的抢救配合及护理；了解 CVP 的监测及有创血压的监测方法和意义；了解 ICU 常用药物的剂量及作用。

第四周：熟悉 ICU 危重症患者的病情观察及护理常规；熟悉气管插管、气管切开、中心静脉置管术后护理常规；熟悉各种引流管的护理；掌握患者及其家属的沟通要点、学会心理护理技巧；了解护理记录书写技巧；初步了解呼吸机、除颤仪的使用，掌握微量泵的使用、清洁消毒及保养。

对实习护士进行理论及操作考核、综合素质能力测评。征求实习护士对本科室意见，填写实习护士出科鉴定。

第八节　ICU 护工的管理

一、培训内容

（一）医院文化

1. 医院的性质和内容。
2. 医院的环境。
3. 医院的氛围。
4. 医院工作的性质。
5. 护工的角色功能：①传统护工形象。②当代护工的专业角色功能（照顾者、管理者、协调者、咨询者、保护者和代言人）。
6. 护工的基本素质。

1）政治思想素质：热爱祖国，热爱护理事业，尊重生命，尊重护理对象，忠于职守，实行人道主义，全心全意为护理对象服务。

2）专业素质：具有护理基本知识和基本技能，具有评判性思维能力、实践操作能力和自我发展能力。

3）身体与心理素质：具有乐观、开朗、稳定的情绪，坦诚、宽容、豁达的胸怀。具有高度的同情心和感知力，较强的适应能力，良好的忍耐力、自控力和应变能力。具有健康的体魄、整洁大方的仪表、端庄稳重的举止，热情真诚，待人礼貌。具有良好的人际交往和沟通能力，同事间相互尊重，团结协作。

护工素质的提高是个终身学习的过程，也是一个自我修养、自我完善的过程。在实践中主动锻炼，努力使自己成为一名素质优良的合格护工。

（二）服务礼仪

1. 护工的形象要求。
1）衣帽整齐，文雅，端庄，大方。
2）精神饱满，面带微笑。
3）不浓妆艳抹，化淡妆。
2. 语言要求。
1）文明用语，规范用语。
2）语言要简单易懂。
3）说话要轻，语速要慢，语气要温和。
4）态度要亲切、同情、关怀和体谅。
5）解释要耐心、细致。

3. 仪态要求。

1）走路要轻、要稳。

2）与患者同行时距离保持在 30～50cm。

二、ICU 护工的管理规定

1. 护工要严格遵守国家法律法规和医院各项管理制度，本着为患者服务、让家属放心的原则，为患者提供陪护服务。

2. 每名护工进入医院后必须经过体检、培训，经考试合格后方能留用上岗，否则不予留用。

3. 坚决服从医院各项管理规定和制度。严格遵守作息时间，不迟到，不早退，不准脱岗和旷工，有事提前请假。

4. 不在病房和办公室会客。

5. 禁止与患者嬉笑、打闹。

6. 对患者病情和兴趣爱好要有足够的了解，要有"四心"，即爱心、关心、热心、耐心，为患者提供优质安全的服务。

7. 保持正常护患关系，不收礼，不要求患者为自己办私事。对患者要使用文明礼貌用语，动作、说话轻柔，态度和蔼，平易近人。

8. 上岗期间要做到"五勤"：眼勤、手勤、嘴勤、腿勤、脑勤。

9. 上岗要穿工作服，佩戴胸卡。着装整齐、干净，不染指甲和戴首饰。女性护工在工作中不披散头发。

10. 在护理过程中，不将自己携带的物品同患者物品混放在一起。

11. 不将某一位患者用品给另一位患者使用或混用，要严格遵循无菌操作技术原则。

12. 严禁吃、拿、用患者的东西和偷拿医院中任何物品。

13. 不脱岗和随便进入办公室、病房治疗室、值班室、护士站等工作场所及翻阅病历和其他医疗文件。

14. 认真完成本职工作，服从科室主任、护士长、护士管理；不参与医生、护士所做的工作和事情。

15. 不在病区病房洗衣、晾晒衣物和在病房洗澡、坐床、卧床、吸烟（监护室内不准看书看报），不做与陪护工作无关系的事情，更不准说笑、娱乐、大声喧哗，要保持病区病房良好的治疗环境。

16. 患者需要陪护期间原则上不得擅自离开病房和患者身边，必须离开时（如送检、用餐时），必须征得患者或家属同意并要报告当班护士，办完事要及时返回。必要时找其他护工顶替。

17. 不准进行任何医疗护理操作，如换液、吸痰、鼻饲、拔输液针等，但要随时注意输液通路是否通畅、管道是否脱落，发现问题及时报告护士处理。

18. 工作时间不准睡觉，普通病房 21：30 前不准支床休息。夜间患者入睡后，护工应保持警觉，防止发生坠床及意外伤害。6：00 前要整理好陪护床，放在科室指定的

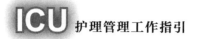

位置。

19. 护工要服从病房护士长的工作安排。

三、ICU护工医院感染防控工作要求

1. 树立手卫生意识：告知ICU护工手卫生的意义是双向防护，它不仅是从患者安全出发，也是一种自我防护。可以选取几个案例进行讲解，加深护工手卫生的意识，也可以将护工洗手前后的手卫生检测结果进行公示，提高护工的认识。

1）洗手和手消毒指征：下列情况需要洗手。

（1）直接接触患者前后（如扶持、搬运患者），特别是接触破损的皮肤、黏膜后。

（2）进入和离开隔离病房、ICU负压病房、烧伤病房、感染性疾病病房等重要部门时，戴口罩和穿脱隔离衣前后。

（3）当手明显有污渍或被血液、体液污染后。

（4）接触不同患者，或从患者身体的污染部位移动到清洁部位时。

（5）处理污染物品后。

（6）接触患者的血液、体液、分泌物、排泄物、黏膜、破损皮肤或伤口敷料后。

（7）进入和离开病房前。

（8）与任何患者长时间接触后。

（9）在一天工作开始和结束时，饭前便后，要用普通肥皂液或杀菌皂液和清水洗手。

2）手套的使用：戴手套可阻止细菌传播和防止手部严重污染。下列情况需要戴手套。

（1）可能被污染时或接触患者的黏膜、血液、体液时，应戴清洁手套。

（2）在护理免疫功能低下的患者时。

（3）当护理活动结束或怀疑手套破损时，以及接触不同的患者时应更换手套并洗手或手消毒。

（4）护理同一个患者时，接触污染部位后再接触清洁部位前，需更换手套。

3）手卫生注意事项。

（1）脱手套或更换手套后应洗手或手消毒。

（2）手套只能作为手卫生的辅助措施，不能代替洗手。

（3）一次性手套只能使用1次，不能清洗重复使用。

（4）对于橡胶过敏者，医院应备有其他材质的手套以供使用。

2. 护工手卫生管理方式。

1）用视频回放的方法检查护工手卫生的执行情况，并纳入护工考核，每月评选出最佳护工，并给予奖励。与护工管理公司一同建立合理的奖惩制度。

2）制定手卫生管理制度：联合感染管理科共同制定护工手卫生管理制度，由ICU感染监控员负责执行，每月组织护工对护工手卫生管理制度进行学习，并对培训内容进行考核，并将考核结果进行排名。在日常工作中由感控护士进行监督。

3）规范化培训：由科室感控护士负责培训，培训形式包括理论培训、现场演示、

观看视频等，培训内容包括手卫生相关知识、七步洗手法、洗手指征、洗手时间、速干手消毒液的使用等。对新入科的护工当天进行培训，并纳入当月的重点考核对象。感染管理科、ICU不定期对护工进行考核，对考核存在的问题进行持续培训与整改，并分析原因。通过培训，让护工了解手卫生的重要性，在思想上重视，规范操作。

4）细化工作，加强管理：良好的洗手条件及合理设施是做好洗手的基础。在各流动水池旁和护工护理车旁悬挂七步洗手法示意图和洗手指征图，并在护理车上配备速干手消毒液，以方便护工正确洗手。利用手卫生宣传周组织护工观看手卫生视频，并安排七步洗手法演示和卫生知识抢答，对回答正确者发放小礼品，吸引护工注意，提高他们参与活动的积极性，加深手卫生知识印象。护士长可以通过床边抽查检验手卫生培训成果。

四、ICU护工的具体工作内容

1. 给患者洗脸、洗脚、擦身、料理大小便，在责任护士指导下进行拍背、协助翻身等生活护理。

2. 协助护士做好晨间护理工作，管理患者的生活用品，满足清醒患者的营养需求，如喂饭、饮水、协助进餐。

3. 陪送患者外出检查。

4. 维护患者安全，在责任护士指导下遵医嘱予保护性约束。

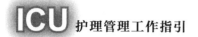

第九节　清洁工人的管理

一、清洁工人的管理要求

1. 强化参与意识：首先，在清洁工人的选聘上要严格把关，让素质较高的清洁工人到 ICU 工作。其次，进行岗前培训，特别要强化清洁工人的思想教育和职业道德教育，充分发挥他们在医院感染防控中的重要作用，让清洁工人认识到患者的康复与自己的工作密切相关，通过图片与实例的宣传教育，提高清洁工人的医院感染防控意识，增强清洁工人的责任感和主动参与意识。

2. 定期开展医院感染知识培训：由于清洁工人流动频繁，因此要经常组织清洁工人学习与医院感染相关的法律法规和规范标准。医院感染科在全院组织医院感染防控知识培训，要求清洁工人参加，科护士长在每年培训计划中，要制订清洁工人医院感染防控知识培训专题计划，重点讲述 ICU 和普通病房在清洁、消毒、隔离等方面的区别，讲明 ICU 常用消毒液名称及使用方法，使用带有刻度的容器来配置消毒液，提高清洁工人医院感染防控能力。

3. 加强个人防护：清洁工人必须掌握标准预防的内涵。强调清洁工人进入 ICU 应戴好口罩、帽子，穿好工作服并做好手卫生，在处理特异性感染和传染病患者或者疑似传染病患者的废物时，按国家规定严格进行个人防护和消毒，并且在科室监控人员的指导下完成。

4. 严格手卫生规范：手卫生是医院感染防控中最简单却有效的环节，有效洗手可使医院感染率降低 50% 左右，因此应严格执行手卫生规范。医院始终要求清洁工人掌握七步洗手法并在 ICU 内放置速干手消毒液，强调清洁工人完成一项工作后应使用速干手消毒液洗手，减少由清洁工人的手造成的交叉感染。

5. 依法处理医疗废物：ICU 的医疗废物应独立包装并有明显的标志，专人收集并送入医院医疗废物暂存处。因此，医院要求清洁工人掌握医疗废物的分类和规范收集、存储方法，严格执行医疗废物管理制度，禁止私下转让或买卖医疗废物。

6. 完善监督组织、严格规范管理：制定清洁工人的消毒隔离制度、感染管理制度、奖惩办法和考核制度等，成立 ICU 感染监控小组，由护士长、护士、清洁工人组成，制定工作流程和职责，医院感染科定期监督检查。

7. 落实检查：合理安排清洁工人的班次，分工明确。ICU 感染监控小组每天检查配制的消毒液浓度是否合格，清洁工人是否规范洗手，医疗废物是否按规定处理等。医院感染科每月对清洁工人的手和擦拭过的物体表面进行微生物采样检测，及时反馈结果，对不合格者，要求立即整改，重新采样检测直至合格。此外，医院感染科还应到医院医疗废物暂存处查看医疗废物登记与 ICU 的医疗废物记录是否一致，强化责任意识，保证各项规章制度的落实，防止医疗废物的流失，避免交叉感染的发生。

二、清洁工人的工作职责及工作内容

1. 工作职责。

1）按时上下班，严格遵守医院及科室规章制度，不迟到，不早退，不旷工。有事及时请假，前提是确保科室清洁工作的完成。

2）按照医院感染相关规定完成医疗废物的收集、存放、转运及登记记录。

3）严格按照科室相关规定完成科室清洁工作，不得以任何理由拖延、耽误科室清洁工作的完成。

4）严格执行手卫生，按七步洗手法洗手，避免交叉感染。

5）加强自我防护，进入隔离病房必须穿戴防护用品，防止锐器刺伤等情况的发生。

6）做好消毒隔离工作。

7）探视期间加强监督，家属戴好防护用品后方可进室探视，严格把握探视时间，外出及时更换衣、鞋。

8）任何集体及个人不可随意转让、买卖医疗废物。

2. 工作内容。

1）清洁病房内床、桌、椅、柜、灯、设备带及门、窗、墙、地，先里后外。做好患者生活用品的清洁卫生，先上后下，先大面后死角。

2）两人分工，湿拖病房；工作区域上午、下午各拖1次，保持地面清洁。一般地面用1∶1000mg 84消毒液湿拖，特殊菌感染患者病房或有污染（血迹、分泌物）时用1∶500mg 84消毒液湿拖。

3）有垃圾随时倾倒，垃圾不可超过容器的2/3。疑似传染性废物用感染医疗废物袋双层包扎，注明科室、时间、名称。感染垃圾、生活垃圾、医疗废物、损伤性废物、空瓶、塑料用物等称重记录。

4）上午、下午病房各开窗通风1次，时间20~30分钟，不可使患者吹对流风，以防感冒。

5）与供应室人员清点预洗（清洁）被服、物品并做好登记。

6）擦洗床单位，保持清洁，无死角，尤其带有输液架一侧使用后，以防交叉感染。擦拭各处台面、桌椅、床、墙。无感染患者床单位用清水擦拭，感染患者床单位用1∶500mg 84消毒液擦拭。保持病区走廊、门、窗、墙、地、扶栏及楼梯、电梯门和示意牌等洁净，保持护士站的桌、椅、吊柜、冰箱、水池及周边环境的整洁。负责医生办公室、值班室、换药室和治疗室的门窗、桌椅和墙面、地面和卫生间的清洁。

7）拖把分类使用并悬挂晾干备用。污染区为红色、厕所为黄色、治疗室为浅蓝色、医护人员通道及办公区为深蓝色。

8）洗手池每天用去污粉擦抹，保持清洁、无积垢。开水器台面保持清洁、无污垢、无积灰。

9）会议室、餐厅保持整洁明亮。

10）垃圾桶、被服桶、消毒桶内物品放置不外露。垃圾桶、被服桶等每周清洗，保持外观清洁无污垢。

11）隔离病房（未开放）床单位、功能柱、窗台等每周周二、周五清洁，地面每天湿拖 1 次。保持病房物品、床单位整洁、有序。

12）定期联系并监督相关人员清洁纱窗玻璃、房顶等，保持清洁、无污垢、无蜘蛛网。

13）每周浸泡清洗输液篮 1 次。

14）做好出院、转科患者所住病房终末处理。床单位、功能柱终末消毒，彻底擦洗，臭氧机消毒并登记。

15）严格掌握含氯消毒液配制及浓度测量方法。

16）保持污物处理间、被服间整齐、清洁、无异味。

17）按时参加医院感染相关理论培训，实施闭卷考核。

三、日常工作流程

6：30—8：00 清收所负责区域垃圾，干拖及湿拖走廊地面、护士站地面。确保医护人员有一个良好的工作环境。发现楼道口有亮灯时及时关闭。

8：00—9：30 清洁病房内床、床栏、桌、椅、柜、凳、壶、电磁炉等物品及卫生间、门、窗、墙、地（200mg/L 含氯消毒液）。

9：30—11：30 巡视病区地面和垃圾桶垃圾，对地面进行重点污渍清除。对出院患者的病床、凳子、壁橱及床头柜及时予以清洁。保持病区干净，无垃圾、无污渍和水，清收垃圾。

11：30—13：30 休息。

13：30—14：30 清收垃圾。确保午餐后走廊和病房内的垃圾及时清收。

14：30—15：00 干拖、湿拖地面。

15：00—16：00 巡视病区地面和垃圾桶垃圾。出院患者随时清理病房，保持病区干净，无垃圾、无污渍和水，清收垃圾。

16：00—17：00 周期计划卫生。

17：00—17：30 巡视病区地面和垃圾桶垃圾，保持病区干净，无垃圾、无污渍和水，清收垃圾。整理清洁工具，准备下班（夏令时下班时间延后至 18：00）。

第五章 ICU 患者及家属管理

第一节 ICU 患者的清洁卫生管理

良好的清洁卫生是人类基本的生理需要之一，维持个体清洁卫生是确保个体舒适、安全及健康的重要保证。卫生状况不良会对个体的生理和心理产生负面影响，甚至导致各种并发症。因此，为使患者在住院期间身心处于最佳状态，ICU 护士应及时评估患者的卫生状况，并根据患者自理能力、卫生需求及个人习惯协助患者进行清洁卫生，确保患者清洁和舒适，预防感染和并发症的发生。

患者的清洁卫生管理包括口腔管理、头发管理、皮肤管理及会阴部管理。ICU 护士在为患者提供清洁卫生管理时，通过与患者密切接触，有助于建立治疗性的护患关系；同时，护理时应尽可能确保患者的独立性，保护患者隐私，使患者身心舒适。

一、口腔管理

口腔管理是临床护理工作的重要环节。ICU 护士应认真评估患者的口腔卫生状况，指导患者掌握正确的口腔清洁技术，维持口腔健康。对于机体衰弱和/或存在功能障碍的患者，ICU 护士需根据其病情及自理能力，协助完成口腔护理。良好的口腔管理可保持口腔清洁、预防感染，促进口腔正常功能的恢复，从而提高患者生活质量。

（一）口腔评估

口腔评估的目的是确定患者现存或潜在的口腔卫生问题，以制订护理计划并提供恰当的护理措施，从而预防或减少口腔疾患的发生。

1. 口腔卫生状况评估。

口腔卫生状况评估包括评估口周、口腔黏膜、牙龈、牙齿、舌、唾液及口腔气味等。此外，还应评估患者日常口腔清洁习惯，如刷牙、漱口或清洁义齿的方法、频率等。

2. 自理能力评估。

评估患者完成口腔清洁活动的自理能力，分析和判断是否存在自理缺陷，从而制订协助其完成口腔清洁活动的护理方案。

3. 对口腔卫生保健知识了解程度评估。

评估患者对保持口腔卫生重要性的认识程度及预防口腔疾病等相关知识的了解程度，如刷牙方法、口腔清洁用具的选用、牙线使用方法、义齿的护理及口腔卫生的影响因素等。

4. 口腔健康状况评估。

为患者进行口腔护理前，应对患者的口腔健康状况进行全面评估。评估时可采用评分量表，如改良 Beck 口腔评分表（Modified Beck Oral Assessment Scale，MBOAS）（表 5-1）。分值越高，表明患者口腔问题越多、口腔健康状况越差，越需加强口腔卫生护理。

表 5-1　改良 Beck 口腔评分表

项目	评分			
	1分	2分	3分	4分
口唇	湿润、粉红、平滑、完整	轻度干燥发红	肿胀、干燥，有独立水疱	溃烂、水肿，并有分泌物
黏膜	湿润、粉红、平滑、完整	干燥、苍白、独立性病变及白斑	红、肿、非常干燥或水肿，存在溃疡、发炎	干燥或水肿，舌尖及舌乳头发红且破溃
舌面	湿润、粉红、平滑、完整	干燥，舌乳头突起	干燥或水肿，舌尖及舌乳头发红且破溃	舌苔厚重，非常干燥或水肿，溃疡、破裂出血
牙齿	干净	少量牙垢、牙菌斑、碎屑	中量牙垢、牙菌斑、碎屑	被牙垢、牙菌斑、碎屑覆盖
口腔唾液	丰富、稀薄、水状	水状，量增加	减少，黏液状	黏稠、丝状

5. 口腔特殊问题评估。

评估患者是否存在特殊口腔问题。佩戴义齿者，取下义齿前观察义齿佩戴是否合适，有无连接过紧，说话时是否容易滑下，取下义齿后观察义齿内套有无结石、牙斑及食物残渣等，检查义齿表面有无破损和裂痕等。因口腔或口腔周围治疗、手术等原因佩戴特殊装置或留置管道者，应注意评估佩戴状况、对口腔功能的影响及是否存在危险因素。

（二）口腔一般清洁卫生护理

1. 口腔卫生指导。

指导患者养成良好的口腔卫生习惯，定时检查患者口腔卫生情况，提高口腔保健水平。具体指导内容如下。

1）正确选择和使用口腔清洁用具。牙刷是清洁口腔的必备工具，选择时应选用刷头小且表面平滑、刷柄扁平而直、刷毛质地柔软且疏密适宜的牙刷。避免使用已磨损的牙刷或硬毛牙刷，这样的牙刷清洁效果欠佳，且易导致牙齿磨损及牙龈损伤。牙刷在未使用时应保持清洁和干燥，至少每 3 个月更换 1 次。牙膏可根据需要选择含氟或药物等无腐蚀性牙膏，以免损伤牙齿。

2）采用正确的刷牙方法。刷牙可清除食物残渣，有效减少牙齿表面与牙龈边缘的牙菌斑，而且具有按摩牙龈的作用，有助于减少口腔环境中的致病因素，增强组织抗病能力。刷牙通常于晨起和入睡前进行，每次餐后也建议刷牙。目前提倡的刷牙方法有颤动法和竖刷法。

（1）颤动法是将牙刷毛面与牙齿成 45°角，刷头指向牙龈方向，使刷毛嵌入龈沟和相邻牙缝内。牙刷做短距离的快速环形颤动。每次刷 2～3 颗牙齿，刷完一个部位再刷相邻部位。刷前排牙齿内面时，用刷毛顶部以环形颤动方式刷洗；刷咬合面时，将刷毛压在咬合面上，使毛端深入裂沟区做短距离的前后来回颤动。

（2）竖刷法是将牙刷刷毛末端置于牙龈和牙冠交界处，沿牙齿方向轻微加压，沿牙缝纵向刷洗。

刷牙时应避免采用横刷法，即刷牙时做左右方向拉锯式动作，此法会损害牙体与牙周组织。每次刷牙时间不应少于 3 分钟。刷完牙齿后，再由内向外刷洗舌面，以清除食物碎屑和减少致病菌。

3）正确使用牙线。牙线可清除牙间隙食物残渣，去除齿间牙菌斑，预防牙周病。尼龙线、丝线及涤纶线均可作为牙线材料。建议每天使用牙线剔牙两次，餐后立即进行效果更佳。

具体操作方法：拉动牙线向一侧使其呈"C"字形，向咬合面做拉锯样动作提拉牙线，清洁牙齿侧面；同法换另一侧，反复数次直至清洁牙面或清除填塞的食物。使用牙线后，彻底漱口以清除口腔内食物碎屑。对牙齿侧面施加压力时需注意施力要轻柔，切忌将牙线猛力下压而损伤牙龈。

2. 协助患者刷牙。

协助患者刷牙时，可嘱其伸出舌头，握紧牙刷并与舌面成直角，轻柔刷向舌面尖端，再刷舌的两侧面。然后嘱患者彻底漱口，清除口腔内的食物碎屑和残余牙膏。必要时可重复刷牙和漱口，直至口腔完全清洁。最后用清水洗净牙刷，甩去多余水分后控干，待用。

3. 义齿的清洁护理。

牙齿缺失者通过佩戴义齿可促进食物咀嚼，便于交谈，维持良好的口腔外形和个人外观。日间佩戴义齿，餐后取下并进行清洗，其清洗方法与刷牙法相同。夜间休息时，取下义齿。使牙龈得到充分休息，防止细菌繁殖，并按摩牙龈。

当患者不能自行清洁义齿时，ICU 护士应协助患者完成义齿的清洁护理。操作时ICU 护士戴手套，取下义齿，清洁义齿并进行口腔护理。取下的义齿应浸没于贴有标签的冷水杯中，每天换水 1 次。注意勿将义齿浸没于热水或乙醇中，以免变色、变形及老化。佩戴义齿前，ICU 护士应协助患者进行口腔清洁，并保持义齿湿润以减少摩擦。

（三）特殊口腔护理

对于高热、昏迷、危重、禁食、鼻饲、口腔疾病、术后及生活不能自理的患者，ICU 护士应遵医嘱给予特殊口腔护理，一般每天 2～3 次。如病情需要，应酌情增加次数。

1. 目的

(1) 保持口腔清洁、湿润，预防口腔感染等并发症。

(2) 去除口腔异味，促进食欲，确保患者舒适。

(3) 评估口腔变化（如黏膜、舌苔及牙龈等），提供患者病情动态变化的信息。

2. 操作前准备

1) 评估患者并解释。

(1) 评估：患者的年龄、病情、意识、心理状态、自理能力、配合程度及口腔卫生状况。

(2) 解释：向患者及其家属解释口腔护理的目的、方法、注意事项及配合要点。

2) 患者准备。

(1) 了解口腔护理的目的、方法、注意事项及配合要点。

(2) 取舒适、安全且易于操作的体位。

3) 环境准备。宽敞，光线充足或有足够的照明。

4) 护士准备。衣帽整洁，修剪指甲，洗手、戴口罩。

5) 用物准备。

(1) 治疗车上层：治疗盘内各口腔护理包（内有治疗碗或弯盘内装棉球、弯止血钳、压舌板）、水杯（内盛漱口溶液）、吸水管、棉签、液状石蜡、手电筒、纱布、治疗巾等。治疗盘外备手消毒液，必要时备开口器和口腔外用药。

(2) 治疗车下层：生活垃圾桶、医疗垃圾桶。

常用口腔护理液见表 5-2。

表 5-2　常用口腔护理液

名称	浓度	作用及适用范围
生理盐水	—	清洁口腔、预防感染
氯己定	0.02%	清洁口腔、广谱抗菌
甲硝唑溶液	0.08%	适用于厌氧菌感染
过氧化氢溶液	1%~3%	防腐、防臭，适用于口腔感染、溃疡
复方硼酸溶液	—	轻度抑菌、除臭
碳酸氢钠溶液	1%~4%	碱性溶液，适用于真菌感染
呋喃西林溶液	0.02%	清洁口腔、广谱抗菌
醋酸溶液	0.1%	适用于铜绿假单胞菌感染
硼酸溶液	2%~3%	酸性防腐溶液，有抑制细菌的作用

除上述传统口腔护理液外，新型的口腔护理液包括复方氯己定（口泰，其主要成分为葡萄糖酸氯己定和甲硝唑）、活性银离子抗菌液、含碘消毒液及中药口腔护理液等。选择适当的口腔护理液，对保持口腔清洁、湿润及减少口腔定植菌数量至关重要。但目前临床上口腔护理液种类繁多，效果评价尚不统一。在实际工作中，需要根据患者具体情况（如口唇有无干裂、黏膜有无溃疡、口腔气味等）和不同口腔护理液的作用进行合理

选择。

口腔护理方法包括刷洗法、擦洗法和冲洗法等。传统擦洗法在我国临床应用最为广泛，冲洗法目前在临床上亦得到推广应用。

3. 操作步骤。

特殊口腔护理操作步骤见表5-3。

表5-3 特殊口腔护理操作步骤

步骤	要点与说明
1. 核对：备齐用物，携至患者床旁，核对患者床号、姓名、腕带	便于操作； 确认患者
2. 体位：协助患者侧卧或仰卧，头偏向一侧，面向护士	便于分泌物及多余水分从口腔内流出，防止反流造成误吸； 使患者移近护士，利于护士操作时省力
3. 铺巾、置盘：铺治疗巾于患者颈下，置弯盘于患者口角旁	防止床单、枕头及患者衣服被浸湿
4. 润湿并清点棉球：倒口腔护理液，润湿并清点棉球数量	便于操作后核对，以确保棉球不遗留在患者口腔中
5. 湿润口唇	防止口唇干裂者直接张口时破裂出血
6. 漱口：协助患者用吸水管吸水漱口	—
7. 口腔评估：患者张口，护士一手持手电筒，另一手持压舌板，观察患者口腔情况。昏迷患者或牙关紧闭者可用开口器协助张口	便于全面观察口腔内状况（溃疡、出血点以及特殊气味）； 开口器应从白齿处放入，牙关紧闭者不可使用暴力使其张口，以免造成损伤； 有活动义齿者，取下义齿并用冷水刷洗，浸于冷水中备用
8. 按顺序擦拭： 1) 用弯止血钳夹取含有口腔护理液的棉球并拧干； 2) 嘱患者咬合上下齿，用压舌板挑开左侧颊部，纵向擦洗牙齿外侧面，由白齿擦洗向门齿，同法擦洗牙齿右外侧面； 3) 嘱患者张开上下齿，擦洗牙齿左上内侧面、左上咬合面、左下内侧面、左下咬合面，弧形擦洗左侧颊面，同法擦洗右侧牙齿及颊面； 4) 擦洗舌面、舌下及硬腭部； 5) 擦洗完毕，再次清点棉球数量	棉球应包裹止血钳尖端，防止止血钳尖端直接触及口腔黏膜和牙龈； 止血钳须夹紧棉球，每次1个，防止棉球遗留在患者口腔内； 擦洗动作应轻柔，特别是对凝血功能障碍的患者，应防止碰伤黏膜和牙龈； 棉球不可重复使用，1个棉球擦洗1个部位。棉球不可过湿，以不能挤出液体为宜，防止因水分过多造成误吸； 勿过深，以免触及咽部引起恶心； 防止棉球遗留在患者口腔内
9. 再次漱口：协助患者再次漱口，纱布擦净口唇	维持口腔清爽； 有义齿者，协助患者佩戴义齿
10. 再次评估口腔状况	确定口腔清洁是否有效
11. 润唇：口唇涂液状石蜡或润唇膏，酌情涂药	防止口唇干燥、破裂； 如口腔黏膜有溃疡，局部用药

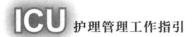

步骤	要点与说明
12. 操作后处理： 1）撤去弯盘及治疗巾； 2）协助患者取舒适卧位，整理床单位； 3）整理用物； 4）洗手； 5）记录	确保患者舒适、安全； 弃口腔护理用物于医疗垃圾桶内； 减少致病菌传播； 记录口腔异常情况及护理效果

4. 注意事项。

（1）昏迷患者禁止漱口，以免引起误吸。

（2）对长期使用抗生素和激素的患者，应注意观察口腔内有无真菌感染。

（3）传染病患者的用物需按消毒隔离原则进行处理。

5. 健康教育。

（1）向患者解释保持口腔卫生的重要性。

（2）介绍口腔护理相关知识，并根据患者存在的问题进行针对性指导。

二、头发管理

头发管理是个体日常清洁卫生管理的重要内容之一。有效的头发管理可维持良好外观、维护个人形象，使患者保持良好心态及增强自信，而且梳理和清洁头发，可清除头皮屑和灰尘，保持头发清洁，减少感染机会。同时，梳头可按摩头皮，促进头部血液循环，增加上皮细胞营养，促进头发生长。

多数患者可自行完成头发的清洁护理，对于长期卧床、关节活动受限、肌肉张力降低或共济失调的患者，ICU 护士应协助进行头发的清洁和护理。ICU 护士在协助患者进行头发护理时，应尊重患者的个人习惯，调整护理方法，以满足患者需要。

（一）评估

1. 头发与头皮状况评估。

观察头发的分布、疏密、长度、颜色、韧性与脆性、清洁状况，注意观察头发有无光泽、发质是否粗糙及尾端有无分叉，观察头皮有无头皮屑、抓痕、擦伤等情况，并询问患者头皮有无瘙痒。健康的头发应清洁、有光泽、浓密适度、分布均匀；头皮应清洁、无头皮屑、无损伤。头发的生长和脱落与机体营养状况、内分泌状况、遗传因素、压力及某些药物的使用等因素有关。

2. 头发清洁护理知识及自理能力评估。

评估患者及其家属对头发清洁护理相关知识的了解程度、患者的自理能力等。

3. 患者的病情及治疗情况评估。

评估是否存在妨碍患者头发清洁护理的因素。

（二）床上梳头

1. 目的。

（1）去除头皮屑和污秽，保持头发清洁，减少感染机会。

（2）按摩头皮，促进头部血液循环，促进头发生长和代谢。

（3）维护患者自尊，增加患者自信，建立良好护患关系。

2. 操作前准备。

1）评估患者并解释。

（1）评估：患者的年龄、病情、意识、自理能力及配合程度，头发及头皮状态，日常梳洗习惯。

（2）解释：向患者及其家属解释梳头的目的、方法、注意事项及配合要点。

2）患者准备。

（1）了解梳头的目的、方法、注意事项及配合要点。

（2）根据病情，采取平卧位、坐位或半坐卧位。

3）环境准备。宽敞，光线充足或有足够的照明。

4）护士准备。衣帽整洁，修剪指甲，洗手、戴口罩。

5）用物准备。

（1）治疗车上层：治疗盘内备梳子、治疗巾、纸袋。必要时备发夹、橡皮圈（套）、30％乙醇。治疗盘外备速干手消毒液。

（2）治疗车下层：备生活垃圾桶、医疗垃圾桶。

3. 操作步骤。

床上梳头的操作步骤见表 5－4。

表 5－4　床上梳头的操作步骤

步骤	要点与说明
1. 核对：备齐用物，携至床旁，核对患者床号、姓名、腕带	便于操作； 确认患者
2. 体位：根据病情协助患者取平卧位、坐位或半侧卧位	若患者病情较重，可协助其取侧卧位或平卧位，头偏向一侧
3. 铺巾：坐位或半侧卧位患者，铺治疗巾于患者肩上；平卧位患者，铺治疗巾于枕上	避免碎发和头皮屑掉落在枕头或床单上，保护床单位
4. 梳头：将头发从中间分成两股，护士一手握住一股头发，另一手持梳子，由发根梳向发梢	梳头时尽量使用圆钝齿的梳子，以防损伤头皮，如发质较粗糙或烫成卷发，可选用齿间较宽的梳子； 如遇长发或头发打结不易梳理，应沿发梢至发根方向梳理。可将头发缠绕于手指，并用 30％乙醇湿润打结处，慢慢梳理；避免过度牵拉，以免使患者感到疼痛
5. 编辫：根据患者喜好，将长发编辫或扎成束	发辫不宜扎得太紧，以免引起疼痛

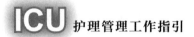

步骤	要点与说明
6. 操作后处理： 1) 将脱落头发置于纸袋中，撤去治疗巾； 2) 协助患者取舒适卧位，整理床单位； 3) 整理用物； 4) 洗手； 5) 记录	将纸袋弃于生活垃圾桶内； 使患者舒适，保持病房整洁； 减少致病菌传播； 记录执行时间及护理效果

4. 注意事项。

（1）护士为患者进行头发护理时，应注意患者个人喜好，尊重患者习惯。

（2）对于将头发编成辫的患者，每天至少将发辫松开 1 次，梳理后再编好。

（3）头发梳理过程中，可用指腹按摩头皮，促进头部血液循环。

5. 健康教育。

（1）指导患者了解经常梳理头发的重要性及掌握正确梳理头发的方法，促进头部血液循环和头发生长代谢，保持头发整齐和清洁。

（2）维持良好的个人外观，改善心理状态，保持乐观心情。

（三）床上洗发

洗发频率因人而异，以头发不油腻和不干燥为度。对于出汗多、皮脂分泌旺盛或头发上沾有各种污渍的患者，应酌情增加洗发次数。根据患者病情、体力和年龄，可采用多种方式为患者洗发。身体状况良好者，可在浴室内采用淋浴方法洗发；不能淋浴者，可协助其坐于床旁椅上行床边洗发；卧床患者可行床上洗发。洗发时应以确保患者安全、舒适及不影响治疗为原则。长期卧床患者，应每周洗发 1 次。有头虱的患者，须经灭虱处理后再洗发。

目前临床工作中多采用洗发车床上洗发法。

1. 目的。

（1）去除头皮屑和污物，清洁头发，减少感染机会。

（2）按摩头皮，促进头部血液循环及头发生长代谢。

（3）使患者舒适，增进身心健康，建立良好护患关系。

2. 操作前准备。

1）评估患者并解释。

（1）评估：患者的年龄、病情、意识、心理状态、自理能力及配合程度，以及头发的卫生状况。

（2）解释：向患者及其家属解释床上洗发的目的、方法、注意事项及配合要点，询问患者是否需要排便。

2）患者准备。

（1）了解床上洗发的目的、方法、注意事项及配合要点。

（2）根据需要排便。

3）环境准备。移开床头桌、椅，关好门窗，调节室温。

4）护士准备。衣帽整洁，修剪指甲，洗手，戴口罩。

5）用物准备。

（1）治疗车上层：治疗盘内备橡胶单、浴巾、毛巾、别针、眼罩或纱布、耳塞或棉球（以不吸水棉球为宜）、量杯、洗发液、梳子。治疗盘外备洗发车、水壶（内盛热水，水温略高于体温，以不超过40℃为宜）、脸盆或污水桶、手消毒液，需要时可备电吹风。

（2）治疗车下层：生活垃圾桶、医疗垃圾桶。

3. 操作步骤。

床上洗发步骤见表5-5。

表5-5　床上洗发步骤

步骤	要点与说明
1. 核对：备齐用物，携至床旁，核对患者床号、姓名、腕带	便于操作； 确认患者
2. 围毛巾：松开患者衣领向内折，毛巾围于患者颈下，别针固定	—
3. 铺单：铺橡胶单和浴巾于枕上	保护床单、枕头及盖被不被沾湿
4. 体位：协助患者取仰卧位，上半身斜向床边，头部枕于洗发车头托上，接水盘置于患者头下	—
5. 保护眼耳：棉球或耳塞塞好双耳，纱布或眼罩遮盖双眼	防止操作中水流入眼部和耳部
6. 洗发： 1）松开头发，温水充分浸湿； 2）取适量洗发液于掌心，均匀涂抹于头发，由发际至脑后反复揉搓，同时用指腹轻轻按摩头发； 3）温水冲洗干净	确保水温合适，以患者感觉舒适为宜； 洗发液不宜直接涂抹于干发后按摩头皮，防止洗发液中的原料渗入皮肤而造成头皮伤害，揉搓力度适中，避免指甲搔抓，以防损伤头皮； 按摩可促进头部血液循环； 若残留洗发液会刺激头发和头皮，并使头发变得干燥
7. 擦干头发：解下颈部毛巾，擦去头发水分，取下眼罩和耳内棉球或耳塞，毛巾包裹头发，擦干面部	及时擦干，避免患者着凉
8. 操作后处理： 1）撤去洗发用物； 2）将枕移向床头，协助患者取舒适体位； 3）解下包头毛巾，浴巾擦干头发，梳理整齐，如有电吹风则吹干后梳理成型； 4）协助患者取舒适卧位，整理床单位； 5）整理用物； 6）洗手； 7）记录	确保患者舒适、整洁； 减少致病菌传播； 记录执行时间及护理效果

4. 注意事项。

（1）洗发过程中，随时观察患者病情变化，若面色、脉搏及呼吸出现异常，应立即停止操作。

（2）护士为患者洗发时，正确运用人体力学原理，身体尽量靠近床边，保持良好姿势，避免疲劳。

（3）病情危重和极度衰弱患者不宜洗发。

（4）洗发应尽快完成，避免引起患者头部充血或疲劳不适。

（5）洗发时注意调节室温和水温，避免打湿衣物和床铺，及时擦干头发，防止患者着凉。

（6）洗发时注意保持患者舒适体位，保护伤口及各种管路，防止水流入耳和眼内。

5. 健康教育。

（1）告知患者经常洗发可保持头发卫生，促进头部血液循环和头发生长，并能保持良好的外观形象，维护自信。

（2）指导家属掌握卧床患者床上洗发的知识和技能。

三、皮肤管理

皮肤是人体最大的器官，由表皮、真皮及皮下组织组成。皮肤系统还包括由表皮衍生而来的附属器，如毛发、皮脂腺、汗腺和指（趾）甲等。完整的皮肤系统具有保护机体，调节体温、感觉、吸收、分泌及排泄等功能。维护皮肤清洁是保障人体健康的基本条件。

皮肤的新陈代谢迅速，其代谢产物如皮脂、汗液及表皮碎屑等与外界细菌和尘埃结合形成污垢，黏附于皮肤表面，如清除不及时，可刺激皮肤，降低皮肤抵抗力，以致破坏其屏障作用，造成各种感染。皮肤管理有助于维持身体的完整性，预防感染，防止压力性损伤及其他并发症的发生，同时还可维护患者自身形象、促进康复。

（一）评估

皮肤状况可反映个体健康状态。健康的皮肤温暖、光滑、柔嫩、不干燥、不油腻，且无发红、破损、肿块和其他疾病征象，自我感觉清爽、舒适，无任何刺激感，对冷、热及触摸等感觉良好。ICU 护士可通过视诊和触诊评估患者皮肤，作为患者一般健康资料和皮肤管理的依据。ICU 护士在评估患者皮肤时，应仔细检查皮肤的颜色、温度、湿度、弹性及有无皮疹、出血点、紫癜、水肿和瘢痕等异常情况，以及皮肤的感觉和清洁度等。

（二）床上擦浴

ICU 患者皮肤清洁一般采用床上擦浴，床上擦浴适用于病情较重、长期卧床、制动或活动受限（如使用石膏、牵引）及身体衰弱而无法自行洗浴的患者。

1. 目的。

（1）去除皮肤污垢，保持皮肤清洁，促进身心舒适，增进健康。

（2）促进皮肤血液循环，增强皮肤排泄功能，预防感染和压力性损伤等并发症发生。

（3）促进患者身体放松，增加患者活动机会。

（4）促进护患交流，增进护患关系。

2. 操作前准备。

1）评估患者并解释。

（1）评估：患者的年龄、病情、意识、心理状态、自理能力及配合程度、皮肤完整性及清洁度、伤口及引流管情况。

（2）解释：向患者及其家属解释床上擦浴的目的、方法、注意事项及配合要点，询问患者是否需要排便。

2）患者准备。

（1）了解床上擦浴的目的、方法、注意事项及配合要点。

（2）病情稳定，全身状况较好。

（3）根据需要排便。

3）环境准备。调节室温在24℃以上，关闭门窗，拉上窗帘或使用屏风遮挡。

4）护士准备。衣帽整洁，修剪指甲，洗手，戴口罩。

5）用物准备。

（1）治疗车上层：浴巾2条、毛巾2条、浴皂、小剪刀、梳子、浴毯、按摩油/膏/乳、护肤用品（润肤剂、爽身粉）、脸盆2个、清洁衣裤和被服、手消毒液。

（2）治疗车下层：水桶2个（一桶盛热水，按患者年龄、个人习惯和季节调节水温；另一桶盛污水）、便盆及便盆巾、生活垃圾桶和医疗垃圾桶。

3. 操作步骤。

床上擦浴的操作步骤见表5-6。

表5-6 床上擦浴的操作步骤

步骤	要点与说明
1. 核对：备齐用物，携至床旁，将用物置于易取、稳妥的地方，核对患者床号、姓名、腕带，询问患者有无特殊用物需求	便于操作； 确认患者
2. 按需要给予便器	温水擦洗时易引起患者排尿和排便反射
3. 关闭门窗，屏风遮挡	防止患者着凉； 保护患者隐私
4. 体位：协助患者移近护士，取舒适卧位，并保持身体平衡	确保患者舒适，同时避免操作中护士身体过度伸展，减少护士肌肉紧张和疲劳
5. 盖浴毯：根据病情放平床头及床尾支架，松开盖被，移至床尾，浴毯遮盖患者	移去盖被可防止洗浴时弄脏或浸湿盖被； 浴毯用于保暖和维护患者隐私
6. 备水：将脸盆和浴皂放于床旁桌上，倒入适量温水	温水可促进患者身体舒适和肌肉放松，避免受凉

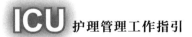
续表

步骤	要点与说明
7. 擦洗面部和颈部： 1）将一条浴巾铺于枕上，另一条浴巾盖于患者胸部，将毛巾卷成手套状，包于护士手上，毛巾放入水中，彻底浸湿； 2）温水擦洗患者眼部，由眼内眦到眼外眦，使用毛巾不同部位轻轻擦干眼部； 3）按顺序洗净并擦干前额、面颊、鼻翼、耳后、下颌直至颈部，根据患者情况和习惯使用浴皂	避免擦浴时弄湿床单、盖被； 毛巾折叠可保持擦浴时毛巾温度，避免毛巾边缘过凉刺激患者皮肤； 擦洗患者眼部时避免使用浴皂，以免引起眼部不适； 避免交叉感染； 防止眼部分泌物进入鼻泪管； 注意擦净耳郭、耳后及皮肤皱褶处； 面部皮肤比身体其他部位皮肤更容易暴露于外界，浴皂易使面部皮肤干燥； 除眼部，其他部位一般采用清水和浴皂各擦洗一遍后，再用清水擦净及浴巾擦干
8. 擦洗上肢和手： 1）为患者脱去上衣，盖好浴毯，先脱近侧，后脱远侧，如有肢体外伤或活动障碍，应先脱健侧，后脱患侧； 2）移去近侧上肢浴毯，将浴巾纵向铺于患者上肢下面； 3）将毛巾涂好浴皂，擦洗患者上肢，直至腋窝，然后用清水擦洗，浴巾擦干； 4）将浴巾对折，放于患者床边处，置脸盆于浴巾上，协助患者将手浸于脸盆中，洗净并擦干，根据情况修剪指甲，操作后移至对侧，同法擦洗对侧上肢	充分暴露擦洗部位，便于擦浴； 先脱健侧便于操作，避免患侧关节过度活动； 从远心端向近心端擦洗； 擦洗皮肤时，力量适度，以能够刺激肌肉组织并促进皮肤血液循环为宜； 注意洗净腋窝等皮肤皱褶处； 碱性残留液可破坏皮肤正常菌群生长； 皮肤过湿可致皮肤变软，易引起皮肤破损； 浸泡可软化皮肤角质层，便于清除指甲下污垢
9. 擦洗胸部、腹部： 1）根据需要换水，测试水温； 2）将浴巾盖于患者胸部，将浴毯向下折叠至患者脐部，护士一只手掀起浴巾一边，用另一只包有毛巾的手擦洗患者胸部，擦洗女性患者乳房时应环形用力，注意擦净乳房下皮肤皱褶处，必要时，可将乳房抬起以擦洗皱褶处皮肤，彻底擦干胸部皮肤； 3）将浴巾纵向盖于患者胸部、腹部（可使用1条浴巾），将浴毯向下折叠至会阴部，护士一只手掀起浴巾一边，用另一只包有毛巾的手擦洗患者腹部一侧，同法擦洗腹部另一侧，彻底擦干腹部皮肤	减少患者身体不必要的暴露，保护患者隐私，并避免着凉； 皮肤分泌物和污物易沉积于皱褶处； 临近分娩孕妇需用毛巾轻柔擦洗乳头，增强乳头皮肤的韧性，为哺乳做好准备。但应注意避免过度摩擦诱发刺激宫缩； 保护患者隐私，防止身体受凉； 注意洗净脐部和腹股沟处的皮肤皱褶
10. 擦洗背部： 1）协助患者取侧卧位，背向护士； 2）将浴毯盖于患者肩部和腿部； 3）依次擦洗后颈部、背部至臀部； 4）进行背部按摩； 5）协助患者穿好清洁上衣，先穿对侧，后穿近侧，如有肢体外伤或活动障碍，先穿患侧，后穿健侧； 6）将浴毯盖于患者胸部、腹部，换水	暴露背部和臀部，便于擦洗； 保暖，减少身体不必要的暴露； 因臀部和肛门部位皮肤皱褶处常有粪便，易于细菌滋生，因此要注意擦净臀部和肛门部位皮肤皱褶； 确保患者温暖、舒适； 可减少肢体关节活动，便于操作； 防止微生物从肛门传播至会阴部

步骤	要点与说明
11.　擦洗下肢、足部及会阴部： 1）协助患者取平卧位； 2）将浴毯撤至床中线处，盖于远侧腿部，确保遮盖会阴部，将浴巾纵向铺于近侧腿部下面； 3）依次擦洗踝部、膝关节、大腿，洗净后彻底擦干； 4）移盆于足下，盆下垫浴巾； 5）护士一只手托起患者小腿部，将足部轻轻置于盆内，浸泡后擦洗足部，根据情况修剪趾甲，彻底擦干足部，若足部过于干燥，可使用润肤剂； 6）护士移至床对侧，将浴毯盖于洗净腿，同法擦洗近侧下肢，擦洗后，用浴毯盖好患者，换水； 7）用浴巾盖好上肢和胸部，浴毯盖好下肢，只暴露会阴部，洗净并擦干会阴部； 8）协助患者穿好清洁裤子	减少身体不必要的暴露，保护患者隐私； 由远心端向近心端擦洗，促进静脉回流； 确保足部接触盆底，以保持稳定； 浸泡可软化角质层； 注意洗净并擦干趾间部位； 润肤剂可保持皮肤湿润，软化皮肤
12.　梳头：协助患者取舒适体位，为患者梳头	维护患者个人形象，满足患者自尊需求
13.　操作后处理： 1）整理床单位，按需更换床单； 2）整理用物，放回原处； 3）洗手； 4）记录	为患者提供清洁环境； 减少致病菌传播； 记录执行时间及护理效果

4. 注意事项。

（1）床上擦浴时应注意患者保暖，控制室温，随时调节水温，及时为患者盖好浴毯。天冷时可在被内操作。

（2）操作时动作敏捷、轻柔，减少翻动次数。通常于 15～30 分钟内完成擦浴。

（3）擦浴过程中应注意观察患者病情变化及皮肤情况，如出现寒战、面色苍白、脉速等征象，应立即停止擦浴，并给予适当处理。

（4）擦浴时注意保护患者隐私，减少身体不必要的暴露。

（5）擦浴过程中，注意遵循节时省力原则。

（6）擦浴过程中，注意保护伤口和引流管，避免伤口受压、引流管打折或扭曲。

四、会阴部管理

会阴部管理涉及便盆排便和会阴部清洁。会阴部因其特殊的生理结构，有许多孔道，成为病原微生物侵入人体的主要途径。此外，会阴部温暖、潮湿，通风较差，且会阴部阴毛生长较密，有利于病原微生物繁殖。当个体患病时，机体抵抗力减弱，易导致感染发生。因此，会阴部管理对预防感染及增进患者舒适十分必要，特别是对于泌尿生殖系统炎症、大小便失禁、留置导尿管、产后及会阴部术后患者尤为重要。

有自理能力的患者可自行完成会阴部清洁卫生；对于自理能力受限的患者，ICU

护士在为其进行会阴部管理时，患者容易感到局促不安，但不能因此而忽视患者的需求。ICU 护士严谨的科学作风和专业的操作技术可缓解患者不安情绪。

（一）评估

1. 病情评估。

评估患者有无大小便失禁、留置导尿管、泌尿生殖系统炎症或会阴部手术等情况。

2. 自理能力评估。

根据患者自理能力确定患者是自行完成还是需要他人协助完成会阴部清洁卫生，以及需要他人协助的程度。

3. 卫生状况评估。

观察患者会阴部有无感染、破损、异味及分泌物情况。

4. 会阴部卫生知识的了解程度及技能评估。

患者对会阴部清洁卫生重要性的认识程度，会阴部清洁方法是否正确。

（二）便盆排便

当患者因疾病限制无法如厕，需要床上排便时，ICU 护士需要指导患者正确使用便器，并给予适当协助，促进患者舒适，并保证患者安全。若患者不习惯于卧位排便，在病情允许时可适当抬高床头，以促进患者排便。常用便器包括便盆与尿壶，便器的材质有搪瓷、塑料和金属 3 种。临床上便盆使用较为广泛，尿壶多用于卧床男性患者。

1. 目的。

满足患者排便需要，促进患者舒适。

2. 操作前准备。

1）评估患者并解释。

（1）评估：患者的年龄、病情、意识、心理状态、配合程度及自理能力。

（2）解释：向患者及其家属解释便盆的使用方法、注意事项及配合要点。

2）患者准备。了解便盆的使用方法、注意事项及配合要点。

3）环境准备。关闭门窗，屏风遮挡。

4）护士准备。衣帽整洁，修剪指甲，洗手，戴口罩。

5）用物准备。

（1）治疗车上层：卫生纸、手消毒液。

（2）治疗车下层：便盆、便盆巾、生活垃圾桶和医疗垃圾桶。

3. 操作步骤。

便盆排便的操作步骤见表 5-7。

表 5-7　便盆排便的操作步骤

操作步骤	要点与说明
1. 核对：携便盆至患者床旁，核对患者床号、姓名、腕带	便于操作；确认患者

操作步骤	要点与说明
2. 屏风遮挡	保护患者隐私
3. 铺单：铺橡胶单和中单于患者臀下，协助患者脱裤、屈膝	保护床单位，防止排泄物污染
4. 置便盆：能配合的患者，嘱其双脚向下蹬床，抬起背部和臀部，护士一手协助患者，托起其腰骶部，一手将便盆置于患者臀下，若患者不能配合，先协助患者侧卧，放置便盆于患者臀部，护士一手紧按便盆，另一手帮助患者恢复平卧位	不可强行塞、拉便盆，以免损伤患者；便盆开口端朝向患者足部；注意保护患者安全，防止坠床
5. 检查：检查患者是否坐于便盆中央	—
6. 保护患者隐私与安全：尊重患者意愿，酌情守候床旁或暂离病房，离开病房前，将卫生纸、呼叫器等放于患者身边易取处	尊重患者隐私
7. 擦肛门：排便完毕，协助患者擦净肛门	—
8. 取出便盆：嘱患者双腿用力，将臀部抬起，护士一手抬高患者的腰骶部，一手取出便盆，盖便盆巾	—
9. 操作后处理： 1）协助患者穿裤、洗手、取舒适卧位； 2）整理床单位； 3）撤去屏风，开窗通风； 4）及时倒掉排泄物，冷水冲洗盆器，必要时留取标本送检； 5）洗手； 6）记录	保证良好的病房环境； 热水清洗易使蛋白质凝固而不易洗净； 减少致病菌传播； 记录执行时间和排泄情况

4．注意事项。

（1）尊重并保护患者隐私。

（2）便盆应清洁，且不可使用破损便盆，防止皮肤损伤。

（3）金属便盆使用前需倒入少量热水加温，尤其是气候寒冷时，避免太凉而引起患者不适。

5．健康教育。

指导患者及其家属正确使用便盆，切忌强行塞、拉便盆，以免损伤骶尾部皮肤。

（三）会阴部清洁

对于泌尿生殖系统感染、大小便失禁、会阴部分泌物过多或尿液浓度过高导致皮肤刺激或破损，留置导尿管，产后及各种会阴部术后的患者，ICU 护士应协助其进行会阴部清洁卫生，以保持会阴清洁，促进舒适，从而预防泌尿生殖系统的逆行感染。因会阴部各个孔道彼此接近，故操作时应预防发生交叉感染。

1. 目的。

（1）保持会阴部清洁、舒适，预防和减少感染。

（2）为导尿术、留取中段尿标本和会阴部手术做准备。

（3）保持有伤口的会阴部清洁，促进伤口愈合。

2. 操作前准备。

1）评估患者并解释。

（1）评估：①患者的年龄、病情、意识、心理状态、配合程度；②有无失禁或留置导尿管；③会阴部清洁程度、皮肤黏膜情况，有无伤口、流血及流液情况。

（2）解释：向患者及其家属解释会阴部护理的目的、方法、注意事项及配合要点。

2）患者准备。

（1）了解会阴部护理的目的、方法、注意事项及配合要点。

（2）协助患者取仰卧位，双腿屈膝外展。

3）环境准备。拉上窗帘或使用屏风遮挡，操作时予以遮挡，减少暴露。

4）护士准备。衣帽整洁，修剪指甲，洗手，戴口罩。

5）用物准备。

（1）治疗车上层：治疗盘内备清洁棉球、无菌溶液、大量杯、镊子、一次性手套；治疗盘外备橡胶单、中单、毛巾、浴巾、浴毯、卫生纸、手消毒液和水壶（内盛温水，温度与体温相近，以不超过 40℃ 为宜）。

（2）治疗车下层：便盆和便盆巾、生活垃圾桶和医疗垃圾桶。

3. 操作步骤。

会阴部清洁的操作步骤见表 5-8。

表 5-8　会阴部清洁的操作步骤

步骤	要点与说明
1. 核对：备齐用物，携至床旁，核对患者床号、姓名、腕带	便于操作； 确认患者
2. 遮挡：拉上窗帘或使用屏风遮挡	保护患者隐私
3. 垫巾、脱裤：将橡胶单和中单置于患者臀下；协助患者脱对侧裤腿，盖在近侧腿部，对侧腿用盖被遮盖	防止患者受凉
4. 体位：协助患者取屈膝仰卧位，两腿外展	充分暴露会阴部
5. 备水：脸盆内放温水，将脸盆和卫生纸放于床旁桌上，毛巾置于脸盆内	确保水温合适，避免会阴部烫伤； 用物置于易取处，防止操作中水溢出
6. 戴一次性手套	预防交叉感染

步骤	要点与说明
7. 擦洗会阴部。 1) 男性： (1) 擦洗大腿内侧 1/3，由外向内擦洗至阴囊边缘； (2) 擦洗阴茎头部，轻轻提起阴茎，手持纱布将包皮后推露出冠状沟，由尿道口向外环形擦洗阴茎头部，更换毛巾，反复擦洗，直至擦净； (3) 擦洗阴茎体部，沿阴茎体由上向下擦洗，特别注意阴茎下皱褶处； (4) 擦洗阴囊部：擦洗囊及阴囊下皮肤皱褶处； 2) 女性： (1) 擦洗大腿内侧 1/3：由外向内擦洗至大阴唇边缘； (2) 擦洗阴阜； (3) 擦洗阴唇部位； (4) 擦洗尿道口和阴道口：分开阴唇，暴露尿道口和阴道口，由上到下从会阴部向肛门方向轻轻擦洗各个部位，彻底擦净阴唇、阴蒂及阴道口周围部分； (5) 置便盆于患者臀下； (6) 冲洗：护士一手持装有温水的大量杯，另一手持夹有棉球的大镊子，边冲水边擦洗会阴部，从会阴部冲洗至肛门部，冲洗后，将会阴部彻底擦干； (7) 撤去便盆	保暖，并保护患者隐私； 擦洗方向为从污染最小部位至污染最大部位，防止细菌向尿道口传播； 力量柔和、适度，避免过度刺激； 男性擦洗顺序为对侧→上方→近侧→下方； 动作轻柔，防止阴囊受压引起患者疼痛； 女性擦洗顺序为由上到下，由对侧至近侧； 注意皮肤皱褶处； 每擦一处，更换毛巾的不同部位； 女性月经期或留置导尿管时，可用棉球清洁； 为女性进行会阴冲洗； 将用过的棉球弃于便盆中
8. 擦洗肛周及肛门：协助患者取侧卧位，擦洗肛周及肛门部位	便于护理肛门部位； 特别注意肛门部位的皮肤情况，必要时在擦洗肛门前先用卫生纸擦洗
9. 局部用药：大小便失禁者，可在肛门和会阴部位涂凡士林或氧化锌软膏	防止皮肤受到尿液和粪便中有毒物质损害； 保护皮肤
10. 操作后处理： 1) 脱手套，撤除橡胶单和中单； 2) 协助患者穿好衣裤，取舒适卧位； 3) 整理床单位； 4) 整理用物； 5) 洗手； 6) 记录	促进患者舒适，减轻对操作的应激； 减少致病菌传播； 记录执行时间及护理效果

4. 注意事项

1) 会阴部擦洗时，每擦洗一处需变换毛巾部位，如用棉球擦洗，每擦洗一处应更换一个棉球。

2) 擦洗时动作轻稳，顺序清楚，从污染最小部位至污染最大部位清洁，避免交叉感染。

3) 操作时正确运用人体力学原则，注意节时省力。

4) 手术患者应使用无菌棉球擦净手术部位及会阴部周围皮肤。

5) 操作中减少暴露，注意保暖，并保护患者隐私。

6) 擦洗溶液温度适中，减少刺激。

7）留置导尿管者，需做好留置导尿管的清洁与护理：①清洁尿道口和导尿管周围，擦洗顺序为导尿管的对侧→上方→近侧→下方；②检查留置导尿管及集尿袋开始使用日期；③操作过程中导尿管置于患者腿下并妥善固定；④操作后注意导尿管是否通畅，避免脱落或打结。

8）女性患者月经期宜采用会阴冲洗。

9）注意观察会阴部皮肤黏膜情况。有伤口者需注意观察伤口有无红肿、分泌物的性状、伤口愈合情况。如发现异常，及时向医生汇报，并配合处理。

5. 健康教育。

1）教育患者经常检查会阴部卫生情况，及时做好清洁护理，预防感染。

2）指导患者掌握会阴部清洁方法。

第二节　ICU 患者的疼痛管理

疼痛管理是 ICU 护理工作的重要内容之一。循证研究表明，ICU 护士在疼痛管理中发挥了关键性的作用。疼痛管理的工作内容包括疼痛评估、病情监测、疗效评价、健康教育及护理等。良好的疼痛管理有利于患者预后，提高患者生活质量。疼痛管理的效果评价是医护服务质量评价的重要指标之一。本节将从疼痛评估、疼痛治疗及疼痛护理三方面重点介绍 ICU 患者的疼痛管理。

一、疼痛评估

疼痛评估是进行有效疼痛管理的首要环节。与其他生命体征不同，疼痛不具备明确的客观评估依据，而且疼痛的原因和影响因素较多，个体也存在差异。疼痛评估的原则是常规、量化、全面和动态。疼痛评估内容包括对疼痛程度、疼痛不良反应、疼痛控制效果的评估，既包括疼痛强度的单维度评估，也包括对疼痛感觉强度和不愉快感的双维度评估，以及对疼痛经历的感觉、情感及认知方面的多维度评估。要做好疼痛评估，ICU 护士必须掌握疼痛评估的基本原则、时机、内容及方法。

（一）疼痛评估的基本原则

1. 及时评估。

患者的疼痛主诉是疼痛评估的"金标准"，疼痛评估应列入护理常规。住院患者的首次疼痛评估应在入院评估时完成。患者一旦主诉疼痛，医护人员应相信患者的主诉，鼓励患者充分表达疼痛经历和相关健康史，及时进行疼痛评估。

2. 全面评估。

疼痛评估应全面具体，包括疼痛的经历和健康史，并进行心理学、神经病学等方面的体格检查及相关辅助检查。

3. 动态评估。

动态评估是评估疼痛的发作、治疗效果及转归，有利于监测疼痛病情变化、镇痛治疗效果和不良反应，有利于调整镇痛药的剂量，以获得理想的镇痛效果。

（二）疼痛评估的时机

ICU 护士应掌握疼痛评估的时机：①入院 8 小时内应对患者疼痛情况进行常规评估，24 小时内完成全面评估；②疼痛控制稳定者，应每天至少进行 1 次常规评估，每 2 周进行 1 次全面评估；③疼痛控制不稳定者，如出现爆发痛、疼痛加重，或在剂量滴定过程中，应及时评估，如出现新发疼痛、疼痛性质或镇痛方案改变，应进行全面评估；④应用镇痛药后，应依据给药途径及药物达峰时间进行评估。

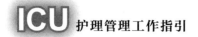

（三）疼痛评估的内容

除患者的一般情况（性别、年龄、职业、诊断、病情等）和体格检查，还应评估疼痛经历和相关健康史、社会－心理因素等。

1. 疼痛经历评估。

包括部位（疼痛发生的主要部位、牵涉痛或放射性疼痛的主要部位）、程度、性质（如钝痛、刺痛、刀割样痛、烧灼样痛或胀痛、绞痛、搏动性痛等）、时间、伴随症状、加重和缓解因素、目前处理方案和疗效等。

2. 相关健康史评估。

既往诊断、既往所患的慢性疼痛情况、既往镇痛治疗及减轻疼痛的方法等。

3. 社会－心理因素评估。

精神病史和精神状态、家属和他人的支持情况、镇痛药滥用的危险因素、疼痛治疗不充分的危险因素等。

（四）疼痛评估的方法

1. 交谈法。

交谈法主要是询问疼痛经历和相关健康史。ICU护士应主动关心患者，认真听取患者的主诉，询问疼痛的部位、疼痛的性质、牵涉痛的位置以及疼痛有无放射；过去24小时和当前静息和活动时的疼痛程度；疼痛对睡眠和活动等方面的影响（从0～10代表从无影响到极度影响）；疼痛的发作时间、持续时间、过程、持续性还是间断性、加重和缓解因素及其他相关症状；已采用的减轻疼痛的措施，目前的疗效（包括疼痛缓解程度），患者对药物治疗计划的依从性，药物不良反应等；了解过去有无疼痛经历，以往疼痛的特征，既往的镇痛治疗、用药原因、持续时间、疗效和停药原因。在询问时，ICU护士应避免根据自身对疼痛的理解和经验对患者的疼痛程度给予主观判断。在与患者交谈的过程中，要注意患者的语言和非语言表达，以便获得更可靠的资料。

2. 观察法。

观察法主要是观察患者疼痛时的生理、行为和情绪反应。ICU护士可以通过患者的面部表情、躯体紧张度和其他体征帮助观察和评估疼痛的严重程度，观察患者身体活动可判断其疼痛的情况：①静止不动，即患者维持某一种最舒适的体位或姿势，常见于四肢或外伤疼痛者。②无目的乱动，在严重疼痛时，有些患者常通过无目的乱动来分散其对疼痛的注意力。③保护动作，是患者对疼痛的一种逃避性反射。④规律性动作或按摩动作，为减轻疼痛常使用的动作，如头痛时用手指按压头部、内脏性腹痛时按揉腹部等。此外，疼痛发生时，患者常发出各种声音，如呻吟、喘息、尖叫、呜咽、哭泣等。应注意观察其音调的大小、快慢节律、持续时间等。音调的变化可反映疼痛患者的痛觉行为，尤其是无语言交流能力的患儿，更应注意收集这方面的资料。

3. 健康评估。

健康评估是收集客观资料的方法之一。ICU护士运用视诊、触诊、叩诊、听诊等方法，检查患者疼痛的部位、局部肌肉的紧张度，测量脉搏、呼吸、血压，还可通过影像学检查结果评估疼痛发生的原因等。

4. 疼痛评估工具。

可视患者的病情、年龄和认知水平选择相应的疼痛评估工具，包括疼痛程度评估工具和疼痛全面评估工具。疼痛程度评估工具又分为自评工具和他评工具。自评工具包括面部表情分级评分法、数字分级评分法、语言分级评分法、视觉模拟评分法等。他评工具宜选用疼痛行为量表。疼痛全面评估工具宜选用简明疼痛评估量表。

1）疼痛程度自评工具。

（1）面部表情分级评分法（face rating scale，FRS）：采用面部表情来表达疼痛程度，从左到右共 6 张面部表情图，最左边的面部表情图表示无疼痛，依次表示疼痛越来越重，直至最右边的面部表情图表示剧烈疼痛。请患者立即指出能反映他疼痛程度的那张面部表情图。此评估方法适用于 3 岁以上的儿童。

（2）数字分级评分法（numerical rating scale，NRS）：用数字 0~10 代替文字来表示疼痛的程度。让患者选择过去 24 小时内最严重的疼痛可用哪个数字表示，范围从 0（表示无疼痛）到 10（表示疼痛到极点）。询问方式："在描述过去 24 小时内最严重的疼痛的数字上画圈。"此评分法宜用于疼痛治疗前后进行对比以评估疗效。

（3）语言分级评分法（verbal rating scale，VRS）：根据患者对疼痛程度的表达，把疼痛程度分为 4 级。①无痛；②轻度疼痛：有疼痛但可忍受，不影响睡眠；③中度疼痛：疼痛明显，不能忍受，必须使用镇痛药，疼痛影响睡眠；④重度疼痛：疼痛剧烈，不能忍受，必须用镇痛药，严重影响睡眠。语言分级评分法的 4 级疼痛分别对应数字分级评分法的无痛（0）、轻度疼痛（1~3）、中度疼痛（4~6）和重度疼痛（7~10）。

（4）视觉模拟评分法（visual analogue scale，VAS）：用一条直线，不做任何划分，仅在直线的两端分别注明"不痛"和"剧痛"，请患者根据自己对疼痛的实际感觉在直线上标记疼痛的程度。视觉模拟评分法使用灵活方便，患者有很大的选择自由，不需要仅选择特定的数字或文字，适合于任何年龄的疼痛患者，且没有特定的文化背景或性别要求，易于掌握，不需要任何附加设备。对于急性疼痛的儿童、老年人及表达能力丧失者尤为适用。该法也有利于 ICU 护士较为准确地掌握患者疼痛的程度以及评估疼痛治疗的疗效。

（5）WHO 疼痛分级标准：疼痛分为 4 级（表 5-9）。

表 5-9　WHO 疼痛分级标准

分级	描述
0 级	无痛
1 级	轻度疼痛，平卧时无疼痛，翻身咳嗽时有轻度疼痛，但可以忍受，睡眠不受影响
2 级	中度疼痛，静卧时痛，翻身咳嗽时加剧，不能忍受，睡眠受干扰，要求用镇痛药
3 级	重度疼痛，静卧时疼痛剧烈，不能忍受，睡眠严重受干扰，需要用镇痛药

（6）普林斯-亨利（Prince-Henry）评分：用于胸部大手术后或气管切开不能说话的患者，需要术前训练患者用手势来表达疼痛程度。此法简单、可靠，临床使用方

便。普林斯－亨利评分法分为 0~4 分，共 5 个等级，其评分方法如下。

0 分：咳嗽时无疼痛。

1 分：咳嗽时有疼痛发生。

2 分：安静时无疼痛，但深呼吸时有疼痛发生。

3 分：静息状态时即有疼痛，但较轻微，可忍受。

4 分：静息状态时即有剧烈疼痛，并难以忍受。

2）疼痛程度他评工具。

（1）疼痛行为量表（behavioral pain scale，BPS）：由于疼痛对人体的生理和心理均造成影响，所以疼痛患者经常表现出一些行为和举止的改变。疼痛行为量表适用于不能使用自评工具的成年患者，包括 3 个条目，即面部表情、上肢运动和通气依从性。疼痛评估时，每个条目根据患者的反应分别赋予 1~4 分，3 个条目得分的总和即为总分，总分越高说明患者的疼痛程度越高。疼痛行为量表在非插管但不能主诉疼痛的患者中不能使用，因此 Chanques 等对其进行了修订，将原量表中"通气依从性"条目更换为"发声"，发展为非插管的疼痛行为量表（behavioral pain scale－non intubated，BPS－NI）。

我国学者陈杰对 BPS 和 BPS－NI 进行汉化，将两个量表合并为一个，形成中文版疼痛行为量表（China behavioral pain scale，BPS－C），经过信效度进行验证，证明 BPS－C 适合中国患者使用（表 5－10）。

表 5－10　中文版疼痛行为量表

条目	描述	分值
面部表情	放松	1
	部分放松	2
	完全紧张	3
	扭曲	4
上肢运动	无运动	1
	部分弯曲	2
	手指、上肢完全弯曲	3
	完全回缩	4
通气依从性 （气管插管患者）	完全能耐受	1
	呛咳，大部分时间能耐受	2
	对抗呼吸机	3
	不能控制通气	4

条目	描述	分值
发声 （非气管插管患者）	无异常发声	1
	呻吟≤3次/分，且每次持续时间≤3秒	2
	呻吟＞3次/分，且每次持续时间＞3秒	3
	哭泣，或使用"哦""哎哟"等言语抱怨，或屏住呼吸	4

（2）中文版晚期痴呆患者疼痛评估量表（Chinese pain assessment in advanced dementia scale，C-PAINAD）：适用于阿尔茨海默病等类似疾病导致记忆力严重受损且已失去表达能力的患者。该量表包括5个与疼痛相关的行为项目，每项评分0～2分，总分最高10分。0分为无痛，10分为最痛。

3）疼痛全面评估工具。简明疼痛评估量表（the brief pain inventory，BPI）是最常用的疼痛全面评估工具。疼痛体验是一种多方面的、复杂的、综合的主观感受，单维度的评估工具不能综合测量疼痛体验的各个方面。多维度评估工具则包括疼痛体验的若干组成部分。由于多维度评估工具可能需要更多的时间进行管理、完成、评分和解释，因此常用于疼痛的研究。多维度评估工具评估疼痛对患者生活的多个方面的影响（如情绪、精神、日常活动、人际关系、睡眠质量等）。简明疼痛评估量表包括有关疼痛原因、疼痛性质、疼痛对生活的影响、疼痛部位等的评估，以及用数字分级评分法描述疼痛程度，从多维度对患者的疼痛进行评估。

另外，对无语言表达能力的患者的疼痛评估，除了用特定评估工具和方法外，建议通过多种途径进行疼痛评估，包括直接观察、家属或ICU护士的描述以及对镇痛药和非药物治疗效果的评估等。

二、疼痛治疗

规范化疼痛治疗是近年倡导的理念。规范化疼痛治疗的基本原则：根据患者的病情和身体状况，应用恰当的镇痛手段，及早、持续、有效地消除疼痛，预防和控制药物的不良反应，降低疼痛和治疗带来的心理负担，提高患者的生活质量。疼痛治疗方法包括病因治疗、药物治疗和非药物治疗。病因治疗即针对疼痛的病因进行的治疗，涉及多学科多种疾病。以下重点介绍疼痛的药物治疗和非药物治疗。

（一）疼痛的药物治疗

药物治疗是疼痛治疗中最常用的干预措施，可达到消除或缓解患者痛苦、提高生活质量的目的。

1. 药物治疗的基本原则。

选用药物治疗疼痛时，多种药物的联合应用、多种给药途径的交替使用可取长补短并提高疗效。但在药物选择上应予以重视，避免盲目联合用药，力争用最少的药物、最小的剂量来达到满意的镇痛效果。临床上在选择药物时，首先，明确诊断及病因后方可使用镇痛药，以免因镇痛掩盖病情造成误诊。其次，明确疼痛的病因、性质、部位以及患者对镇痛药的反应，选择有效的镇痛药或者联合用药，以达到满意的治疗效果。

2. 镇痛药的分类。

镇痛药主要分为三类：①阿片类镇痛药，如吗啡、哌替啶、芬太尼、阿芬太尼、美沙酮（美散痛）、喷他佐辛（镇痛新）、羟考酮等；②非阿片类镇痛药，如水杨酸类药物、苯胺类药物、非甾体抗炎药等；③其他辅助类药物，如激素、解痉药、维生素类药物、局部麻醉药和抗抑郁症药物等。

3. 镇痛药的常用给药途径。给药途径以无创为主，常用给药途径如下。

1）口服给药法：口服是阿片类药物给药的首选途径，具有给药方便、疗效肯定、价格便宜、安全性好等优点。口服给药法禁用于禁食，不能吞咽，严重恶心、呕吐的患者。

2）经皮肤给药法：芬太尼透皮贴剂通过透皮吸收强阿片类药物，适用于慢性中度疼痛。药物透过皮肤吸收入血，可以避免注射用药所出现的血药峰值浓度，因此在不减弱镇痛治疗效果的情况下可明显增加用药的安全系数。当使用第 1 剂时，由于皮肤吸收较慢，6~12 小时血清中方可达其有效浓度，12~24 小时达到相对稳定状态。一旦达到峰值可以维持 72 小时。经皮肤给药法不适用于治疗急性疼痛和爆发痛。在经皮肤给药的患者中，个别患者会出现局部瘙痒或皮疹，在去除贴剂后很快消失。应注意的是，如果不良反应严重，应及时去除贴剂。

3）舌下给药法：一般多用于爆发痛的临时处理。

4）肌内注射法：水溶性药物在进行深部肌内注射后，吸收十分迅速。但长期进行肌内注射治疗疼痛，存在血药浓度波动大、镇痛效果和维持时间不稳定等情况。目前肌内注射法多用于急性疼痛时的临时给药以及癌症患者爆发痛时给药。不推荐用于长期的癌性疼痛治疗。

5）静脉给药法：静脉注射是最迅速、有效和精确的给药方式，血药浓度迅速达到峰值，用药即刻产生镇痛作用，但过高的血药浓度可能会引起不良反应。目前，国内外多采用中心静脉置管或预埋硅胶注药泵，以便连续小剂量给药，减少不良反应的发生。

6）椎管内或脑室内置管镇痛法：适用于各种非手术治疗无效的顽固性疼痛。目前常用的方法有硬膜外、鞘内或脑室内放置导管，可注入吗啡、激素、维生素 B_2 和氟哌利多合剂控制癌性疼痛，可取得快速镇痛和长期控制癌性疼痛的效果。

4. 三阶梯镇痛法。

为进一步提高我国癌性疼痛治疗的规范化水平，提高癌症患者的诊疗效果和生活质量，国家卫生健康委组织专家组对《癌症疼痛诊疗规范（2011 年版）》进行了修订，并形成了《癌症疼痛诊疗规范（2018 年版）》。对于癌性疼痛的药物治疗，目前临床上普遍采用 WHO 推荐的三阶梯镇痛法。其目的是逐渐升级，合理应用镇痛药来缓解疼痛。

1）三阶梯镇痛法的基本原则：口服给药、按时给药、按阶梯给药、个体化给药、观察药物不良反应。

（1）口服给药：是镇痛最好的给药途径，其特点是方便，不受人员、地点限制，便于应用，可提高生活质量；能应付各种多发性疼痛，镇痛效果满意，不良反应小，可以减少医源性感染，并将耐受性和依赖性减到最低限度。

（2）按时给药：按医嘱所规定的间隔时间给药，下一次剂量应在前次给药效果消失之前给予，以维持有效血药浓度，保证疼痛连续缓解。不能用"痛了就吃，不痛就不吃"的按需给药方式，此方式一方面患者承受了不必要的痛苦，另一方面持续疼痛可使痛阈降低，需加大药物剂量才能缓解症状，增加了机体对药物产生耐受和依赖的可能性。

（3）按阶梯给药：按照用药程序合理使用，根据疼痛程度由轻到重，按顺序选择不同强度的镇痛药，选用的药物应由弱到强，逐渐升级，最大限度地减少药物依赖的发生。

（4）个体化给药：患者对麻醉药物的敏感性个体间差异很大，所谓合适剂量就是能满意镇痛的剂量。要根据患者疼痛强度、性质、对生活质量的影响，患者对药物的耐受性、偏好、经济承受能力，个体化地选择药物和确定剂量。

（5）观察药物不良反应：对用镇痛药患者要注意密切观察其反应，要将药物的正确使用方法、可能出的不良反应告诉患者，其目的是使患者获得最佳疗效并减轻不良反应。

2）三阶梯镇痛法的内容。

（1）第一阶梯：选用非阿片类镇痛药，酌情加用辅助药，主要适用于轻度疼痛的患者。

（2）第二阶梯：选用弱阿片类镇痛药，酌情加用辅助药，主要适用于中度疼痛的患者。

（3）第三阶梯：选用强阿片类镇痛药，酌情加用辅助药，主要用于重度和剧烈癌性疼痛的患者。

三阶梯镇痛法常用药物、给药途径和主要不良反应见表5-11。

表5-11　三阶梯镇痛法常用药物、给药途径和主要不良反应

三阶梯	常用药物	给药途径	主要不良反应
第一阶梯：非阿片类	塞来昔布	口服	过敏、胃肠道刺激
	阿司匹林	口服	过敏、胃肠道刺激、血小板减少
	对乙酰氨基酚	口服	肝毒性、肾毒性
	布洛芬	口服	胃肠道刺激、血小板减少
	吲哚美辛	口服	胃肠道刺激
	萘普生	口服	胃肠道刺激
第二阶梯：弱阿片类	可待因	口服	便秘、呕吐
		皮下注射	头痛
	羟考酮	口服	便秘、恶心、呕吐
		皮下注射或静脉推注	便秘、恶心、呕吐
	曲马多	口服	头晕、恶心、呕吐、多汗

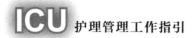

三阶梯	常用药物	给药途径	主要不良反应
第三阶梯：强阿片类	吗啡	口服	便秘、呕吐
		肌内注射	低血压及晕厥、缩瞳
	美沙酮	口服	便秘、恶心、呕吐
		肌内注射	呼吸抑制、蓄积而引起镇静

5. 神经阻滞疗法。

神经阻滞疗法是直接在神经末梢、神经干、神经丛、脑脊神经根、交感神经节等神经组织内或附近注入药物或给予物理刺激而阻断神经传导的治疗方法。神经阻滞包括化学性阻滞和物理性阻滞两种。化学性阻滞主要采用局部麻醉药和糖皮质激素等，临床亦常对癌症患者采用吗啡泵鞘内置入术，吗啡可经腰椎进入蛛网膜下腔，达到高位后直接作用于吗啡受体，镇痛效果较佳且用药剂量少。物理性阻滞指使用加热、加压、冷冻或应用电流刺激等物理手段阻断、干扰神经信号的传导，或干扰中枢对伤害性信号的处理，进而使疼痛感消失。神经阻滞疗法具有起效迅速、效果确切、不良反应少及安全价廉的优点，是国内外针对疼痛的主要治疗手段之一。

6. 患者自控镇痛法（patient control analgesia，PCA）。

患者自控镇痛法指采用患者自控镇痛泵镇痛的方法，即患者疼痛时，通过由计算机控制的微量泵主动向体内注射设定剂量的药物，符合按需镇痛的原则，既减少了医护人员的操作，又减轻了患者的痛苦和心理负担。

（二）疼痛的非药物治疗

随着国内外疼痛管理方法的不断发展和完善，非药物干预措施在疼痛的治疗中发挥着越来越重要的作用，常用的方法包括物理镇痛法、微创介入镇痛法、中医镇痛法、经皮神经电刺激疗法、手术镇痛法、心理疗法等。

1. 物理镇痛法。

物理镇痛法又称理疗镇痛法，是指应用各种物理因子作用于患病机体，引起一系列生物学效应，使疼痛得以缓解。物理因子大致可以分成两大类，即大自然的物理因子（如日光、海水、空气、泉水等）和人工产生的物理因子（如电、光、声、磁、热、冷等）。物理镇痛常应用冷疗法、热疗法、电疗法（低频、中频或高频电疗法）、光疗法（红外线疗法等）、超声波疗法、冲击波疗法、磁疗法、臭氧疗法等。其中，臭氧疗法是利用臭氧发生仪制取一定浓度的医用臭氧，在压痛点局部浸润注射医用臭氧，医用臭氧接触体液产生过氧化氢，臭氧和过氧化氢作为强氧化剂，在体内可直接杀死细菌、病毒等病原体或体内病变的细胞，并将其清除，起到消炎镇痛的作用，临床上常用于治疗软组织和关节疼痛等。

2. 微创介入镇痛法。

微创介入镇痛法是在 X 线透视或 CT 引导下，在电生理监测和定位下，以最小的创伤（不用切皮，仅有穿刺针眼），进行选择性、毁损性神经阻滞或精确的病灶治疗，以阻断疼痛信号的传导或解除神经压迫的一种新技术，常用于治疗慢性顽固性疼痛（如三叉神经痛、幻肢痛、中枢性疼痛、癌性疼痛等）。癌性疼痛患者如临床表现药物耐受性不佳，可通过微创介入镇痛，根据疼痛部位神经分布状况，应用神经损毁药物，如乙醇、苯等，按照神经节走行给药，达到阻断神经传导目的。

3. 中医镇痛法。

传统中医学认为疼痛的病理机制为不通则痛，其疼痛治疗的原则是行气活血、软坚散结或补益气血、温经镇痛。常用的中医镇痛法有内治法、外治法、推拿疗法、针灸疗法。其中，针灸疗法是根据疼痛的部位，针刺相应的穴位，使人体经脉疏通、气血调和，以达到镇痛的效果。一般认为，针灸疗法的机制是来自穴位的针刺信号和来自疼痛部位的痛觉信号，在中枢神经系统不同水平上相互作用、整合。在整合过程中，既有和镇痛有关的中枢神经的参与，又有内源性阿片肽和5-羟色胺神经递质的参与。作为中医镇痛法之一的"扳机点"针刺可用于急性损伤或慢性劳损在肌腹或肌肉附着处形成"扳机点"导致的局部疼痛，对"扳机点"行局部强刺激推拿、针刺疗法、牵张疗法，可以从结构上破坏"扳机点"，从而使疼痛和功能障碍消失。

4. 经皮神经电刺激疗法（transcutaneous electrical nerve stimulation，TENS）。

经皮神经电刺激疗法是经皮肤将特定的低频脉冲电流输入人体，利用低频脉冲电流产生的无损伤性镇痛作用来治疗疼痛。经皮神经电刺激疗法主要用于治疗各种头痛、颈椎病、肩周炎、神经痛、腰腿痛等症。其原理是采用脉冲刺激仪，在疼痛部位或附近放置2~4个电极，用微量电流对皮肤进行温和的刺激，使患者感觉震动、刺痛和蜂鸣，以达到提高痛阈、缓解疼痛的目的。

5. 手术镇痛法。

手术镇痛法是切断感觉神经的传入通路，主要用于顽固性晚期癌性疼痛和非手术治疗无效的慢性顽固性疼痛，其目的是改善患者的生活质量。由于此类神经毁损手术是不可逆的，选择时应严格甄别适应证，在医护人员、患者和患者家属充分沟通的基础上，签署必要的知情同意书后方可考虑实施。常用的手术方法包括外周神经切断术、脊髓神经前根或后根切断术、交感神经切断术、丘脑部分核破坏术、垂体破坏术、三叉神经感觉根切断术等。

6. 心理疗法。

心理疗法是应用心理学的原则与方法，通过语言、表情、举止行为，并结合其他特殊的手段来改变患者不正确的认知活动、情绪障碍和异常行为的一种治疗方法。其目的是解决患者所面对的心理困惑，减少其焦虑、抑郁、恐慌等消极情绪，改善患者的非适应行为，包括对人、对事的看法和人际关系，并促进人格成熟，使其能以较为有效且适当的方式来处理心理问题并适应生活。疼痛作为一种主观感觉，受社会-心理因素影响较大。多数研究证实，心理因素对疼痛性质、程度和反应以及镇痛效果均会产生影响。因此，心理疗法具有特殊的重要地位。疼痛常用的心理疗法包括安慰剂疗法、暗示疗法、催眠疗法、松弛疗法、生物反馈疗法、认知疗法、行为疗法、认知-行为疗法和群组心理疗法等。

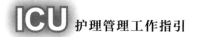

三、疼痛护理

疼痛护理的目标是使患者正确对待疼痛并主动参与镇痛治疗，达到控制疼痛的目的。有效的护理措施是实现疼痛护理目标的重要保证。

（一）病因治疗的护理

1. 急性疼痛病因治疗的护理。

对于手术、创伤、烧伤等引起的急性疼痛，需通过多学科合作的医疗服务来缓解疼痛，ICU 护士在急性疼痛的管理中扮演着十分重要的角色。在急性疼痛病因治疗过程中，首先应设法减少或消除引起疼痛的原因，如外伤所致的疼痛，应酌情给予止血、包扎、固定等措施；胸腹部手术后，患者会因咳嗽或呼吸引起手术切口疼痛，术前应对其进行健康教育，指导术后按压手术切口进行深呼吸和有效咳嗽的方法，以减轻手术切口疼痛。

2. 慢性疼痛病因治疗的护理。

慢性疼痛主要指慢性非癌性疼痛，多数是神经病理性疼痛，常见的有腰背痛、关节痛、头痛、糖尿病痛性神经病变等。慢性疼痛的形成原因非常复杂，目前尚无彻底治愈慢性疼痛的方法，其治疗的复杂性也一直困扰着医护人员。治疗慢性疼痛要坚持多模式镇痛和多学科联合治疗的原则。多模式镇痛是依据不同作用机制和作用途径，参考循证医学的推荐方案，联合使用不同的镇痛方法，达到镇痛作用相加或协同、不良反应不增加或减少、实现最大的镇痛效应/不良反应比的目的。ICU 护士在慢性疼痛的管理中同样扮演着十分重要的角色。对于一些复杂的慢性疼痛，尤其当药物治疗、非药物治疗等手段都不奏效时，ICU 护士应更多地安慰和鼓励患者，以缓解疼痛、改善功能、提高生活质量为主要治疗目的，而非一味强调根治疼痛。

3. 癌性疼痛病因治疗的护理。

癌性疼痛是因癌症、癌症相关病变及抗癌治疗所致的疼痛。治疗癌性疼痛的意义远远超出缓解疼痛本身，通过规范化治疗癌性疼痛，可以提高患者的生活质量和社会参与度。神经受侵与空腔器官梗阻等多种原因，可导致癌症患者出现各种癌性疼痛综合征。ICU 护士应熟悉各种癌性疼痛综合征的特点并为患者提供相应的专科护理。

4. 缓解疼痛常用的心理疗法。

1）安慰剂治疗：指形式上采取某种治疗措施，但实际上并没有真正给予会产生效果的治疗，如肌内注射生理盐水。安慰剂治疗是通过患者的信念起作用。一般认为，安慰剂对急性疼痛并伴有焦虑情绪的患者的疗效要优于慢性疼痛患者。另外，如果多次重复使用安慰剂，其有效率会大大降低。

2）暗示疗法：是通过给患者积极暗示来消除或减轻疾病症状的一种治疗方法。在非对抗的条件下，暗示者通过语言、表情、姿势及其他符号刺激患者的第 2 信号系统，影响其心理与行为，使其接受暗示者的意见和观点，或者按所暗示的方式去活动。暗示疗法可以帮助疼痛患者解除焦虑不安的情绪，减轻疼痛，或增强各种镇痛治疗的效果。

3）催眠镇痛：催眠镇痛是一种历史悠久的疼痛管理方法。催眠状态是介于清醒和睡眠之间的一种特殊意识状态，患者的注意力集中，对暗示的敏感性增强。在医疗实践中，催眠镇痛常与暗示疗法结合使用。治疗过程中，首先引导患者集中注意力直至出现视觉疲劳，当患者感到无法睁开眼睛或举手时，即达到了适宜的催眠状态。此时，通过反复的语言暗示，如"你现在感到无痛"，来实现治疗效果。催眠镇痛后，可以进一步引导患者进入睡眠状态，并在自然清醒后继续日常生活。催眠镇痛已被应用于多种手术和疼痛管理，如分娩、牙科手术、偏头痛、幻肢痛和烧伤痛等。

4）松弛疗法：松弛疗法是通过锻炼放松肌肉，缓解血管痉挛，消除紧张焦虑情绪，普遍降低交感神经系统及代谢活性，以达到减轻疼痛的效果。治疗时，首先使患者保持一种舒适自然的坐位或卧位，然后令其依照治疗者的指令，从头到足依次放松全身肌肉，也可以用录音带播放导语指引患者。患者闭目凝神，驱除杂念，平静地呼吸。

5）生物反馈疗法：目的是提高患者控制自主神经的能力，并帮助其更好地摆脱负面情绪。基本方法是用电子仪器将某些生理功能变化转化为声光信号，而患者就是根据这种信号来训练自己。例如，在治疗紧张性头痛时，患者可采取舒适的卧姿，在额部肌肉上安装电极，并佩戴能够将肌电信号转换成声音的耳机。当额部肌肉收缩时，患者能通过耳机听到声音，肌肉紧张度越高，声音越响亮；反之，当肌肉放松时，声音则变得柔和。通过自我训练，患者可以逐渐降低耳机中的声音强度，从而实现肌肉的放松，缓解紧张性头痛。

6）认知疗法（cognitive therapy，CT）：是一种方法简便、易于掌握和实施的心理治疗方法，因此受到广泛推崇。具体实施策略包括如下三种。

（1）注意力转移：通过日常的问诊形式，鼓励患者运用想象力进入一个愉悦的心理状态。

（2）疼痛感知重构：帮助患者重新定义疼痛的感知，根据患者对疼痛特性的描述，引导他们将疼痛感转换为"压迫感""震颤感"或"温度感"等其他感觉。

（3）注意力重定向：依据患者的病情严重性，协助患者将精力投入到某项活动中，可以是体育活动、音乐、绘画或其他娱乐活动，以形成对疼痛之外事物的专注。

7）行为疗法（behavioral therapy，BT）：旨在减少正性强化因素并增加负性强化因素。行为疗法的基本原则涵盖以下三个方面。

（1）减少对疼痛行为产生正性强化的因素，通过降低正性强化的效果来减少患者的疼痛行为。

（2）增加对疼痛行为产生负性强化的因素，以促进患者减少疼痛行为。

（3）确保上述改变能够在患者的日常生活中得以持续并持续加强，形成长期的行为模式。

8）认知行为疗法（cognitive-behavioral therapy，CBT）：认知行为疗法强调个体的思维模式在极大程度上决定了其情感反应和行为表现。其核心目标是培养个体的自我控制与自我调节能力。具体措施如下。

（1）认知矫正：①识别自动思维。在触发事件与负面情绪反应之间，存在一系列患者可能未察觉的思维活动，这些思维活动被称为自动思维。应帮助患者认识到这些自动思维及其影响。②列举认知偏差。向患者指出其认知中的偏差，以提升其认知能力并纠正错误思维。③调整极端信念。④验证假设。引导患者基于事实，识别和纠正对事物的误解及消极偏见。⑤积极的自我对话。鼓励患者每天列举并记录下自己的优点，用积极的思考对抗消极的想法。

（2）行为引导：①任务分级法。采用分步策略，让患者逐步完成一系列小任务，逐步建立信心，最终达成大目标。②日常活动安排。与患者合作制定日常活动计划，根据患者的能力与情绪状态逐步提高活动难度。③活动评估。让患者记录日常活动，并对其进行难度和愉悦度的评分，以评估其参与度。④正向反馈。治疗师为患者提供指导和正向强化，帮助他们识别和分析问题，鼓励他们在困难时坚持、进步时庆祝。

（3）放松与注意力控制训练：①放松训练。通过身体放松引导全身心的放松，消除紧张感。指导患者交替紧张与放松肌肉，感受肌肉的紧张与松弛，以及身体的轻重、冷暖，达到放松效果。②注意力控制训练。通过注意力转移减轻疼痛，教导患者在特定时间内集中注意力于某一事件，随着注意力控制能力的提高，进一步引导患者进行注意力的转移。这对慢性疼痛患者尤为重要。

（二）药物治疗的护理

药物治疗是治疗疼痛基本、常用的方法，ICU 护士应遵医嘱正确给予镇痛药。在用药过程中，应注意观察病情，把握好用药时机，遵医嘱正确用药。用药后应评估并记录镇痛药的效果及其不良反应。对药物不良反应要积极处理，以免患者因不适而拒绝用药。在癌性疼痛治疗中，应遵循中华护理学会发布的《成人癌性疼痛护理》中推荐的标准。

（三）非药物治疗的护理

随着非药物干预措施在镇痛治疗中的广泛应用，ICU 护士应了解常见疼痛的常用非药物治疗方法，并对患者进行相应的指导及护理。

1. 物理镇痛的护理。

ICU 护士应掌握各种物理镇痛法的适应证、禁忌证及使用注意事项。例如，对于扭伤，不要想当然地给予按摩和热敷，因为扭伤后盲目按摩反而可能加重患处的损伤及皮下出血；扭伤早期热敷可能会增加血肿的严重程度。扭伤后 2 天内应冷敷，等肿胀缓解后才能热敷。未明确诊断的急性腹痛禁用热疗，热疗虽可减轻疼痛，但易掩盖病情真相。女性月经期应注意保暖，避免生冷、辛辣食品，以免发生痛经，一旦发生痛经，可采用热疗缓解疼痛。老年患者应慎用冷疗、热疗，尤其是认知功能障碍或局部感觉受损患者，应特别注意预防冻伤或烫伤。

2. 中医镇痛的护理。

中医镇痛常用于慢性非癌性疼痛的治疗。疼痛部位或附近有感染、严重出血性疾病或正在接受抗凝治疗、严重晕针的患者不宜使用针灸疗法。根据不同的针灸疗法，针灸局部 1~2 天内不能接触水。

3. 经皮神经电刺激疗法的护理。

经皮神经电刺激疗法对急性疼痛、慢性疼痛和神经性疼痛均有效。但该法禁用于带有心脏起搏器的患者，特别是带有按需型起搏器的患者更应注意，因为该方法的电流容易干扰起搏器的步调。同时，禁用于局部感觉缺失和对电过敏的患者。

（四）疼痛的心理护理

疼痛的心理护理主要指在护理过程中运用心理学的知识和方法，通过语言、表情、文字、图画、电影、电视等对患者施加影响，从而达到治愈或减轻疼痛的目的。

1. 减轻心理压力：紧张、忧郁、焦虑、恐惧、对康复失去信心等，均可加重疼痛的程度，而疼痛的加剧反过来又会影响情绪，形成恶性循环。患者情绪稳定、心境良好、精神放松，可以增强对疼痛的耐受性。ICU护士应以同情、安慰和鼓励的态度支持患者，与患者建立相互信赖的友好关系。只有当患者相信ICU护士是真诚地关心他，能在情绪、知识、身体等各方面协助其克服疼痛时，才会无保留地把自己的感受告诉ICU护士。ICU护士应鼓励患者表达疼痛时的感受及其对适应疼痛所做的努力，尊重患者对疼痛的行为反应，并帮助患者及其家属接受患者的行为反应。

2. 转移注意力和放松训练：转移患者对疼痛的注意力和放松训练可减少其对疼痛的感受强度，常采用的方法如下。

1）参加活动：组织患者参加其感兴趣的活动，能有效地转移其对疼痛的注意力，如唱歌、玩游戏、看电视、愉快交谈、下棋、绘画等。对患儿来说，ICU护士的爱抚和微笑、有趣的故事、玩具、糖果、游戏等都能有效地转移他们的注意力。

2）音乐疗法：用音乐分散患者对疼痛的注意力也是有效的方法之一。优美的旋律对降低心率、减轻焦虑和抑郁、缓解疼痛、降低血压等都有很好的效果。注意应根据患者的不同个性和喜好，选择不同类型的音乐。

3）冥想：让患者双目凝视一个定点，引导患者想象物体的大小、形状、颜色等，同时在患者疼痛部位或身体某一部位做环形按摩。

4）深呼吸：指导患者进行有节律的深呼吸，用鼻深吸气，然后慢慢从口中呼气，反复进行。

5）想象：指对特定事物进行想象以达到特定的正向效果。让患者集中注意力想象自己置身于一个意境或一处风景中，能起到松弛和减轻疼痛的作用。在做诱导性想象之前先进行规律性的深呼吸运动和渐进性的松弛运动效果更好。

3. 给患者提供心理支持十分重要，尤其是对癌性疼痛患者。ICU护士可采取如下措施：①告知患者及其家属，对疼痛的情绪反应是正常的，而且这将作为疼痛评估和治疗的一部分；②对患者及其家属提供情感支持，让他们认识到需要将对疼痛的感受表达出来；③告知患者及其家属总会有可行的办法来有效地控制疼痛和其他令人烦恼的症状；④必要时帮助患者获得治疗并提供相关信息，教会患者应对技能以缓解疼痛，增强个人控制能力。

（五）疼痛的舒适护理

通过护理活动促进舒适是减轻或解除疼痛的重要护理措施。鼓励患者阐述自我感受，鼓励并帮助患者寻找保持最佳舒适状态的方式，提供舒适整洁的病床单位、良好的采光和通风设备、适宜的室内温湿度等都是促进舒适的必要条件。此外，在进行各项护理活动前，给予清楚、准确的解释，并将护理活动安排在镇痛药显效时限内，确保患者所需物品伸手可及等，均可减轻患者的焦虑、促使患者身心舒适，从而有利于减轻疼痛。

（六）疼痛的健康教育和随访

根据患者实际情况，选择相应的健康教育内容。一般应包括说明疼痛的定义、疼痛解决方法、疼痛对身心的损害作用；解释疼痛的原因和诱因；教导使用评估疼痛工具、鼓励患者与医生和 ICU 护士交流疼痛的情况、指导减轻或解除疼痛的各种技巧等。

1. 指导患者客观准确地描述疼痛。

指导患者客观准确地描述疼痛的性质、部位、持续时间、规律，并指导其选择适合自身的疼痛评估工具。当患者表达受限时，采用表情、手势、眼神或身体其他部位示意以利于医护人员准确判断。告诉患者应客观地向医护人员讲述其疼痛的感受，既不能夸大疼痛的程度，也不要忍耐。

2. 说明用药。

说明镇痛药的用药方法、最佳用药时间、剂量、不良反应及应对方法，以使药物达到理想的镇痛效果。

3. 指导患者正确评价镇痛效果。

指导患者正确评价接受治疗与护理措施后的效果。以下表现均可表明疼痛减轻：①一些疼痛的征象，如面色苍白、出冷汗等减轻或消失；②对疼痛的适应能力有所增强；③身体状态和功能改善，自我感觉舒适，食欲增加；④休息和睡眠的质量较好；⑤能重新建立一种行为方式，轻松地参与日常活动，与他人正常交往。

4. 指导患者出院后的注意事项和随访。

指导疼痛患者居家护理的注意事项，指导患者爆发痛的自我护理知识和技巧，鼓励并指导患者填写疼痛日记，交代按时复诊。对需要随访服务的疼痛患者，建立随访信息并定期随访。

（七）镇痛效果的评估与记录

在对疼痛程度的认知上，患者和医护人员间会存在一定的认知差异，医护人员判断的疼痛程度往往比患者自我感觉的轻。

1. 镇痛效果的评估。

镇痛效果的评估是有效缓解疼痛的重要步骤，包括对疼痛程度、性质和范围的再评估及对治疗效果和治疗引起的不良反应的评估。镇痛效果评估的主要依据是患者的主诉，但在临床实践中，患者的情况有时会给镇痛效果评估带来障碍，如患者不报告疼痛或表达有困难等，此时镇痛效果评估要注意患者的客观指征，如呼吸、发声、面部表情、行为的改变、躯体变化等。镇痛效果评估可采用百分比量表法及四级法进行量化。

1）百分比量表法：让患者在一条直线上表明疼痛减轻程度的百分数。

2）四级法：①完全缓解，疼痛完全消失。②部分缓解，疼痛明显减轻，睡眠基本不受干扰，可正常生活。③轻度缓解，疼痛有些减轻但仍感到明显疼痛，睡眠及生活仍受干扰。④无效，疼痛症状无减轻。

当镇痛效果定量评估存在困难时，可使用疼痛程度的评估工具如数字分级评分法进行对比评估。

2. 镇痛效果的记录。

镇痛效果的记录是疼痛护理实践的重要组成部分。镇痛效果的记录方法有多种，大致可分为两类，即由 ICU 护士完成的住院患者的护理记录和由门诊患者完成的自我镇痛效果的记录。ICU 护士在护理病历中的入院评估单、护理记录单、特护记录单或疼痛护理单内记录患者的疼痛情况。记录内容包括疼痛评估工具的评估结果，应突出疼痛的时间、程度、部位、性质，镇痛方法和时间、效果，疼痛缓解程度及疼痛对睡眠和活动的影响等方面。有些疾病的镇痛效果的记录需要有一定的连续性，如癌性疼痛、风湿性疼痛等；有些疾病的镇痛效果的记录只需要短期的评估和记录，如术后、创伤后、产后疼痛等。

评估、记录患者疼痛与疼痛管理质量有关。ICU 护士与其他医护人员最大的区别在于，ICU 护士与患者在一起的时间最多，24 小时守护在患者身边，施以全身心的照顾，往往可最先了解患者的各种不适症状。ICU 护士在与患者交流的过程中，通过语言沟通或观察患者的面色、体态及各项生命体征等客观表现，判断疼痛是否存在及疼痛的部位、性质、程度，并制定相应的护理措施。对于正在接受疼痛治疗的患者，ICU 护士还有责任观察镇痛效果、有无不良反应，然后根据实际情况决定是否报告医生。

（八）疼痛控制标准

疼痛控制在什么水平会比较理想，不同的患者也有很大的个体差异，不同类型的疼痛对疼痛控制需求不一样，同一类型疼痛因疾病发展阶段不同其控制需求也各异。普遍认同的规律是：以数字分级评分法为例，创伤后、术后等急性疼痛，当数字分级评分法评分≤5 时，ICU 护士可选择护理权限范围内的方法镇痛，并报告医生；当数字分级评分法评分≥6 时，ICU 护士应报告医生，给予有效镇痛。癌性疼痛患者要求应用三阶梯镇痛法使患者达到夜间睡眠时、白天休息时、日间适当活动时基本无痛。疼痛控制标准是疼痛管理中的重要概念之一。

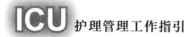

第三节 ICU 患者的情绪管理

ICU 患者中常常有意识清醒的患者，患者意识清醒并不代表他们病情轻。对于意识清醒患者，ICU 护士除了监测患者的病情及生命体征变化，完成治疗及护理措施，还要关注患者的情绪变化。ICU 护士无法直接观测患者内在的感受，但是能够通过患者外显的行为或生理变化来进行推断，通过交流及指导，患者的消极情绪可以转变为积极情绪，有利于患者理智地对待消极情绪，让患者积极配合治疗和护理，有利于恢复健康。

一、情绪的概念

情绪是个体对外界刺激的主观的、有意识的体验和感受，具有心理和生理反应的特征。情绪管理是对个体和群体的情绪感知、控制、调节的过程，情绪无好坏之分，一般只划分为积极情绪、消极情绪，包括喜、怒、忧、思、悲、恐、惊七种。

二、ICU 患者情绪的影响因素

1. 患者方面的因素：因疾病造成身体的不适，对疾病的认知差，人际关系紧张。
2. 家庭方面的因素：对患者的关爱程度不够，对疾病的预后悲观，表现出不积极的态度。
3. 医护人员方面的因素：工作繁忙，忽略患者心理、生理的需求，技术水平差，交流沟通及服务不到位。
4. 化学因素：镇静药、麻醉药、肌松剂的使用。
5. ICU 的特殊性：环境封闭，患者没有家属陪伴，日夜灯光刺激，仪器设备多、噪声大，医疗护理技术操作多、费用高，同病房患者抢救或死亡等。

三、ICU 患者常见的情绪表现

在 ICU 患者中，疾病引起的身体不适、痛苦是普遍存在的，情绪的表现因人而异，多为愤怒、恐惧、悲哀、孤独、绝望、害怕，有的出现不配合治疗及护理、拒绝交流沟通等行为。

四、意识清醒患者的情绪管理措施

1. 对意识清醒患者，医护人员要帮助其认识情绪的来源，提高患者处理情感的能力；帮助患者放松身体，疏导情绪；鼓励患者适当表达自己的情绪；协助患者以适宜的方式纾解、调控情绪。
2. 在患者家属方面，医护人员及时了解他们对患者疾病的认知程度和期望值，鼓励患者家属做好患者的思想工作，给予患者最好的照顾。
3. 医护人员在工作中要做好如下措施。

1）环境管理：病区保持清洁、整齐、安静，必要时可以调整为单间或开地灯，保证患者休息。

2）做口头（床边）交接班与查房时，要考虑患者的心理感受，做各项操作要告知目的及注意事项。

3）工作中注意保护患者隐私，尽可能使用隔帘，避免同病房抢救及死亡患者的影响。

4）将意识清醒患者与昏迷患者分开，内科患者与外科患者分开。

5）加强交流沟通，注意观察患者的表情，了解患者的心理活动及需求、对疾病的认知程度，按照 PDCA 循环步骤，及时评估，根据情况调整措施，可以用心理暗示法、注意力转移法、适度宣泄法、交往调节法，起到缓和、抚慰、稳定情绪的作用。

6）保护患者隐私，加强对疾病相关知识的宣教，正确落实医护人员的技术操作、护理措施。

4. 在有条件的情况下，请心理医生会诊，在心理医生的帮助下，使患者克服消极情绪。

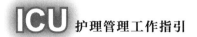

第四节　ICU 患者的人文关怀

人文关怀就是关注人的生存与发展，是关心人、爱护人、尊重人，是社会文明进步的标志。在临床医疗护理中，人文关怀是文化护理的核心。

一、ICU 患者的特点

ICU 是收治全院危重症患者的特殊病房，ICU 患者由于病情复杂、严重，生理功能状态差，且面对昼夜不停的监护、抢救、噪声及全封闭式的管理，易产生特殊的心理反应和需求。因此，ICU 患者在治疗疾病的同时更需要得到关心和爱护，更需要沟通和理解，使之在一个舒适的环境中顺利度过危险期，这就要求 ICU 护士不仅要具备扎实的理论基础和娴熟的护理技术，还要有全新的人文关怀理念，才能和患者建立良好的护患关系并进行有效沟通，满足患者的心理需要，使其能积极配合治疗，以达到最佳的治疗效果。

二、掌握患者具体的心理需求，尊重患者隐私

ICU 病房作为医院抢救各类危重症患者最为关键、集中的场所，其环境特殊，实行无陪护管理，大部分的患者会出现无助、紧张、焦虑的消极情绪，大大制约着患者的护理配合度，影响着患者的心理状态。鉴于此，需要 ICU 护士向患者全面地讲解病房内外的环境及相关的医疗对策，在抢救其他患者的过程中，ICU 护士需要做到"四轻"，尽可能地缓解患者的消极情绪；还需要时刻强调对患者的隐私、生命价值的尊重，最大限度地避免暴露患者，两床间应用床帘相隔，给患者构建一个独立空间；在患者需要亲情的情况下，尽量满足，彻底缓解其心理上的恐惧、陌生，确保患者主动融入护理、治疗工作中。

三、做好术前关怀，有效改造、优化 ICU 病房的整体环境

在病情允许的情况下，向患者提供杂志、报纸，为患者构建一个放松、温馨的住院环境；将日常用品（被子）换成患者平常常用的颜色；将患者的角度适当调整，使其能够看到在病房外的家属。

在护理过程中应把每位昏迷患者视为清醒患者来对待，做每项护理操作前都应轻声呼唤其姓名，告诉他要做什么治疗、做这项治疗的目的、有可能产生什么不适、需要他怎么配合，做完后还应鼓励表扬患者；病房床边提供播放器播放家人亲切的话语及患者平时喜爱的音乐，调查发现音乐刺激不但能增加脑部血流，还可影响神经递质的水平，从而促进意识水平的提高；ICU 护士可采取朋友般倾诉式的沟通，与之分享自己的快乐和忧愁；治疗时注意隐私的保护，尽量减少身体暴露，必要时予以屏风遮挡。

四、强化和患者及其家属的交流、沟通

与患者主动、积极地交流，一旦发现患者的喜好、需求，展开必要的心理辅导，告知患者实际的疾病恢复情况，强化患者的治疗自信心。针对一些有特殊心理需求的患者，可以适当延长家属陪同时间，增加探视次数；针对一些病情难以根治的患者，ICU 护士需要在进行沟通时，切实观察患者的情绪变化，提供人文关怀。及时将诊治情况、实际病情通报给患者、患者家属，最大限度地尊重患者、患者家属的诊治决定权、知情权，讲解费用清单，讲解诊疗项目的重要性。

五、出 ICU 时的人文关怀

在离开 ICU 病房时，需要医生、ICU 护士共同护送患者到普通病房，将护栏拉起，在这个过程中注意保暖，将患者平稳搬动，向患者、患者家属讲解注意事项，多加鼓励，告知患者尽早下床活动的意义。

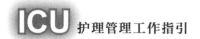

第五节　ICU 患者的安全管理

　　患者的安全是医疗护理工作中的重要内容，是指在医疗保健过程中为预防对患者造成不必要的伤害而采取的必要的防范措施。患者的安全是以患者为中心，从思想认识、管理制度、工作流程、医疗护理行为及医院环境、设施、医疗仪器设备等方面是否存在安全隐患进行考虑，采取必要措施，防范患者在医疗护理全过程中发生意外伤害。ICU 护士应明白安全管理的重要性，具有评估影响个体及环境安全的知识和能力，在护理工作的各个环节把好安全关，努力为患者提供一个安全的治疗和休养环境，以满足患者的安全需要。

一、影响患者安全的因素

（一）患者因素

　　1. 年龄。年龄影响个体对周围环境的感知能力和理解能力，因而也影响个体采取相应的自我保护行为。如新生儿与婴幼儿需依赖他人的保护；儿童正处于生长期，好奇心强，喜欢探索新事物，易发生意外伤害；老年人各种器官功能逐渐衰退，也容易受到伤害或发生意外伤害。

　　2. 疾病状态。疾病可致个体身体虚弱、行动受限而发生跌倒，严重时影响人的意识，使之失去自我保护能力而更易受伤；免疫功能低下者易发生感染；任何一种感觉障碍，均会妨碍个体辨别周围环境中存在或潜在的危险因素而使其易受到伤害，如白内障患者因视物不清，易发生撞伤、跌倒。

　　3. 心理因素。心理因素在一定程度上可影响患者的安全。如焦虑、抑郁或其他情绪、精神障碍可使个体因注意力不集中而无法警觉环境中的危险因素，易受到伤害或发生自伤、自残等情况。

（二）医护人员因素

　　医护人员因素通常指医护人员素质或数量方面的因素。医护人员的素质包括思想政治素质、职业素质和业务素质等。例如，ICU 护士是护理措施的主要执行者，因而ICU 护士整体素质的高低、人员配备是否符合标准要求直接影响患者安全，充足的人员配备有利于及时满足患者的基本需求和病情监测，但当 ICU 护士专业素质未达到护理职业的要求时，就有可能因行为不当或过失，造成患者身心伤害。

（三）医院环境因素

　　医院的基础设施、设备性能及物品配置是否完善规范，也是影响患者安全的因素。医院的患者安全文化是患者安全的重要组织行为保障。熟悉的环境能使人较好地与他人进行交流和沟通，从而获得各种信息与帮助，增加安全感；反之，陌生的环境易使人产生焦虑、害怕、恐惧等心理反应，因而缺乏安全感。

（四）诊疗方面的因素

针对患者病情而采取的一系列检查与治疗，是帮助患者康复的医疗手段。但一些特殊的诊疗手段，在发挥协助诊断、治疗疾病及促进康复作用的同时，也可能会给患者带来一些不安全的因素，如各种侵入性检查与治疗、外科手术等均可能造成皮肤的损伤及潜在的感染。

二、患者安全需要的评估

医院中可能存在物理性、生物性、化学性安全影响因素，如各种医用气体、电器设备、放射线、致病性微生物及化学药品等。因此，ICU护士应及时评估医院中是否有现存的或潜在的影响患者安全的因素，同时还要评估患者的自我保护能力及其影响因素，及时采取防护措施，确保患者处于安全状态。对患者安全需要的评估可分为以下三个方面。

（一）患者方面

1. 意识是否清楚，精神状态是否良好，是否有安全意识，警觉性如何。
2. 是否因年龄、身体状况或意识状况而需要安全协助或保护。
3. 感觉功能是否正常，是否舒适，是否能满足自己的需要。
4. 是否有影响安全的不良嗜好，如吸烟等。
5. 是否熟悉医院环境等。

（二）诊疗方面

1. 患者是否正在使用影响精神、感觉功能的药物。
2. 患者是否正在接受氧气治疗或冷疗、热疗。
3. 患者是否需要给予行动限制或身体约束。
4. 病房内是否使用电器设备，患者床旁是否有电器用品。

（三）环境方面

1. 医疗区域光线是否充足。
2. 地面是否干燥防滑。
3. 活动区域是否无障碍物。
4. 床单位及设施是否功能良好。

在评估患者的安全需要后，ICU护士应针对具体情况采取预防保护措施，为患者建立和维护一个安全舒适的环境。

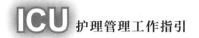

三、医院常见的不安全因素及其防范

（一）物理性损伤及其防范

物理性损伤包括机械性损伤、温度性损伤、压力性损伤及放射性损伤等。

1. 机械性损伤。常见有跌倒伤、坠落伤、撞伤等。跌倒和坠床是医院最常见的机械性损伤原因。机械性损伤的防范措施如下。

1）在患者入院或转科时，应用跌倒风险临床判定法或使用 Morse 跌倒风险评估量表对患者进行跌倒风险评估。若住院期间出现病情变化、使用高跌倒风险药物、跌倒后、跌倒高风险患者出院前，应再次评估。根据评估结果采取预防措施。

2）昏迷、意识不清、躁动不安患者及婴幼儿患者易发生坠床等意外，应根据患者情况使用床栏或其他保护具加以保护。

3）年老体弱、行动不便的患者行动时应给予搀扶或其他协助。日常用物、呼叫铃放在患者方便取用的位置，以防取放物品时因失去平衡而跌倒。

4）病区地面要采用防滑地板，做好防滑警示，并注意保持整洁、干燥；室内物品应放置稳固，移开暂时不需要的器械，减少障碍物；通道和楼梯等进出口处应避免堆放杂物，防止磕碰、撞伤及跌倒伤。

5）病区走廊、浴室及卫生间应设置扶手，供患者步态不稳时扶持。浴室和卫生间应设置呼叫系统，以便患者在需要时寻求援助，必要时使用防滑垫或安放塑料靠背椅。

6）用导管、器械进行操作时，应遵守操作规程，动作轻柔，防止损伤患者皮肤黏膜；妥善固定导管，注意保持引流通畅。

7）对精神障碍患者，应注意将剪刀等器械妥善放置，避免患者接触而发生危险。

2. 温度性损伤。常见有热水袋、热水瓶所致的烫伤；冰袋、制冷袋等所致的冻伤；各种电器，如烤灯、高频电刀等所致的灼伤；易燃易爆品，如氧气、乙醚及其他液化气体所致的各种烧伤等。温度性损伤的防范措施如下。

1）ICU 护士应用冷疗和热疗时，应严格遵守操作规程，注意听取患者的主诉及观察局部皮肤的变化，做好交接班，如有不适应及时处理。

2）对于易燃易爆品应强化管理，并加强防火教育，制定防火措施，ICU 护士应熟练掌握各类灭火器的使用方法。

3）医院内的电路及各种电器设备应定期进行检查、维修。对患者自带的电器设备，如收音机、电剃须刀等，使用前应进行安全检查，并对患者进行安全用电的知识教育。

3. 压力性损伤。常见的有因躯体局部长期受压所致的压力性损伤、因石膏或夹板固定过紧形成的压力性损伤等。压力性损伤的防范措施详见相关内容。

4. 放射性损伤。主要由放射性诊断或治疗过程中处理不当所致，常见有放射性皮炎、皮肤溃疡坏死，严重者可致死亡。放射性损伤的防范措施如下。

1）在使用 X 线或其他放射性物质进行诊断或治疗时，应正确使用防护设备。

2）尽量减少患者不必要的身体暴露，保证照射区域标记的准确。正确掌握放射性治疗的剂量和时间。

3）保持照射区域皮肤的清洁、干燥，且防止皮肤破损，应避免一切物理性刺激（用力擦拭、搔抓、摩擦、暴晒及紫外线照射等）和化学性刺激（外用刺激性药物、肥皂擦洗）等。

（二）化学性损伤及其防范

化学性损伤通常是由药物使用不当（如剂量过大、次数过多）、药物配伍不当，甚至用错药物引起。化学性损伤的防范措施如下。

1. ICU 护士应熟悉各种药物应用知识，严格执行药物管理制度和给药原则。

2. 给药时，严格执行"三查八对"，注意药物之间的配伍禁忌，及时观察患者用药后的反应。

3. 做好健康教育，向患者及其家属讲解安全用药的有关知识。

（三）生物性损伤及其防范

生物性损伤包括微生物和昆虫对人体的伤害。病原微生物侵入人体后会诱发各种疾病，直接威胁患者的安全。生物性损伤的防范措施如下。

1. ICU 护士应严格执行消毒隔离制度，严格遵循无菌操作技术原则。

2. 加强对危重症患者的护理，增强患者的免疫功能。

3. ICU 护士应采取有力措施消灭医院内各种昆虫并加强防范。

（四）心理性损伤及其防范

心理性损伤是由各种原因所致的情绪波动、精神受到打击引起。患者对疾病的认知和态度、患者与周围人的情感交流、医护人员对患者的行为和态度等均可影响患者的心理状态，甚至会导致患者心理性损伤的发生。心理性损伤防范措施如下。

1. ICU 护士应重视患者的心理护理，注意自身的行为举止，避免传递不良信息，造成患者对疾病治疗和康复等方面的误解，从而引起情绪波动。

2. 应以高质量的护理行为取得患者的信任，提高其治疗信心。

3. 与患者建立良好的护患关系，帮助患者与周围人建立和睦的人际关系。

4. 对患者进行有关疾病知识的健康教育，并引导患者采取积极乐观的态度对待疾病。

四、保护具的应用

临床护理工作中，在评估患者的安全需要后，对意识模糊、躁动、行动不便等具有安全隐患的患者，ICU 护士应综合考虑患者及其家属的生理、心理及社会等方面的需要，采取必要的安全措施，如使用保护具、辅助器等，确保患者安全，提高患者的生活质量。

保护具（protective device）是用来限制患者身体或身体某部位自由活动，以达到维护患者安全目的的各种器具。

（一）适用范围

1. 儿童患者因认知及自我保护能力尚未发育完善，尤其是未满 6 岁的儿童，易发生坠床、撞伤、抓伤等意外或不配合治疗等行为。

2. 坠床发生风险高者，如麻醉后未清醒、意识不清、躁动不安、失明、痉挛或年老体弱者。

3. 实施某些眼科特殊手术者，如白内障摘除术后患者。

4. 精神病患者，如躁狂发作、自伤及自残者。

5. 易发生压力性损伤者，如长期卧床、极度消瘦、虚弱者。

6. 皮肤瘙痒者，包括全身或局部瘙痒难忍者。

临床工作中，应评估患者是否需要约束。需要约束时，应遵循使用原则。

（二）使用原则

1. 知情同意原则。应告知患者、监护人或委托人约束的相关内容，共同决策并签署知情同意书。紧急情况下，可先实施约束，再行告知。

2. 最小化约束原则。当约束替代措施无效时才实施约束。

3. 患者有利原则。保护患者隐私及安全，对患者提供心理支持。

4. 随时评价原则。约束过程中应动态评估，医、护、患三方应及时沟通，调整约束决策。评价依据如下。

1）能满足保护具使用的基本要求，患者安全、舒适，无血液循环障碍、皮肤破损、坠床、撞伤等并发症或意外伤害发生。

2）患者及其家属了解保护具使用的目的，能够接受并积极配合。

3）各项检查、治疗及护理措施能够顺利进行。

第六节　ICU 患者家属的管理

一、ICU 患者家属管理的目的

1. 适应责任制整体护理的要求，为患者提供全面、全程、人性化的护理服务，提升患者及其家属满意度。

2. 对 ICU 患者家属实行人性化管理，做好与家属的沟通，给予家属关心、帮助，尽量减轻其经济负担。

3. ICU 患者病情多变、死亡威胁及不确定性等对其家属的心理可造成破坏性的影响，甚至持续数年。ICU 护士被认为是满足 ICU 患者家属需求的主要人员，重视 ICU 患者家属的心理健康问题，满足其合理需求，充分发挥 ICU 患者家属对患者的支持作用，将有利于危重症患者康复。

二、ICU 患者家属常见的心理问题

（一）焦虑和抑郁

ICU 患者病情危重，会对患者家属产生强烈的情感冲击，他们存在不同程度的焦虑和抑郁，主要表现为经常感觉疲劳和睡眠质量差，如难以入睡、多噩梦、夜惊等。

（二）急性应激障碍和创伤后应激障碍

ICU 患者家属容易发生急性应激障碍（acute stress disorder，ASD），具体表现为情感麻木、茫然，对周围认知能力降低，出现现实解体、人格解体、解离性失忆等，一般病程不超过 1 个月。若 ICU 患者家属在经历患者死亡后，有延迟出现和持续存在的急性应激障碍症状，时间如超过 1 个月且影响日常生活，可考虑发生了急性创伤后应激障碍（post traumatic stress disorder，PTSD）。病程在 3 个月以上的称为慢性创伤后应激障碍。

（三）恐惧和紧张

ICU 患者生命随时面临威胁，同时 ICU 的环境也让家属感到陌生，因此容易产生恐惧心理。病情的危重性和探视制度限制了家属与 ICU 患者的有效接触与感情交流，使家属与 ICU 患者不能充分沟通，易产生紧张情绪。

（四）否认和愤怒

当被告知患者病情严重或下病危通知单时，部分 ICU 患者家属常常否认疾病的严重性，或心存侥幸心理。家属把 ICU 当成挽救患者生命和治愈疾病的主要场所，寄予了过高的期望，但是当治疗效果与其期望不相符时，常表现为不理解，甚至愤怒而言行

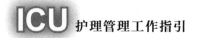

过激。

目前常用访谈法及量表法对 ICU 患者家属的心理需求进行客观评估。访谈法以咨询者提问、与被访谈者讨论的方式，获取所需信息，对家属的各种症状给出准确的反应并能正确有效判断。量表法亦可对 ICU 患者家属心理问题的出现频率和严重程度给予量化评估。

三、ICU 患者家属心理问题的处理

1. 良好的沟通。有超过 1/3 的 ICU 患者家属存在抑郁症状，症状的出现与其心理应激障碍发生有很强相关性，尤其是信息获取、病情保证等心理需求不能被满足时。在与 ICU 患者家属接触时，应使用通俗易懂的语言尽量及时、详细地向其介绍诊治相关情况，确保家属获取信息的渠道畅通，帮助家属正确认识患者疾病的严重性及诊治结果，避免其出现消极情绪。

2. 家庭参与。ICU 的环境相对封闭，限制陪护及探视，患者及其家属易产生不良情绪，导致患者及其家属情感需求更加强烈。因此，应创造条件鼓励家属共同参与患者的治疗和康复过程，提升家属自身的价值感，减少家属不良情绪的产生。但在家属参与患者的临床决策时，应注意其复杂性和个体化，避免决策、选择给家属带来的心理压力。

3. 服务管理制度人性化。ICU 患者家属对 ICU 的陌生环境容易产生恐惧心理，因此在制定 ICU 管理制度时应注意考虑将 ICU 患者家属的心理风险降到最低程度。常用措施如下。

1）定时安排 ICU 患者家属与医生、ICU 护士交流。

2）设立专门的、安静温馨的谈话环境。

3）创造整洁的家属休息区域。

4）在特殊情况下，灵活安排探视时间。

5）注重与家属的沟通，ICU 对患者采取封闭式管理，ICU 患者家属不能随时探视和陪护，造成 ICU 患者家属对患者在 ICU 内的情况感到迷茫。责任护士要在适当时间给家属进行宣教，告知谁是主管医生、责任护士，他们的职称、经验水平等，以及 ICU 探视制度、消毒隔离制度。让 ICU 患者家属对患者病情及时了解，尊重他们的知情同意权。告知如何与医护人员配合，以及休息的地方，让 ICU 患者家属紧张的情绪得到一些缓解。

6）适度人性化的探视。ICU 都有严格的探视制度、固定的探视时间，目的是让患者得到安静全面的治疗和监护，避免过多的干扰，让患者能充分休息。为了更好地提升服务质量，提高患者及其家属的满意度，在做好消毒隔离工作的同时，为患者及其家属提供更人性化的服务，采取原则性和灵活性相结合的方法，考虑到患者及其家属的特殊情况提供特别的探视安排，让患者及其家属的满意度大大提高。

7）给予 ICU 患者家属关心、安慰、帮助。ICU 中患者常病情危重，虽然大部分患者经过努力能逐渐好转康复，然而，有些病情即使有最先进的技术和医护人员最大的努力，也不能达到理想的效果。这时 ICU 患者家属势必存在各种不同程度的心理问题，

如焦虑、恐惧、悲观、抑郁，甚至对医护人员产生敌对心态、出现人际关系敏感和不信任。此时做好 ICU 患者家属的心理护理就显得十分的重要，ICU 护士要及时对 ICU 患者家属进行安慰、解释，让 ICU 患者家属能正确应对，不要有过激行为。

（1）对于 ICU 患者家属，要安抚家属情绪，及时讲解病情变化，指引家属配合医护人员的工作，让家属感觉到自己也能为患者做一些力所能及的工作，得到一些心理上的安慰。指引家属要注意休息和饮食，保重身体，为患者逐渐康复做好准备。

（2）当患者病情好转，转到普通病房后，家属会有更多的工作要做（陪伴、准备营养可口的饭菜等）。医护人员要了解家属的需求，尽量满足其合理需求，必要时请相关职能部门协助解决。让家属知道，他们的亲人在医院里不仅受到医护人员的精心治疗和护理，医院所有人员也在关注他们。让他们感到被重视的同时，也感到被尊重，消除他们的恐惧和不信任，使其积极配合医护人员的工作。

4. 规范收费，杜绝过度治疗，减轻家属经济负担。ICU 患者医疗费用昂贵是多数家属担心的问题。ICU 护士一定要规范收费，换位思考，站在家属的角度理解他们，尽量不增加医疗费用。必须给患者使用昂贵、特殊药物、器材前要充分向家属做好解释工作，并签署知情同意书。每天都要将费用清单交给家属，使家属对每天的费用有一个清晰的了解。对家属提出的疑问要执行首问负责制度，不能因为不属于自己所管患者或自己不清楚就不管，家属提出的问题必须给一个满意的答复。

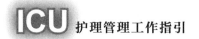

第七节　ICU 探视管理

ICU 患者需要 24 小时不间断的严密监测、护理和强化治疗，要依靠各种仪器和药物维持生命，且生命体征不稳定，身上可能会保留多种侵入性管道，免疫功能低下。家属的陪护和频繁探视会影响患者休息，增加患者的痛苦，不利于疾病的康复。从人性化角度出发，ICU 设立了特定的探视制度，家属可以在规定时间内探视，同时和医护人员沟通了解病情。

一、探视管理的含义

探视管理指医院对探视行为进行管理和规范的一种管理方式，涉及探视时间、探视人员、探视频率、探视方式等方面的具体管理措施和规定。

以下是医院探视管理的具体详细含义。

1. 探视时间管理：医院会设定探视时间段，明确规定探视的具体时间，确保患者的休息和治疗时间。医院可能会根据患者的病情和治疗计划，制订不同的探视时间方案。

2. 探视人员管理：医院会明确规定探视人员的身份和资格要求，只允许特定的家属或亲友探视。一般情况下，探视人员需要进行登记和身份验证，以确保他们与患者的关系和探视目的真实有效。医院可能会限制探视人数，以避免过多人员进入病房造成拥堵和不便。

3. 探视频率管理：医院会限制探视频率，是为了避免过多的探视对患者造成困扰和压力，同时也保证医院正常运作。医院可能会根据患者的病情和治疗进展，灵活调整探视频率。

4. 探视方式管理：医院可能会规定探视的方式，包括探视时间长度、探视的具体区域、探视的方式（如面对面、电话、视频等）。这是为了确保患者和探视人员的安全和舒适，同时也考虑到医院的治疗流程和设施条件。医院可能会提供特定的探视区域或设备，以方便患者和探视人员的交流和互动。

二、ICU 患者家属须知

1. 新入 ICU 患者的陪送家属应在病房外休息区等候，医护人员对 ICU 患者安置处理妥当后会与家属及时谈话，以便了解患者既往病情和治疗情况，并进行相关告知及签署有关医疗、护理文书。为保证 ICU 患者的安全，防止医院感染的发生，ICU 患者禁止陪护。除规定时间外，谢绝探视。

2. 家属需要将联系方式告知医护人员，并保持电话畅通，以便医护人员随时联系家属并告知患者的病情变化和治疗护理需要。所有的护理工作由 ICU 护士完成。

3. 探视时间限制：ICU 设立探视制度，每天允许半小时的探视时间，每次最多允许 2 人进入病房。探视人员需要按照医院的感染控制要求着装，进入病房前需要洗手、换鞋或穿鞋套、穿隔离衣。其他探视人员需要在室外等候。有呼吸道感染的患者和儿童不宜探视，探视结束后需要洗手。

4. 家属应该保持秩序和礼仪，尊重医院的规定和其他患者的权益，以确保患者能够获得安全和有效的治疗。不要大声喧哗、吸烟或在病房内吃东西。在探视时间内可向值班医生及 ICU 护士询问患者的病情及治疗情况，避免大声喧哗。

5. 家属应听从医护人员指导，不得随意搬动患者，不能谈论有碍患者健康和治疗的事宜。应协助医护人员做好患者的思想工作。不能擅自翻阅病历及各项记录单，如需了解病情，由医护人员进行介绍。

6. 家属需要自行保管患者随身携带的贵重物品，不要将其留在病房内，以免造成不必要的损失。为患者准备在 ICU 期间的生活用品。除治疗需要外，鲜花、水果等食物不能带入病房。

7. 如果患者有特殊习惯或需要注意的事项，如食物或药物过敏等，家属需要及时告知医护人员，以便医护人员更好地诊治和护理。

8. 如有特殊情况（如抢救患者、治疗性操作等），可能会中断或推迟家属的探视时间，请给予充分的理解和配合。

9. 患者病情稳定后，医生将与家属联系是否转到相关的专科病房继续治疗。

三、医护人员须知

1. 门口接待人员在接待患者家属时应主动迎接，同时检查其着装是否符合规范，包括检查是否穿着适当的衣物和鞋子，以及是否遵守医院的感染控制要求，如洗手、戴口罩等。

2. 床旁责任护士在接待家属时应主动做自我介绍，并简要介绍患者的护理情况和病情。床旁责任护士可以向家属解释患者的用药情况，并与家属沟通患者的病情分析和预后，如果需要更详细的讨论，可以安排主管医生与家属沟通。

3. 医护人员在与家属的沟通中，应通过简要的交谈了解家属的心理状况，并给予同情、安慰和鼓励。医护人员应与家属建立良好的关系，以取得家属的信任和支持。

4. 在探视期间，医护人员需要根据患者的病情和治疗计划，做好相应的治疗和护理工作，包括监测患者的生命体征、给予药物、更换输液等，确保患者的安全和舒适。

5. 对于患者家属带入的贵重物品，医护人员需要详细记录并进行交接，包括记录物品的名称、数量和描述，并与家属签署相关的物品交接单，以确保物品的安全和追溯。

6. 探视时间结束时，医护人员应委婉地请家属离开病房。可以向家属说明探视时间已经结束，需要给患者提供充分的休息和治疗空间，以及可能的探视时间再安排等。医护人员需要以礼貌和耐心的态度与家属沟通，确保家属理解并配合。

第六章　ICU 病区管理

随着护理模式的转变，临床护理工作由责任制向整体护理不断转变，护理的内涵也不断丰富，对病区管理质量提出了新挑战。护士长应重视病区环境、药品、仪器设备与物资的管理，患者及陪护人员的管理等，及时消除安全隐患，为患者提供安全、安静、舒适的诊疗环境，确保病区药品、仪器设备与物资能满足临床诊疗及抢救的需要，保障患者安全。

第一节　ICU 病区环境管理

一、ICU 病区环境管理的含义

ICU 病区环境管理指在 ICU 病区中，为保障患者、医护人员和环境的安全，采取一系列措施和管理手段来预防和控制疾病的传播，防止意外伤害的发生，提高病区的整体环境质量。

ICU 病区环境管理的含义包括以下几个方面。

1. 传染病控制：对患者、医护人员和环境进行有效的感染控制，如采取手卫生、消毒、隔离等措施，防止病原体的传播。

2. 病区清洁与消毒：保持 ICU 病区环境的整洁与清洁，定期进行消毒和清理工作，防止细菌、病毒等病原体的滋生和传播。

3. 安全管理：制定和执行安全管理制度和规范，保障患者和医护人员的人身安全，预防和控制意外伤害的发生，如防火、防盗、防跌倒等措施。

4. 废物管理：对医疗废物进行正确的分类、收集、储存和处理，确保医疗废物不对环境和人体健康造成污染和危害。

5. 设备管理：对病区内的医疗设备进行定期维护和检修，确保设备的正常运行和安全使用。

6. 病区安全教育：开展病区安全教育和培训，提高医护人员的安全意识和应急能力，增强他们对病区环境管理的重视和执行力度。

二、ICU 病区环境管理的重要性

1. 保障护理质量：病区环境管理能够为患者提供一个安全、卫生和舒适的环境，

为护理工作提供良好的基础。在干净、整洁和有序的环境中，ICU 护士能够更好地开展工作，提高护理质量。同时，通过预防和控制交叉感染、提供安全的设备和器材等措施，能够减少医疗事故和意外伤害的发生，保障医疗护理措施的安全性和可靠性。

2. 促进护理效果：在安静的环境中，患者能够更好地入睡和恢复，有利于护理效果的提高。同时，通过控制病区的温度、湿度和噪声等环境因素，能够减轻患者的不适感，提高患者的满意度和护理效果。

3. 提高 ICU 护士工作满意度：病区环境管理能够为 ICU 护士提供一个良好的工作环境，对于提高 ICU 护士的工作满意度非常重要。在安全、卫生和舒适的环境中，ICU 护士能够更好地开展工作，减少工作压力和疲劳感。同时，通过提供安全的设备和器材，减少操作风险和事故的发生，能够增强 ICU 护士的工作信心和满意度。

4. 有效管理资源：病区环境管理需要对病区设备和物资进行管理和维护，能够有效地管理资源，提高资源利用效率。ICU 护士可以更好地掌握和利用病区设备和物资，提高工作效率和护理质量。同时，通过合理的资源配置和使用，能够降低护理成本，提高医院的经济效益。

5. 提高患者及其家属的满意度：一个安全、舒适、温馨的病区环境可以提供更好的护理体验，增强患者及其家属对医院护理工作的信任和满意度。

三、护士长对 ICU 病区环境的分区管理

（一）患者环境角度

护士长在 ICU 病区环境管理中，可以根据患者的需求和特点，对患者环境进行划分，以提供安全、舒适和适宜的护理环境。

1. 病房区域：将患者按照病情和治疗需求划分到不同的病房。可以根据患者的病种、感染状态、年龄等进行分类，以提供相应的护理服务和治疗条件，如感染病房、儿科病房等。

2. 隔离区域：对于有传染病或感染风险的患者，可以设立隔离区域，以防止疾病的传播。隔离区域可以包括单人隔离病房或隔离区，确保患者与其他患者、医护人员保持一定的距离，减少感染风险。

3. 护理观察区域：对需要进行密切观察和监测的患者，可以设立护理观察区域，包括高危患者护理观察区域、术后患者护理观察区域、危重症患者护理观察区域等。在护理观察区域，医护人员可以提供更加频繁和细致的护理和监护，以及必要的生命体征监测和医疗干预。

4. 客观评估区域：对于需要进行客观评估和定量观察的患者，可以设立客观评估区域，包括疼痛评估、营养评估、心理评估等。在客观评估区域，可以提供相应的评估工具和设备，以便医护人员进行准确的评估和记录。

5. 患者活动区域：为患者提供适当的活动和休闲空间，包括走廊、休息室、阳台等。在这个区域，可以提供适当的座位、娱乐设施和活动项目，以促进患者的康复和心理健康。

（二）医护人员环境角度

护士长在 ICU 病区环境管理中，可以根据医护人员的职责和工作需求，对医护人员的环境进行划分，以提供一个适宜的工作环境。

1. 护士工作区域：这是护士长和 ICU 护士日常工作的核心区域。该区域通常包括护士站、护理办公室和护士工作台等。护士长可以安排工作站的布置，确保工作站设备齐全、工作区域整洁有序。护士长还可以制定工作区域的工作流程和规范，确保 ICU 护士能够高效地开展工作。

2. 医生办公区域：这是医生进行诊断和治疗工作的区域。该区域通常包括医生办公室、会诊室和病历室等。护士长应确保医生办公区域的设备和工具齐全，提供必要的医疗资料和病历信息，以便医生能够准确地进行诊断和治疗。

3. 药品和物资管理区域：这是管理药品和物资的区域。该区域通常包括药房、药品储存室和物资存储室等。护士长可以负责药品和物资的采购、储存和管理，确保药品和物资的安全和有效使用。护士长还可以制定药品和物资管理的标准和流程，确保药品和物资的质量和库存的合理控制。

四、ICU 病区环境管理的措施

影响 ICU 病区环境管理的因素有人员、环境及设施、流程，具体的管理措施如下。

（一）人员的管理

1. 对医护人员的管理，详见第四章"ICU 护理人力资源管理"相关内容。
2. 对患者的管理，详见第五章"ICU 患者及家属的管理"相关内容。
3. 对后勤人员的管理，详见第四章"ICU 护理人力资源管理"相关内容。
4. 对陪护人员的管理，详见第五章"ICU 患者及家属的管理"相关内容。

（二）环境及设施的管理

1. 病房环境管理。

1）床铺的管理：要保持病床床单平整洁净，患者的床铺符合患者的需求，如为术后患者应准备麻醉床，患者离床活动应备暂空床；盖被应符合季节需求或患者需求，患者觉得冷可以备厚棉被，患者觉得热可以备空调被；被套适宜、枕头充实、棉胎无外漏等。

2）床头柜的管理：有安全放置水瓶的位置，有挂毛巾的挂杆，挂放位置方便患者拿取；有设置上锁设施以便患者存放贵重物品；有挂垃圾袋的挂钩；有放置经常使用物品的侧柜，卧床患者可以随手拿取。

3）医疗槽的管理：医疗槽上负压装置、吸氧装置、电源、呼叫铃、床头灯处于备用状态，有醒目的标识告知患者及其家属不要随意触动医疗槽上的设施，特别是负压装置、吸氧装置和电源。病房要有其他的电源设施供患者及其家属充电，并设置相关的安全和提醒标识。

4）洗手间的管理：洗手间是患者最易发生意外伤害的场所，很多患者跌倒都发生在洗手间，要重点关注此环境。洗手间标识要清晰，如冷热水的标识、紧急呼叫铃的设置与标识、防滑标识。洗手间一般应设有标本放置架、扶手、紧急呼叫铃、输液的挂钩等设施。

5）病房内通道的管理：要确保病房内通道通畅，不堆放杂物。墙壁上应设有扶手供患者行走时使用，设有夜灯供夜间照明，确保走廊地面干净整洁，空气清新。

2. 治疗室管理。

治疗室是 ICU 护士进行治疗准备活动的场所，其设置是否合理、管理是否到位直接影响 ICU 护士的工作质量。确保治疗室的环境整洁、空气符合医院感染管理要求、物品取放合理。"五常法"的使用是 ICU 护士长必须关注的。

1）"五常法"：常整理、常整顿、常清扫、常清洁、常自律。

（1）常整理：将工作场所的所有物品区分为有必要与没有必要的，除了有必要的留下来，其他的都清除掉。

（2）常整顿：将留下来的有必要的物品依规定位置摆放，并放置整齐，加以标识。

（3）常清扫：将工作场所内看得见与看不见的地方清扫干净，保持工作场所干净、亮丽。

（4）常清洁：维持常整理、常整顿、常清扫的成果。

（5）常自律：每位成员养成良好的习惯，并遵守规则，培养主动积极的精神。

2）空气的管理：治疗室的空气十分关键，虽然很多医院已经开设了静脉用药配置中心，但是 ICU 内还有一些需要临时配置的液体，空气不达标会影响液体配置的质量，进而影响患者的健康。因此，治疗室必须有空气净化装置，定时清洁，并定期进行空气采样培养。

3）物品的放置管理：治疗用物品要进行分类和定点放置，各个区域的物品有明显的标识。经常使用的物品、急救物品、特殊物品要放置在随手可拿的地方，并且标识清晰醒目。

3. 其他环境的管理。

1）阳台：应有防护网以防意外伤害或患者自杀。

2）污物间：各种污物标识清晰，有明显的警示标识，如"非工作人员请勿入内"等。

3）健康教育室：设有相关专科疾病的宣传栏、宣传资料供患者阅读。

（三）流程管理

好的流程可以帮助护士长管理科室，护士长应对与本病区环境因素相关的流程指引进行评估，对于不符合要求的流程，组织 ICU 护士集体讨论。流程是用来执行的，执行者是 ICU 护士，因此制定者也应该是 ICU 护士。例如，一位患者发生了跌倒，护士长应该组织 ICU 护士讨论目前流程存在的问题，并制定相关的措施以防止类似意外伤害的发生。

1. 基本流程管理。

1）入院流程管理：制定并执行入院流程，包括患者登记、入住、健康评估等流程。护士长还应该与接待部门和医护人员协作，确保入院流程的信息传递和协调。

2）护理流程管理：护士长需要管理和优化护理流程，以提高护理效率和质量。制定并执行护理流程的标准和操作规范，包括护理计划、护理记录、护理操作等。护士长还应该与医生和其他 ICU 护士协作，确保护理流程的顺畅和协调。

3）医嘱执行流程管理：护士长需要管理和监督医嘱的执行流程，以确保患者得到正确和及时的治疗。制定并执行医嘱执行的标准和程序，包括医嘱的核对、执行、记录等。护士长还应该与医生和药房协作，确保医嘱执行的准确性和安全性。

4）患者转运流程管理：制定并执行患者转运流程的标准和操作规范，包括患者的转运准备、转运设备的准备、转运过程的监督等。护士长还应该与医生和其他 ICU 护士协作，确保转运流程的顺畅和安全。

5）突发事件处理流程管理：护士长需要与团队一起制定并执行突发事件处理流程，以应对突发事件和紧急情况，应该确保团队成员熟悉应急预案的内容和操作流程，并定期进行演练和培训。护士长还应该与团队成员密切合作，及时处理和应对突发事件，以保障病区的安全和稳定。

2. 制定管理目标。ICU 病区环境管理目标为安静、清洁、整齐、舒适、安全，同时要将 ICU 病区环境因素导致患者意外伤害的风险降到最低。管理目标的制定要与科室的实际环境要求相结合，要与医院的要求相一致，同时也要与专科的发展相适应，满足自己专科患者的需要，通过循证建立管理集束及支持导向流程（support oriented process，SOP），确立合理目标，制定保障措施，明确任务及责任。

3. 持续质量改进。任何一个流程都是通过持续质量改进的方式不断完善和改进的。对于 ICU 病区环境管理，ICU 应使用"五常法"：常整理、常整顿、常清扫、常清洁、常自律。管理者通过不定时的督导，发现各个环节中的问题，反思各个流程的可行性、合理性，通过集体讨论，制定更加合理的流程，从而进入 PDCA 循环模式管理 ICU 病区环境。

第二节　ICU 病区药品管理

一、ICU 病区药品管理的含义

ICU 病区药品管理指在 ICU 病区中，对药品的采购、储存、配发、使用和监控等环节进行有效的管理，以确保药品的安全、有效和合理使用，保障患者的用药安全。

ICU 病区药品管理的含义包括以下几个方面。

1. 药品采购：根据病区的需要，选择合适的药品供应商，进行药品的采购工作。采购药品应符合相关法规和规范，确保药品的质量和合理价格。

2. 药品储存：对病区内所需的药品进行储存管理，包括药品的分类、分区、标识和储存条件的控制。药品储存区域应符合卫生要求，避免交叉污染和药品损坏。

3. 药品配发：根据医嘱和患者的需要，进行药品的配发工作，确保患者按时、按量用药。配发药品时应核对药品名称、规格、数量等信息，避免错误配发。

4. 药品使用：医护人员在使用药品时应按照医嘱和规范操作，确保药品的正确用法和用量。同时，要加强对患者的药品教育，告知患者药品的正确使用方法和注意事项。

5. 药品监控：对病区内的药品使用情况进行监控和评估，包括药品的消耗情况、药品不良反应的报告和处理等。通过监控，可以及时发现和解决药品管理中的问题，提高药品使用的安全性和效果。

6. 药品信息管理：建立和维护药品信息数据库，包括药品的名称、规格、价格、供应商等信息。通过信息管理，可以方便查询和管理药品，提高工作效率和准确性。

二、护士长在 ICU 病区药品管理中的作用

护士长需要对病区药品进行管理，以确保患者的用药安全和药品的合理使用。药品管理包括药品采购、存储、配发、使用和废弃等方面。

1. 药品储存管理：护士长需要确保药品的存储安全和有效性。制定并执行药品储存的标准和操作规范，包括药品的分类、标识、包装和储存条件等。护士长还应该定期检查和维护药品储存设施，确保其符合药品的要求和安全标准。

2. 药品配发管理：护士长需要管理和监督药品的配发工作，确保患者得到正确和及时的药品治疗。制定并执行药品配发的标准和程序，包括药品的核对、配发记录和交接等。护士长还应该与药房和医护人员协作，确保药品的准确配发和使用。

3. 药品使用管理：护士长需要管理和监督药品的使用，以确保用药安全和合理性。制定并执行药品使用的标准和操作规范，包括药品的剂量、给药途径、用药时间等。护士长还应该提供药品的相关信息和指导，如用药禁忌、不良反应等，以帮助医护人员正确使用药品。

4. 药品废弃管理：护士长需要管理和监督药品的废弃处理，以防止药品的滥用和

环境污染。制定并执行药品废弃的标准和程序，包括废弃药品的收集、封存、销毁等。护士长还应该与药房和环保部门协作，确保废弃药品的安全处理和环境保护。

三、ICU 病区药品管理措施

1. 基数药品管理：基数药品应保持一定数量，以便抢救患者时的应急使用，工作人员不得擅自取用。应指定专人负责基数药品的领药、退药和保管工作，并每天进行清点，用后及时补充。

2. 麻醉药品和第一类精神药品管理：麻醉药品和第一类精神药品严格执行交接班制度，专人管理，并存放在专柜内加锁。应确保登记记录无漏登、误登，并严格控制麻醉药品和第一类精神药品的使用和存放。

3. 抢救药品管理：抢救药品应固定存放在抢救车内，按照"四定、三无、二及时、一专"的原则进行管理。抢救药品应有清晰的标签，每天检查，严格执行交接班制度，按效期由近至远分类排序放置。

4. 药品存放和管理：所有药品应分别存放，保管人应定期检查、清点药品并记录。特殊及贵重药品应单独存放并加锁，需要冷藏的药品应按要求存放在冰箱内。已启用的药品应注明启用日期和时间，并有专人每天监测、记录储存室温度。

5. 高危药品管理：氯化钾、高浓度氯化钠、钙剂、肌松剂等高危药品应单独存放，并醒目标记。药品存放离地、离墙，避免阳光直射。

6. 注射剂管理：注射剂安瓿上的印字应清晰，无脱落。

7. 药品核对和双人签名：在药品配发和使用过程中，应进行药品核对，确保药品的准确性和一致性。对于高危药品或特殊药品，应实施双人签名制度，确保用药的安全性和追溯性。

8. 药品过期管理：应建立药品过期管理制度，定期检查药品的有效期，并及时清理和替换过期药品。过期药品应按照规定的程序处置，确保不会被错误使用或误用。

9. 药品灭菌和消毒：对于需要灭菌或消毒的药品，应确保按照规定的程序处理，以保证药品的无菌性和安全性。应定期检查药品灭菌和消毒设备的有效性，并记录检查结果。

10. 药品教育和培训：应定期组织药品教育和培训活动，向医护人员传授药品管理的知识和技能，提高他们的药品安全意识和操作水平。另外还应提供药品相关的培训材料和资源，供医护人员参考和学习。

11. 药品监测和评估：应建立药品监测和评估机制，定期收集和分析药品使用情况的数据，并根据评估结果制定改进措施，提高药品管理的效果和质量。

12. 药品安全意识培养：应加强对药品安全的宣传和教育，提高医护人员药品安全意识。建立报告机制，鼓励医护人员及时报告药品相关的不良事件和事故，以促进药品安全管理的改进和学习。

四、ICU 常用注射药物用药规范

ICU 患者在治疗过程中经常会使用微量泵给药，药物配制的浓度、泵速都有具体、

严格的要求。为保证临床用药安全，此处将 ICU 常用注射药物进行汇总，并规范使用方法。

（一）镇静药

ICU 常用镇静药见表 6-1。

表 6-1　ICU 常用镇静药

药物名称	作用	规格	用法用量	不良反应
咪达唑仑注射液（力月西）	中效镇静药	5mg/5mL	负荷剂量：0.03～0.30mg/kg；20mL＋30mL 生理盐水静脉泵入；50mL 以 0.04～0.20mL/(kg·h) 的速度静脉泵入	较常见的不良反应：嗜睡、幻觉；负荷剂量可引起呼吸抑制、血压下降，尤其是血流动力学不稳定的患者
盐酸右美托咪定注射液（艾贝宁）	镇静、镇痛	200μg/2mL	4mL＋46mL 生理盐水静脉泵入	低血压、心动过缓、口干（对于清醒患者相对较安全）
丙泊酚注射液（1%）	重症监护患者接受机械通气时的镇静	500mg/50mL	50mL 静脉泵入	诱导期可出现暂时性呼吸抑制、心动过缓、低血压、恶心；3 岁以下儿童不推荐使用
丙泊酚注射液（2%）		50mL/1g	50mL 静脉泵入	
丙泊酚中/长链脂肪乳		50mL/1g	1g 静脉泵入	

（二）镇痛药

ICU 常用镇痛药见表 6-2。

表 6-2　ICU 常用镇痛药

药物名称	作用	规格	用法用量	不良反应
盐酸吗啡注射液	镇痛	5mg/0.5mL 10mg/1.0mL	5～10mg 静脉注射	呼吸抑制，瞳孔缩小如针尖、视物模糊或复视，便秘，排尿困难，直立性低血压，嗜睡，头晕，恶心、呕吐等
枸橼酸芬太尼注射液	强效镇痛药	0.1mg/2mL	0.2mg＋46mL 生理盐水静脉泵入	负荷剂量后可在用药后 3～4 小时出现迟发的呼吸抑制

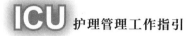

（三）高浓度电解质药

ICU 常用高浓度电解质药见表 6－3。

表 6－3　ICU 常用高浓度电解质药

药物名称	作用	规格	用法用量	不良反应
氯化钾注射液（10%）	补钾	每支 10mL	30mL＋20mL 生理盐水中心静脉泵入； 尿量在 30mL/h 以上考虑补钾，每天＞3g，溶液浓度≤0.3%（即 500mL 载液中加入的 10%氯化钾注射液不能超过 15mL）； 严禁外周小静脉推注、泵入	静脉滴注浓度较高、速度较快或静脉较细时，易刺激血管，引起疼痛
氯化钠注射液（10%）	补钠	每支 10mL	30mL＋20mL 生理盐水中心静脉泵入； 严禁外周小静脉推注、泵入	输液过多、过快可导致水钠潴留，引起水肿、血压升高，严重致高钠血症，甚至出现左心衰竭

（四）急救药

ICU 常用急救药见表 6－4。

表 6－4　ICU 常用急救药

药物名称	作用	规格	用法用量	不良反应
盐酸多巴胺	治疗休克、低血压、心功不全	20mg/2mL	200mg/kg＋30mL 生理盐水静脉泵入	药液外渗引起局部组织坏死，过量时可出现血压升高、心律失常
多巴酚丁胺	治疗休克、低血压	20mg/2mL	200mg/kg＋30mL 生理盐水静脉泵入	急性肺水肿、心动过速、外渗致组织坏死、心律失常
去甲肾上腺素	心搏骤停复苏后的血压维持	2mg/1mL	4mg＋48mL 生理盐水静脉泵入	可致心率增快，药液外渗可使局部组织坏死
异丙肾上腺素	治疗心源性休克、感染性休克、房室传导阻滞、心搏骤停	1mg/2mL	1mg＋48mL 生理盐水静脉泵入	口干、心悸
阿托品	缓解内脏绞痛，麻醉前给药，散瞳，治疗心率过缓、有机磷中毒，抗休克	0.5mg/1mL	每次 0.5mg 静脉注射或静脉推注	口干、心率增快、瞳孔轻度扩大

药物名称	作用	规格	用法用量	不良反应
肾上腺素	治疗过敏性休克、支气管哮喘、心搏骤停	1mg/1mL	每次 0.5～1.0mg 肌内注射或静脉推注	心悸、头痛、震颤，过量可致血压升高、心律失常

（五）降压药

ICU 常用降压药见表 6－5。

表 6－5　ICU 常用降压药

药物名称	作用	规格	用法用量	不良反应
硝酸甘油	降血压，也可用于冠心病心绞痛的治疗	5mg/1mL	20mg＋46mL 生理盐水静脉泵入；扩冠剂量：0.5mL/h 静脉泵入	低血压的表现：头痛、面红
乌拉地尔（亚宁定）	治疗重度高血压、高血压危象	25mg/5mL	200mg＋10mL 生理盐水静脉泵入	心悸、头痛、烦躁、上胸部压迫感及呼吸困难
硝普钠	适用于其他降压药物无效的高血压危象，如高血压脑病等的降压	每支 50mg	50mg＋5％葡萄糖溶液；单通路避光泵入，且必须有 5％葡萄糖溶液作为载液匀速静滴，避免静脉推注	—
尼卡地平（佩尔）	手术时异常高血压的紧急处理、高血压急症的治疗	2mg/2mL	50mg 静脉泵入	麻痹性肠梗阻、低氧血症、肺水肿、呼吸困难

（六）强心药

ICU 常用强心药见表 6－6。

表 6－6　ICU 常用强心药

药物名称	作用	规格	用法用量
去乙酰毛花苷（西地兰）	治疗心功能不全、心律失常	0.4mg/2mL	0.4～0.6mg＋5％葡萄糖溶液稀释至 10～20mL 后缓慢静脉推注，或静脉滴注（通常不得少于 20 分钟）
利多卡因	适用于室性心律失常；床旁气管切开、大静脉置管等的表面麻醉	40mg/2mL	1.0～1.5mg/kg，作为首次负荷剂量静推 2～3 分钟，必要时 5 分钟可重复 1 次，每小时总用量不超过 300mg
盐酸艾司洛尔	心房颤动、心房扑动时控制心率，治疗窦性心动过速	0.2g/mL	1g＋40mL 生理盐水静脉泵入

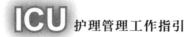

药物名称	作用	规格	用法用量
盐酸胺碘酮	治疗严重的室性心律失常	0.15g/3mL	0.3g＋5％葡萄糖溶液 44mL 静脉泵入

（七）激素类药

ICU 常用激素类药见表 6-7。

表 6-7　ICU 常用激素类药

药物名称	作用	规格	用法用量
地塞米松	各种过敏性疾病、严重感染和中毒、系统性红斑狼疮、恶性肿瘤患者的治疗，危重症患者抢救	5mg/1mL	每次 5~10mg
甲泼尼龙	主要用于急性肾上腺皮质功能不全、手术休克等患者的抢救，亦可用于免疫抑制	每支 40mg、80mg、500mg	根据医嘱剂量静脉滴注
注射用甲泼尼琥珀酸钠		—	400mg＋生理盐水 100mL 静脉滴注

（八）扩容药

扩容药适用于各种手术、外伤的失血、休克等患者的补液。

1. 胶体液。常用低分子量右旋糖酐注射液、羟乙基淀粉注射液、聚明胶肽注射液、琥珀酰明胶注射液。

2. 脱水利尿药。

1）甘露醇：起效快，作用时间短，30 分钟达高峰，作用可维持 4~6 小时。通常 250mL 于 30 分钟内滴注完。此药外渗可致组织水肿、皮肤坏死。

2）甘油氯化钠：与甘露醇相比，本药起效慢，2 小时达高峰，降颅压作用可持续 6~8 小时，通常可与甘露醇交替使用。250mL 静脉滴注，滴注时间 1.0~1.5 小时。

3）呋塞米：规格 20mg/2mL。

4）托拉塞米：规格 10mg/2mL，静脉滴注或推注。

3. 肌松剂。ICU 常用肌松剂为维库溴铵、哌库溴铵，规格均为每支 4mg。

适应证：适用于横纹肌松弛、全麻时的气管插管及手术中的肌松、"人机对抗"等情况。

注意事项：使用时应给予患者机械通气、足量的镇静镇痛药，否则患者会有濒死感。使用时，应严密观察肌张力恢复情况（嘱患者用力握手等）。

（九）其他特殊药物

1. 替考拉宁。与脂肪乳类药物在同一通路输入时会发生反应。

2. 人纤维蛋白原/凝血酶原复合物。规格为每支 0.5g。使用前将本品及灭菌注射用水预温至 30~37℃。将本品加入预温的灭菌注射用水约 25mL，置 30~37℃水浴中，使本品全部溶解（切忌剧烈振摇以免蛋白变性）。用带有滤网装置的输液器进行输注，一般滴速维持在 60 滴/分左右。

3. 需单通路输注的药物。

1）伊曲康唑注射液：规格 25mL/0.25g。适用于真菌感染性疾病（如曲霉菌、念珠菌）。伊曲康唑须使用独立的静脉通路，输完此药必须更换输液器。

2）利奈唑胺注射液：规格 300mL/0.6g。适用于耐万古霉素革兰阳性菌引起的感染。

3）醋酸卡泊芬净：规格每支 50mg 或 70mg。适用于其他治疗无效或不能耐受的侵袭性曲霉菌感染。本品约需 1 小时静脉缓慢输注。

4）两性霉素 B：规格每支 25mg。本品可抑制真菌生长，用于治疗严重的内脏或全身真菌感染。本品不良反应较多，可有发热、寒战、头痛等。需避光输注，输液速度大于 6 小时。

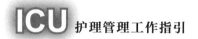

第三节 ICU病区仪器设备管理

一、ICU病区仪器设备管理的含义

ICU病区仪器设备管理是指对ICU病区内部的各种医疗仪器设备进行统一管理和维护的一系列活动。这些活动包括采购、安装、调试、维修、保养、更新、报废等，旨在确保ICU病区内的仪器设备能够正常运行，提供准确可靠的医疗服务。

具体来说，ICU病区仪器设备管理包括以下几个方面的内容。

1. 采购管理：根据医院的需求，制订采购计划，选择合适的供应商采购，并进行合同的签订和付款的管理。

2. 安装调试：确保仪器设备在正确的位置上安装，并进行相应的调试，使其能够正常运行。

3. 维修保养：定期对仪器设备进行维修保养，包括日常的清洁、校准、检修等，以保证仪器设备的正常工作状态。

4. 更新升级：根据科技发展和医疗需求变化，对已有仪器设备进行更新升级，以提高仪器设备的性能和功能。

5. 报废处理：对老化、损坏或不再使用的仪器设备进行报废处理，包括拆解、销毁、回收等，确保仪器设备的安全和环境保护。

二、ICU病区仪器设备管理制度

为确保ICU仪器设备正常运转并处于完好状态，为治疗患者提供物质保证，减少资源浪费，延长仪器设备的寿命，所有仪器设备应分类妥善放置，专人管理，正确使用，特制定以下制度。

（一）一般管理制度

1. 仪器设备需求评估：护士长需要与相关部门和团队合作，对ICU病区内的仪器设备需求进行评估和分析。根据护理工作的需求和ICU的特点，确定需要采购或更新的仪器设备，并进行合理的预算和计划。

2. 采购流程管理：护士长负责制定和执行仪器设备采购的流程和规范，包括编制采购计划、编写采购文件、组织供应商评选和谈判等。护士长需要确保采购过程透明、公正，并与采购人员和供应商进行有效的沟通和协调。

3. 仪器设备验收和入库：护士长需要制定明确的仪器设备验收标准和程序，确保新购仪器设备的质量和性能符合要求。护士长还需要组织验收小组，进行仪器设备的验收和性能测试，并确保仪器设备的正确入库和登记。

4. 仪器设备维护与保养：护士长需要制订仪器设备维护与保养计划，明确仪器设备的保养周期和内容。护士长要确保仪器设备维护和保养的工作落实到位，包括定期保养、日常清洁和消毒等。同时，护士长还要监督和协调仪器设备维修，确保仪器设备故障能够及时处理和修复。

5. 仪器设备使用培训：护士长负责组织和安排ICU护士的新仪器设备使用培训，培训内容包括仪器设备的操作方法、注意事项、安全使用和维护等。护士长还要定期进行仪器设备使用的回顾和巩固培训，以确保ICU护士对仪器设备的熟练操作和正确使用。

6. 仪器设备安全管理：护士长需要制定仪器设备安全管理制度和操作规程，确保仪器设备的安全使用，包括仪器设备的定期巡检、安全操作指导、故障的报修和处理等。护士长还要组织安全巡查和安全培训，提高ICU护士的安全意识和操作技能。

7. 仪器设备台账管理：护士长负责仪器设备台账的管理和维护，记录仪器设备的基本信息、购置情况、维修记录等。护士长要确保仪器设备台账的准确性和完整性，定期进行核对和更新。

（二）使用、保养制度

1. 使用规程：护士长需要制定仪器设备使用规程，明确仪器设备的正确使用方法和操作流程，包括仪器设备的开启和关闭步骤、操作注意事项、安全操作要求等。护士长要确保所有ICU护士都了解和遵守仪器设备使用规程，以确保仪器设备的安全和正常运行。

2. 保养计划：护士长需要制订仪器设备的保养计划，明确仪器设备的保养周期和保养内容，包括定期的清洁、消毒、润滑、校准等。护士长要确保保养计划得到落实，指导ICU护士按照计划进行仪器设备的保养工作。

3. 保养操作指导：护士长需要提供仪器设备保养操作指导，包括清洁方法、消毒程序、润滑要求等。护士长要确保ICU护士了解和掌握正确的保养操作技巧，并进行实际操作的演示和指导。

4. 保养记录和检查：护士长要求ICU护士在保养过程中进行详细的记录，包括保养日期、保养内容、操作人员等。护士长可以定期对保养记录进行检查和审核，以确保保养工作的质量和及时性。

5. 故障处理：护士长应要求ICU护士在发现仪器设备故障时及时报修，并记录故障情况和维修过程。护士长要确保仪器设备故障得到及时处理和修复，以避免仪器设备故障对护理工作的影响。

6. 培训和沟通：护士长需要组织仪器设备保养培训和交流会议，提高ICU护士的保养技能和知识水平。护士长要与维修人员及供应商保持有效的沟通和合作，及时了解仪器设备的保养需求和维修情况。

（三）更新制度

1. 评估和需求分析：护士长需要与相关部门和团队合作，对ICU内的仪器设备进行评估和需求分析，包括对现有仪器设备的性能和功能进行评估，了解仪器设备的使用情况和ICU的需求。护士长要根据评估结果，确定需要更新和更换的仪器设备。

2. 更新计划和编制预算：护士长根据评估和需求分析的结果，制订仪器设备更新计划和编制预算。更新计划包括更新的时间、范围和顺序，以及预算的分配和来源。护士长需要与财务部门和采购部门协调，确保更新计划和编制预算的制订和执行。

3. 供应商选择和谈判：护士长负责与供应商进行选择和谈判，以获取最适合的仪器设备。护士长要根据仪器设备的性能、品质、价格和售后服务等因素，选择可靠的供应商，并进行合同谈判和签订。

4. 采购和验收：护士长负责仪器设备的采购和验收工作，包括编制采购文件、组织供应商评选和谈判、确认仪器设备的规格和性能要求等。护士长要确保采购的仪器设备符合质量标准和需求，并进行仪器设备的验收和性能测试。

5. 更新和更换：护士长负责仪器设备的更新和更换工作。根据更新计划，护士长组织仪器设备的更换和安装，并进行仪器设备的调试和使用培训。护士长要确保新仪器设备的性能和功能符合要求，能够顺利投入使用。

6. 旧仪器设备的处理和报废：护士长负责旧仪器设备的处理和报废工作。根据医院的规定和法律法规，护士长要确保仪器设备的报废程序合法、规范，并进行相应的记录和报废手续。

7. 更新效果评估和反馈：护士长要定期评估更新后的仪器设备效果，了解仪器设备的使用情况和用户反馈。根据评估结果，及时调整和改进仪器设备更新制度，以提高仪器设备管理的效果和质量。

三、下列情况可申请更新仪器设备

1. 技术过时：随着科技的不断进步，新的仪器设备和技术不断涌现，旧仪器设备可能会逐渐过时。当旧仪器设备的技术性能无法满足当前的医疗需求，或无法与其他仪器设备或系统兼容时，可以申请更新。

2. 故障频繁：如果仪器设备频繁出现故障，导致使用效率低下、维修成本高昂，或无法保证仪器设备的安全性和可靠性，可以申请更新。频繁故障可能会对患者的治疗和护理产生负面影响，因此更新仪器设备是确保连续、高质量护理的必要措施。

3. 维修成本过高：当仪器设备的维修成本超过仪器设备的价值时，可以申请更新。维修成本包括维修材料、人工费用和停机时间等，如果这些成本超过仪器设备的实际价值，更新仪器设备可能更经济合理。

4. 功能需求变化：随着医疗服务的发展和患者需求的变化，可能需要更先进、更多功能的仪器设备来满足新的需求。比如，一些医学诊断仪器设备可能需要更新以提供更准确、更全面的检查结果。

5. 安全性和合规性要求：如果仪器设备无法满足新的安全性和合规性要求，比如无法满足辐射防护标准、无法满足电气安全要求等，可以申请更新。确保仪器设备的安全性和合规性是保障患者和医护人员安全的重要措施。

四、ICU常见仪器的使用操作

（一）多功能监护仪

1. 定义：多功能监护仪是能够对患者生理参数进行实时、连续监测的医疗仪器设备。

2. 目的：对生命体征不稳定患者进行监护。

3. 原理：主机由各种传感器物理模块和计算机系统构成，负责信号检测和处理，包括信号模拟处理、数字处理及信息输出。

4. 基本结构：由主机、显示器、各种传感器及连接系统等四部分组成。

5. 操作标准。

1）操作前准备。

（1）评估患者病情、意识状态及皮肤情况。对清醒患者，告知监护的目的及方法，取得患者合作。

（2）评估监护仪各功能是否良好。

（3）个人准备：仪表端正，服装整洁，洗手，戴口罩。

（4）用物准备：心电监护仪、电极片5个、75％乙醇、纱布、弯盘、无创血压袖带、笔、记录卡、洗手液等。

（5）环境准备：安静、无强光照射、无电磁波干扰。

2）操作步骤。多功能监护仪操作步骤见表6-8。

表6-8　多功能监护仪操作步骤

步骤	要点说明
1. 核对 医嘱及患者	确认患者
2. 接收 按"主菜单，接收患者"	选择患者类型和有无起搏
3. 脱脂 用75％乙醇将贴电极片部位和血氧饱和度指套连接部位脱脂后用纱布擦干	保证电极与皮肤表面接触良好
4. 贴电极片 将电极片按多功能监护仪标识贴于患者胸部正确位置，扣好患者衣扣，盖好被子	使电极片与皮肤接触良好，必要时避开除颤部位
5. 绑无创血压袖带，使测压标志压在肱动脉上	位置正确，松紧合适。选择合适的袖带
6. 安放血氧饱和度指套	—
7. 调报警上下限 根据患者实际监测数值调整报警上下限	上下限合适，不要以生理指标正常值作为上下限
8. 再次核对 床号、姓名，告知患者或家属注意事项	—

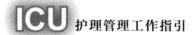

步骤	要点说明
9. 记录 监测数值、时间	注意观察电极片周围皮肤情况
10. 停止 向患者告知，取得合作。关多功能监护仪，取下电极片，观察局部皮肤情况，用干纱布擦净皮肤。协助患者取舒适体位，整理床单位，整理用物	整理导线，避免打结损伤
11. 洗手、记录停止监护时间	—

6. 注意事项。

1）各导线应与患者连接紧密，勿脱落。

2）安放电极片前须皮肤脱脂，避免干扰，各电极片位置安放正确。

3）无创血压袖带捆绑正确。

4）有创血压监测时，换能器须与心脏位于同一水平，肝素液冲洗或采血后应将传感器重新校零。

5）各参数报警上下限调节适当。

7. 维护和保养。

各导线用后均应擦拭消毒，仪器定时清洁；各导线不能打折；无创血压袖带没有捆绑在患者手臂上时，不能启动主机测量血压；发现故障应及时排除或报修。

（二）输液泵

1. 定义：输液泵是用于准确控制单位时间内液体输注量和输注速度的仪器。

2. 目的：准确、匀速、安全地给患者输注药物。

3. 原理：微型计算机控制步进电机带动偏心凸轮作用于蠕动排，使蠕动排以波动方式连续挤压输液管。

4. 基本结构：由微机系统、泵装置、检测装置、报警装置和输入及显示装置组成。

5. 操作标准。

1）操作前准备。

（1）评估患者病情、意识状态、皮肤情况及血管情况，向患者及其家属解释输液的目的及药物作用，取得合作，询问患者大小便情况。

（2）评估输液泵性能是否完好，将输液泵妥善固定在输液架上，连接电源，打开开关，处于备用状态。

（3）个人准备：仪表端正，服装整洁，洗手，戴口罩。

（4）用物准备：输液泵、输液器 2 套、止血带、小枕、弯盘、0.5％聚维酮碘或安尔碘、棉棒、医用胶布、一次性头皮针、液体和药物、病历、输液卡、洗手液、笔、手表、锐器盒、垃圾桶，必要时备网套、启瓶器等。

（5）环境准备：安静、无尘，适合无菌操作。

2）操作步骤。输液泵操作步骤见表6－9。

表6－9　输液泵操作步骤

步骤	要点说明
1. 核对 医嘱及患者	确认患者
2. 排气 检查输液器，插入液体并排气	使滴管的1/2～2/3充盈液体，对光检查无气泡，防止气体进入体内
3. 连接设定 将输液器置于泵的卡式管道内，设定总量、速度	卡式管道松紧合适
4. 静脉穿刺 协助患者取合适体位，备医用胶布。铺垫巾，扎止血带，消毒皮肤，再次检查输液管有无气泡，穿刺成功，按"启动"键，固定穿刺处，再次核对	"三查七对"
5. 观察 协助患者取舒适卧位，观察患者病情及有无输液反应，讲解注意事项	—
6. 输液结束 按"停止"键，关输液泵，拔针	输液泵用75%乙醇纱布擦拭，放置于清洁、干燥处备用
7. 整理用物洗手，记录	—

6. 注意事项。

1）特别注意观察穿刺部位有无液体渗漏。

2）使用一段时间后更换蠕动挤压部位。

7. 维护和保养。

首次使用前或长时间不使用后再次使用前，要将输液泵与交流电源连接，充电至少12小时。长期不使用，电池每月至少充放电1次。出现故障及时报修。定期清洁擦拭。

（三）微量泵

1. 定义：微量泵是一种给药量非常准确且给药速度缓慢或长时间流速均匀的仪器。

2. 目的：非常均匀地给患者输注药物。

3. 原理：微型计算机控制步进电机带动注射器推杆进行匀速直线运动，实现匀速推动注射器匀速给药。

4. 基本结构：泵、数据显示窗、数据输入键、功能键和注射器安全支架。

5. 操作标准。

1）操作前准备。

（1）评估患者病情、意识状态、皮肤情况及血管情况，向患者及其家属解释使用微量泵的目的及药物作用，取得合作。

（2）评估仪器性能是否完好，将微量泵固定在输液架上连接电源，打开开关，处于备用状态。

（3）个人准备：仪表端正，服装整洁，洗手，戴口罩。

（4）用物准备：微量泵、头皮针 2 个、20mL 或 5mL 注射器砂轮、止血带、小枕、弯盘、0.5%聚维酮碘或安尔碘、棉签、医用胶布、无菌纱布、无菌巾、液体和药物、病历、治疗卡、洗手液、笔、手表、锐器盒、垃圾桶等。

（5）环境准备：安静、无尘，适合无菌操作。

2）操作步骤。微量泵操作步骤见表 6-10。

表 6-10　微量泵操作步骤

步骤	要点说明
1. 核对 医嘱及患者	不能只核对一项
2. 抽取药物 检查药物，将药物抽入注射器内并核对，将注射器放入无菌巾内	在注射器上贴标签（注明床号姓名、药名、剂量、浓度、用法、加药时间），严格无菌操作
3. 核对患者	携用物至床旁，查对床号、姓名，协助取合适体位，备医用胶布
4. 连接设定 再次核对药液，连接延长管，排气，安装入泵，打开开关，调好速度	注意防止污染
5. 查对连接 确定无误后，消毒输液通路的肝素帽，将头皮针插入肝素帽内，用医用胶布固定，启动泵	患者、药物、泵入速度，"三查七对"
6. 交代及观察 协助患者取舒适卧位，观察反应及泵运行情况，讲解注意事项	协助取舒适卧位，整理床单位
7. 洗手记录	—
8. 注射结束 按"停止"键，关输液泵，拔针	核对患者，向患者告知，取得合作，按下"停止"键，揭去医用胶布，拔出头皮针，关电源
9. 整理用物	分类整理用物，分离针头放于锐器盒，洗手记录，微量泵用 75%乙醇纱布擦拭，放置于清洁、干燥处备用

6. 注意事项。

1）更换注射器前一定要排尽空气。

2）特别观察穿刺部位有无液体渗漏。

7. 维护和保养。

1）首次使用前或长时间不使用后再次使用前，要将微量泵与交流电源连接，充电至少 12 小时。长期不使用，电池至少每月充放电 1 次。出现故障及时报修。定期清洁擦拭。

2）使用完后将固定栓和推动柄复位。

（四）肠内营养泵

1. 定义：肠内营养泵是调节经胃肠道营养液流量的电子机械装置。

2. 目的：为患者准确均匀输注肠内营养液，减少胃肠道不良反应，减轻 ICU 护士工作量。

3. 原理：通过机械挤压作用，将喂养管内的肠内营养液以一定速度均匀地输注入胃肠内。

4. 基本结构：肠内营养泵包括泵座和泵两部分。泵座上有固定装置、电源接口和呼叫系统接口，泵表面有显示屏和功能键，泵侧面有泵门和拉杆。

5. 操作标准。

1）操作前准备。

（1）评估患者病情及治疗情况，胃（肠）管通畅情况。患者了解肠内营养泵的使用目的、操作过程及配合的相关知识，患者愿意配合。

（2）评估肠内营养泵的性能。

（3）个人准备：仪表端正，服装整洁，洗手，戴口罩。

（4）用物准备：肠内营养泵、电源线、专用泵管、肠内营养液、温水、空针、手套、纱布等。

（5）环境准备：整洁、安静、舒适。

2）操作步骤。肠内营养泵操作步骤见表 6-11。

表 6-11 肠内营养泵操作步骤

步骤	要点说明
1. 核对 医嘱及患者，取合适体位	确认患者，抬高床头 30°~45°
2. 检查 肠内营养泵性能及各功能键	确保仪器功能正常
3. 准备肠内营养液 接输注泵管并挂于输液架上，排尽泵管内的气体	肠内营养液温度适中，必要时用加热器加热
4. 开机自检	自检后，屏幕显示前次喂养所设定的参数
5. 安装 安装肠内营养输注管	按箭头标示方向将输注管上截流夹安放于泵的工作区，确保截流夹方向正确
6. 检查 胃（肠）管位置及通畅情况，将胃管与泵管连接	确认胃（肠）管位置：一抽、二听、三冲洗
7. 调节 输注总量及速度	根据患者的胃肠功能及要求调节
8. 启动 输注泵按"开始"键开始输注	观察患者反应、泵运作情况
9. 结束 输注完毕按"停止"键停止	关闭电源

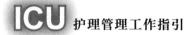

步骤	要点说明
10. 封闭胃管 将胃肠（管）与泵管分离，封闭胃管末端	脉冲式冲洗管道，防止堵塞
11. 整理床单位，整理用物	观察患者反应，听取患者主诉，清洁输注泵，消毒备用
12. 洗手，记录	记录肠内营养方式、速度、剂量、名称

6. 注意事项。

1）配置肠内营养液时应无菌操作，温度适宜。

2）输注前彻底排净空气。

3）喂养前检查胃管是否在胃内，确保在胃内方可喂养。

4）营养前、中、后用温水 20mL 脉冲式冲洗。

5）营养过程中，密切观察患者反应（腹胀、腹泻、恶心、呕吐等）、滴速、泵运行情况，及时处理各种报警，并做好记录。

7. 维护和清洁。

1）肠内营养泵放于阴凉干燥处，避免剧烈震动和阳光直射。

2）专人管理，建立使用登记、定期检查、保养维修制度。

3）肠内营养液滴注到机器上时，立即擦拭干净。

4）每周清洗 1 次，脏了随时清洁，清洁前应断开电源。

5）清洁后，启动或接通电源前应先干燥约 5 分钟。

8. 肠内营养泵报警显示、故障原因和处理方法见表 6-12。

表 6-12　肠内营养泵报警显示、故障原因和处理方法

警报显示	故障原因	处理方法
电池报警	显示插头符号（电池失效）	通知专业人员更换电池
	不显示插头符号：①泵座电源指示灯不亮；②泵座上电源指示灯亮	检查电源线是否连接，泵插入泵座位置是否正确
	泵和泵座上的电源有污垢	去污后晾干
空管报警	管路中有气泡	排除气泡
	传感器区域有污垢	去污后晾干
	输注管放置位置不正确	重新正确安装
输注管报警	输注管安装不准确	重新正确安装
	安装截流夹部位有污物	去污后晾干
堵塞报警	输注管或喂养管堵塞	检查冲洗

续表

警报显示	故障原因	处理方法
泵门未关	泵启动时泵门未关	关闭泵门
	启动后泵门打开	关闭泵门
	泵门从固定点松脱	重新固定
	泵门机械损坏	通知专业人员修理
系统错误	设备内部障碍	通知专业人员修理

（五）血气分析仪

1. 定义：血气分析仪是用于检测血液中的氧气、二氧化碳等气体的含量和血液酸碱度及相关指标的医学设备。

2. 目的：检测体内酸碱、血氧、二氧化碳及钾、钠等离子情况。

3. 基本原理：血气、电解质、酸碱成分三者相互影响、相互依赖，受电中性原理（即细胞外阴阳离子总量必须相等，各种酸碱成分比值必须适当）支配，机体血液 pH 值维持在 7.35~7.45。

4. 基本结构：主机由微电脑、显示器、电极、测试包、打印装置组成。

5. 操作标准。

1）操作前准备。

（1）评估血样标本是否合格。

（2）评估仪器性能是否完好，机器处于备用状态。

2）操作步骤。血气分析仪操作步骤见表 6-13。

表 6-13 血气分析仪操作步骤

步骤	要点说明
1. 选择血液样本种类	根据血液样本情况，按 "Arterial" 或 "Venous" 或 "Capillary" 或 "Other"
2. 准备进样	等待 2 秒并上下左右旋转血液样本且弃去第一滴血
3. 进样 将进样针插入注射器至接近底部	避免插入底部阻塞吸样针
4. 吸样 按 "OK" 键启动吸样，听到四次 "咩" 声，移开血液样本	避免吸入空气
5. 处理剩余血液样本 将血液样本丢弃入生物废品桶	禁止乱扔血液样本，避免血液滴出污染仪器外壳
6. 输入患者信息	必须输入体温和取血液样本时患者吸氧浓度
7. 等待自动打印	—

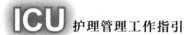

步骤	要点说明
8. 检查 有无错误项目及危急值	—
9. 登记 将患者床号、姓名登记在血气登记本上	方便核对

6. 注意事项。

1）血液样本要合格。

2）在输入患者信息时输入体温和吸氧浓度。

3）不能在关机时取出分析包。

4）出现故障时及时通知专业人员，禁止继续使用。

7. 维护和保养

1）专人管理仪器。

2）使用蘸水的湿布擦拭。

（六）心电图机

1. 定义：心电图机是用来记录心脏活动时所产生的生物电信号的仪器。

2. 目的：将心脏活动时心肌微动产生的生物电信号（心电信号）自动记录下来，为临床诊断和科研提供信息。

3. 原理：通过电板提取人体心电信号，经过导线传输至心电图主机，经过心电放大电路将心电信号放大后推动记录器工作而描绘出心电图曲线。

4. 基本结构：由电极、导线、主机、电源四部分组成。

5. 操作标准。

1）操作前准备。

（1）评估患者病情、意识状态及皮肤情况。对清醒患者告知检查的目的及配合方法，取得患者合作。

（2）评估仪器：心电图机各功能是否良好。

（3）个人准备：仪表端正，服装整洁，洗手，戴口罩。

（4）用物准备：心电图机、导电液、纱布、弯盘、笔、记录卡、洗手液等。

（5）环境准备：安静、无强光照射、无电磁波干扰。

2）操作步骤。心电图机操作步骤见表6-14。

表6-14　心电图机操作步骤

步骤	要点说明
1. 核对 医嘱及患者	确认患者，平卧位
2. 皮肤处理 清洁皮肤，涂导电液	减少干扰、伪差

步骤	要点说明
3. 安放电极 将电极按标识置于患者正确位置，盖好被子	使电极与皮肤接触良好，避开伤口
4. 描记心电图 1）打开电源开关 2）调节描笔位置 3）按定标键"ImV" 4）按"START"键 5）继续按定标键"ImV" 6）按"CHECK"键 7）按"LEADSELECTOR"键 8）继续按"LEADSELECTOR"键 重复上述操作，完成全部导联的心电图记录	按下"抗干扰"键 确认描笔在记录纸中央附近 描笔随着定标键的按动而做相应的摆动，记录纸走动 记录纸上可看到定标方波 观察有无伪差 使之由"TEST"向"Ⅰ"导联、"Ⅱ"导联转换
5. 撤除电极	动作轻柔
6. 关机切断电源，整理仪器	在记录纸上注明日期、时间、姓名、住院号及导联
7. 再次核对 床号、姓名，告知患者或家属注意事项	整理床单位
8. 洗手，记录	做好清洁工作，并做好仪器使用登记

6. 注意事项。

1）根据规定的操作程序操作。

2）使电极与皮肤密切接触。涂导电液或生理盐水，避免机电干扰。

3）正确安放常规十二导联心电图电极。

（1）四肢电极：右手红（R）、左手黄（L）、左脚绿（F）、右脚黑（RF 或 N）。

（2）胸电极。

V1 导联：红，安放在胸骨右缘第四肋间。

V2 导联：黄，安放在胸骨左缘第四肋间。

V3 导联：绿，安放在 V2 与 V4 连线的中点。

V4 导联：棕，安放在左锁骨中线与第五肋间。

V5 导联：黑，安放在左前线与 V4 平齐。

V6 导联：紫，安放在左中线与 V4 平齐。

7. 维护和保养。

1）各导线用后均应擦拭消毒，仪器定时清理。

2）发现故障应及时排除或报修。操作时勿将液体洒入机内，以免损坏机器。

3）机内装有电池盒，可定时充电，充电时间不超过 24 小时，以免缩短电池寿命。

4）机器避免高温曝晒、受潮、尘土或碰撞。盖好防尘罩。

5）使用完毕必须洗净电极。

6）导线的芯线或屏板层容易损坏，尤其是靠近两端的插头处，因此切忌用力牵拉或扭转。收藏时应盘成直径较大的圆盘或悬挂放置，避免扭转或锐角折叠。

（七）激活全血凝固时间监测仪

1. 定义：激活全血凝固时间（activated clotting time of whole blood，ACT）是在心脏手术体外循环时检查凝血时间的一项标定指标。监测 ACT 是防止术后凝血及血栓形成的重要措施。ACT 监测仪可用于心脏手术体外循环时 ACT 的测定及冠状动脉旁路移植手术、经皮冠状动脉腔内成形术（percutaneous transluminal coronary angioplasty，PTCA）、体外膜肺氧合（Extracorporeal Membrane Oxygenation，ECMO）、血液滤过、血管成形术患者的溶栓及肝素治疗时的 ACT 测定。临床单位可通过 ACT 的测定对患者进行监护和针对性治疗。

2. 意义：ACT 的正常参考值为（17.8±4.92）秒，其测定结果反映纤维蛋白原减少或纤维蛋白降解产物（fibrinogen degradation product，FDP）增多的情况。FDP 是继发性纤溶亢进的分子标志物，可用作静脉血栓治疗和肝素抗凝的用药指导和疗效观察，如弥漫性血管内凝血时 FDP 增高，所以 ACT 延长；当用肝素抗凝治疗时，血中肝素水平增高或类肝素抗凝物质存在时，如系统性红斑狼疮、肝病、肾病等，可使 ACT 延长，肝素抗凝治疗时 ACT 需控制在参考值的 4 倍以内。

3. 操作步骤。

1）打开 ACT 监测仪电源，指示灯亮。

2）试管放入 ACT 监测仪中预热 3～5 分钟，不能关闭试剂槽，温度在（37.0±0.5）℃。

3）抽取血液样本，将血液样本缓缓注入试管使量达到两线之间，不能将血液黏在黑色旗杆和试管壁上。

4）关闭试剂槽，等待测试。

5）测试结束后，试剂槽自动弹开，屏幕显示测得数值。

6）将试管弃去，用 1∶500 含氯消毒液擦净。

7）关闭电源。

4. 注意事项。

1）ACT 监测仪必须在配合的试管和（37.0±0.5）℃下工作才能得到正确的结果。

2）血液样本不能使用抗凝剂，需在离体后立即测定。

3）在测试之前应明确患者的诊断和用药的情况，当结果异常无法解释时，应按正常程序重新测定；结果仍然异常无法解释时，应将血液样本送检验室检测凝血酶原时间（prothrombin time，PT）。

4）ACT 监测仪使用中应避开易爆炸气体和麻醉药。

5）应将血液样本、用过的针筒视为具有潜在传染性污物进行处理。

6）在放入血液样本之前应轻弹试管底部，使活性剂悬浮。

（八）吊塔

1. 定义：吊塔指安装在楼板上，集医用气体、电源、网络终端和通信呼叫设备等为一体的组合装置。吊塔能够承载一个床单位所需的全部医疗仪器设备。

2. 目的。

1）仪器设备悬挂空中，为临床治疗和护理提供良好的空间。

2）电源及管道悬空布局，安全稳妥。

3）医疗护理操作方便灵活。

4）室内布局整洁有序，利于清洁卫生。

5）为患者创造良好的环境。

3. 基本结构。

1）桥架：起支撑作用。

2）湿段：配置升降灵活的输液架和输液泵架。

3）干段：可升降调节的医疗监护仪器平台。

4）医用气体终端通常设有氧气，负压吸引，压缩空气等。

5）各种气体压力表、电压表、电源保护开关、照明灯等。

6）多个多功能稳压的电源插座，根据需要尚可配备远程网络接口、电话接口、视频接口、数据接口、接地端子等。

7）治疗灯若干个，用于进行床边气管切开术等小手术。

8）刹车制动，储物篓、抽屉等。

以上主要结构和组成部分可根据临床实际需要自由组合。

4. 操作应用。

1）移动与固定：吊塔移动时，多采用刹车片，只需按下气体制动开关即可迅速移动至适当位置，松开气体制动开关即自动精确锁定位置。

2）升降：仪器平台升降多采用电动控制，操作时只需按下升降开关，即可在允许高度范围内升降。平衡式设计有利于保证仪器平台的水平和仪器安全。

5. 注意事项。

1）吊塔内部管线复杂，臂内包含可随吊塔移动的电缆接线、各种气体管道、通信呼叫网络连接等。因此，使用前应详细阅读随机说明书，并由专业人员对操作者进行专业培训指导。

2）操作者必须熟悉吊塔各结构组成和功能，确保正确操作、安全使用和急救、监护工作的顺利进行。

3）为避免在实际使用时接错接头，各出口端标示应明确清晰。

4）严禁在病房内吸烟。

6. 常见故障及处理方法。吊塔的常见故障及处理方法见表6-15。

表 6-15　吊塔的常见故障及处理方法

故障	处理方法
各连接结构之间不紧密，易松散	使用配套工具将关节处紧密连接
仪器平台承载过重	严格执行随机说明书的承载范围，合理选择所放置仪器的种类与数量
电源插座没有电源，氧供及吸引装置无反应	请专业人员详细检查各接口和臂内线路

7. 日常管理与维护、保养。

1）吊塔应设专人管理，正确保养，以保证正常使用。

2）每次使用后，应及时使用清水将污渍擦拭干净，严禁污渍残留，以免细菌、灰尘滞留，引起交叉感染。

3）吊塔上的氧气湿化瓶和负压吸引瓶应每天更换，并使用含氯消毒液浸泡或进行高温消毒，预防感染。

4）中心供氧或中心负压长期不使用时，应拔下供氧、负压设备，终端插孔用护帽保护，以防灰尘进入接口处。

5）对吊塔进行旋转、升降或移动时，动作轻柔，严禁违规操作。

6）专业人员应定期对吊塔进行功能检查和维护保养。

（九）亚低温治疗仪

1. 定义：亚低温治疗在临床上又称冬眠疗法或人工冬眠，它是利用对中枢神经系统具有抑制作用的镇静药物，患者进入睡眠状态，再配合物理降温，使患者体温处于一种可控性的低温状态。根据治疗温度，亚低温治疗分为深低温治疗（<30℃或28℃）、亚低温治疗（30~35℃）等。

2. 适应证。

1）严重感染引起的高热、惊厥，如中毒性痢疾、脑炎、破伤风等患者。

2）中枢性高热、中暑等患者。

3）严重的中毒性休克、创伤性休克及严重烧伤患者。

4）重症脑外伤或其他重症脑病患者。

5）甲状腺危象患者。

6）子痫及其各种原因引起的高血压危象患者。

7）顽固性疼痛，如急性心肌梗死、幻肢痛、肿瘤引起的剧痛，一般措施不能镇痛者。

8）高度精神紧张者。

3. 禁忌证。

1）血容量显著减少而未纠正者。

2）肝肾功能严重损害者。

3）严重贫血者。

4. 作用机制。

1）降低脑组织氧耗量，减少脑组织中乳酸堆积。

2）保护血－脑屏障，减轻脑水肿。

3）抑制乙酰胆碱、儿茶酚胺及兴奋性氨基酸等内源性毒性物质对脑细胞的损害作用。

4）减少钙离子内流，阻断钙对神经元的毒性作用。

5）减少脑细胞结构蛋白破坏，促进脑细胞结构和功能修复，减轻弥漫性轴索损伤。

5. 低温对生理的影响。

1）大脑温度每降低1℃，脑代谢下降10%～13%。大脑温度下降到30℃时脑代谢下降54%，血糖增加，K^+下降，Na^+、Cl^-、Mg^{2+}基本无变化。

2）低温对循环系统的影响：低温下血红蛋白含量下降、代谢下降，P－R间期、QRS、Q－T间期延长。降至17℃时仍能保持窦性节律，降至10～15℃时心脏停搏。25～28℃时易发生室颤。

3）低温对呼吸系统的影响较小，随体温下降逐渐出现呼吸抑制，16～20℃时呼吸停止。

体温与代谢率的关系见表6－16。

表6－16　体温与代谢率的关系

体温（℃）	代谢率（%）
36.8	100
31.8	70～80
30.0	60～70
26.8	50
20.0	25
16.8	20
6.8	6

6. 降温时机和时间的选择：亚低温治疗越早实施，对脑保护作用越明显，疗效越好。亚低温持续时间根据病情而定，一般持续2～5天，病情重者可适当延长时间，但一般不应超过10天，温度不低于33℃。

7. 物理降温：物理降温方法有使用冰袋、冰帽、冰毯，降低室温、减少盖被、血管内导管降温、输液降温、腹腔冷灌注法等。

8. 亚低温治疗的步骤。

1）降温：首先遵医嘱静脉滴注冬眠药物，待患者进入昏睡状态后，方可开始物理降温。为增强冬眠效果、减轻御寒反应，可酌情使用苯巴比妥或水合氯醛。

2）降温速度：以每小时下降1℃为宜，体温降至肛温32～34℃、腋温31～33℃较为理想。

3）复温：先撤除物理降温，后停止使用药物，禁止复温过快，因易引起复温性休克。若设定体温 32～35℃，可直接停机。若设定体温在 32℃ 以下，一般将体温缓慢恢复至 32℃，平均每 4 小时升高 1℃，10～12 小时恢复至 37℃ 左右。

9. 亚低温治疗注意事项。

1) 体温过低易诱发心律失常、低血压、凝血障碍等并发症。体温高于 35℃ 则疗效不佳，最佳脑室温度 32～35℃。

2) 诊断明确、无循环衰竭、呼吸道通畅者方可施行亚低温治疗。必须正确了解亚低温治疗下的病理生理变化及所用药物的药理作用，以及对疾病可能产生的影响。

3) 用药前应行各种临床护理，如翻身、口腔清洁等。亚低温治疗过程中患者须取平卧位，避免体位剧烈变动及头高足低位，以免发生直立性低血压。

4) 用药以少量多次为原则，避免体温过低。

5) 亚低温治疗开始后须有专人守护，每隔 30～60 分钟测定血压脉搏、呼吸及体温 1 次，记出入量，严密观察意识变化。若脉搏超过 100 次/分、收缩压低于 100mmHg、呼吸不规则，应及时通知医生停药。

6) 严密观察病情变化，如出现体温上升、肌肉紧张、持续高热或加用物理降温时出现寒战，均提示冬眠药物剂量不足，应酌情增加药量。

7) 对呼吸道分泌物多且病情严重者，必要时应先行气管插管或气管切开，以便于清除呼吸道分泌物，保持呼吸道通畅。

8) 应每天行白细胞计数、分类及血清电解质、血生化的检查。每周检查肝功能 1 次。

9) 治疗前如有电解质平衡紊乱，应及时纠正。尤应注意低血钾情况，因冬眠药物可进一步降低血钾。

10) 亚低温治疗系对症治疗，虽可改善病情，但不应忽视对原发疾病的治疗。

11) 停止治疗时，先停物理降温，再停冬眠药物，让其自然复温。

12) 解除亚低温治疗后，如体温不能自动回升，可给予温水袋或肌内注射阿托品，以助复温。

13) 亚低温治疗一般可持续 2～5 天，必要时可延长至 10 天。若亚低温治疗时间延长，为防止产生耐药性，宜定期更换药物组合。

（十）气压治疗仪

1. 定义：气压治疗是运用间歇压力，通过空气波的反复膨胀和收缩作用，改善血液循环，加强肢体氧饱和度，治疗血液循环障碍所引起疾病的一种方法。

2. 目的：缓解神经肌肉疼痛，防止 DVT。

1) 适应证：适用于上、下肢体水肿，偏瘫、截瘫、瘫痪，糖尿病足、糖尿病末梢神经炎，肢体血液循环差，静脉功能不全，中老年人等。

2) 禁忌证：已有 DVT，可疑肺栓塞，静脉炎，充血性心力衰竭引起的下肢水肿或肺水肿，严重的血管硬化或其他局部缺血性血管病等。

套筒接触部位局部状况的禁忌证包括开放性伤口、烧伤、断骨、皮炎、坏疽、皮肤近期移植、静脉结扎术后不久。

3. 原理：利用气压袋对肢体反复压迫和松弛，促进静脉血液和淋巴液回流，能够增加血液循环、恢复肌肉疲劳。

4. 基本结构：小腿套筒、脚套筒、主机、管路。

5. 操作标准。

1）操作前准备。

（1）评估患者病情、意识状态及皮肤情况，对清醒患者告知其目的及方法，取得患者合作。

（2）评估仪器功能是否良好。

（3）个人准备：着装整洁，仪表端庄，洗手，戴口罩。

（4）用物准备：治疗巾若干、气压治疗仪、消毒液、笔、记录本、手套等。

（5）环境准备：安静、无强光照射、无电磁波干扰。

2）操作步骤。

（1）携用物至床旁，遵医嘱核对患者。

（2）帮助患者取合适体位，包裹治疗巾于小腿及足部。

（3）将套筒套于患者小腿及足部。

（4）将仪器挂于床旁，将套筒与管路连接。

（5）插电源，打开开关，仪器进行自检。

（6）监测生命体征。

（7）洗手、记录。

（8）结束治疗，关电源，将套筒与管路断开。将套筒从患者小腿及足部取下。

（9）整理床单位。

（10）洗手、记录（特护单）。

一般治疗时间为 30 分钟，小腿套筒压力 45mmHg（±10mmHg），脚套筒压力 150mmHg（±10mmHg）。

6. 常见故障及处理方法。气压治疗仪常见故障及处理方法见表 6-17。

表 6-17　气压治疗仪常见故障及处理方法

故障	处理方法
泵未打开	检查电源线是否正确连接 如有需要，更换保险丝
管道故障	检查管道是否连接到系统上 检查管路有无打结或弯曲 重新启动
套筒故障	检查套筒有无泄露 重新启动

7. 注意事项

1）每次治疗前检查患肢皮肤有无出血，若有尚未结痂的溃疡或压力性损伤，应加以隔离保护后再进行治疗。若有出血伤口则应暂缓治疗。

2）治疗过程中应注意观察患肢的肤色变化情况，并询问患者的感觉（昏迷者监测生命体征），根据情况及时调整治疗剂量。

3）对老年人、血管弹性差的患者，压力值应从小开始，逐步增加，直到耐受为止。

4）患者如果暴露肢体部位，请注意穿一次性棉质隔离衣或护套，防止交叉感染。

5）提倡初次使用正压顺序疗法的治疗人员应先亲身试用一下仪器，以便为感觉障碍的患者治疗时有常规剂量可依。

6）治疗过程中多巡视患者，患者如果有麻痹、刺痛的感觉或是腿部受伤，则应移除套筒。

7）若单肢使用时，可将两个套筒连接到气体管道上，将不使用的一个放在一边即可。

8. 维护与保养。

1）清洁：使用中性清洁剂定期擦拭外部和空气管道组件。消毒液不能直接喷溅到该设备上。

2）定点放置：放于通风、干燥、避免阳光直射的地方。

3）定期检查：套筒有无漏气，定时请专业人员进行维修和保养。

4）定期检查：管路有无纠结或弯曲。

5）有详尽工作记录（患者情况、操作时间、操作状况及机器故障情况等）。

（十一）电复律

1. 定义：心脏电复律是用电能来治疗异位性快速性心律失常，使之转为窦性心律的方法，最早用于消除心室颤动，故亦称心脏电除颤。心脏电复律器是用于心脏电复律的装置，目前常用的为直流电心脏电复律器，电功率可达 200～360J。电复律是心搏骤停抢救中必要的、有效的重要抢救措施。

2. 适应证。

1）室颤者是电复律的绝对指征。

2）慢性房颤（房颤史在 1～2 年内），持续房扑者。

3）阵发性室上性心动过速，常规治疗无效而伴有明显血流动力学障碍者，或预激综合征并发室上性心动过速而用药困难者。

3. 禁忌证。

1）缓慢性心律失常患者，包括病态窦房结综合征患者。

2）洋地黄过量引起的心律失常（除室颤外）患者。

3）伴有高度或完全性传导阻滞的房颤、房扑、房速患者。

4）严重的低血钾患者暂不宜做电复律。

5）左心房巨大，房颤持续 1 年以上，长期心室率不快者。

4. 操作方法：将电极板涂导电糊或垫以生理盐水浸湿的纱布，按照电极板标示分别置于患者胸骨右缘第 2～3 肋间和胸前心尖区或左背。按"非同步放电"键，按"充电"键充电到指定功率，明确无人与患者接触，同时按压两个电极板的"放电"键，此时患者身躯和四肢抽动一下，通过心电示波器观察患者的心律是否转为窦性。

1）非同步电复律。患者仅用于室颤患者，此时患者神志多已丧失。将电极板涂导电糊或垫以生理盐水充分浸湿的纱布垫，分别置于胸骨右缘第2~3肋间及心尖区，按"充电"键充电到360J左右。将电极板导线接在复律器的输出端，按"非同步放电"键放电，通过心电示波器观察患者的心律是否转为窦性。

2）同步电复律。使用维持量洋地黄类药物的房颤患者，应停用洋地黄类药物至少1天。复律前1天应给予奎尼丁（普鲁卡因胺、普萘洛尔或苯妥英钠），每6小时1次，目的是使这些药物在血中达到一定的浓度，转复后能预防心律失常再发和其他心律失常的发生，少数患者用药后心律即可转复。术前复查心电图并利用心电图示波器检测电复律器的同步性。静脉缓慢注射地西泮（安定）0.3~0.5mg/kg或氯胺酮0.5~1.0mg/kg麻醉，当患者睫毛反射开始消失时充电到150~200J（房扑者则充电到100J左右），按"同步放电"键放电。如心电示波器显示未转复为窦性心律，可增加电功率，再次电复律。

3）外科开胸手术患者可用体内操作法。电极板用消毒盐水纱布包裹，置于心脏前后，直接向心脏放电，但电功率宜在60J以下。

心律转复后，应密切观察患者的呼吸、心律和血压，必要时给氧吸入，以后每6~8小时口服1次奎尼丁（普鲁卡因胺、普萘洛尔或苯妥英钠）维持。

5. 注意事项。

1）若心电显示为细颤波，应坚持心脏按压或用药，先用1‰肾上腺素1mL静脉推注，3~5分钟后可重复1次，使细颤波转为粗颤波后，方可施行电除颤。

2）电击时电极要与皮肤充分接触，以免发生皮肤灼伤。

3）对于触电早期（3~10分钟内）所致的心搏骤停，宜先用利多卡因100mg静脉推注。

（十二）血糖仪

1. 定义：血糖仪是用于检测血糖的仪器。

2. 目的：准确检测患者当前的血糖水平。

3. 原理：血糖测试都是以化学反应为基础的，主要原理分为电化学和光化学。

4. 基本结构：主机（显示屏、开关、测试口、记忆键）、采血针、血糖试纸。

5. 操作标准。

1）操作前准备。

（1）个人准备：仪表端正，服装整洁，洗手，戴口罩。

（2）用物准备：治疗盘内放75%乙醇、血糖仪、血糖试纸、密码牌、采血笔和采血针、无菌棉签、弯盘、记录本、洗手液等。

（3）评估仪器：检查血糖试纸和质量控制品存储是否恰当。检查血糖试纸的有效期及条码是否符合。清洁血糖仪。检查质量控制品有效期。

（4）患者准备：评估患者身体状况及确认患者是否空腹或符合餐后2小时血糖测定的要求，向患者解释末梢血糖监测的目的及注意事项，取得配合。评估穿刺部位无皮疹、瘢痕、破溃及硬结。

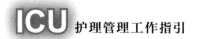

2）操作步骤。血糖仪操作步骤见表6-18。

表6-18　血糖仪操作步骤

步骤	要点说明
1. 核对 医嘱及患者	确认患者
2. 体位 舒适体位	患者彻底清洁双手，采血手下垂10~15分钟，利于采血
3. 开机自检	显示屏依次显示"88.8"、上次血糖值、代码，并显示采血标志
4. 核对血糖仪与试纸密码	血糖仪代码必须与试纸密码一致，否则影响结果准确性
5. 选择穿刺部位 指尖、手臂、耳垂	手指尽量选择环指
6. 备采血针（笔）	检查采血针（笔）功能是否正常
7. 再次查对，乙醇消毒待干	待乙醇干透后再取血，以免乙醇混入血液，影响血糖值
8. 采血 棉签按压1分钟	采血针于手指指尖两侧采血； 将血滴和试纸黄色反应区的前沿相接触，试纸就会自动吸收血样； 屏幕中沙漏标志闪烁，说明试纸中的血样已足够； 不要涂血，以免手上的油脂影响测定结果； 不要触摸试纸条的测试区和滴血区
9. 将血样滴在试纸橘红色的测试区中央，待纸条背面"血量确认圆点"完全变蓝，将试纸重新插入血糖仪，约10秒后显示监测结果	血糖仪保持平稳 勿移动、倾斜
10. 读取血糖值	告知结果，再次核对，向患者交代注意事项，对结果如有疑问进行复测或更换血糖仪监测
11. 整理用物	患者取舒适卧位，分类处理用物，仪器清洁备用
12. 洗手，记录	记录血糖值，根据结果进行相应处理

6. 常见报警及处理：测量范围1.1~33.3mmol/L，过高时显示屏会显示"Hi"，过低时显示屏会显示"Lo"，如果血糖检测结果异常，重新进行检测（更换血糖仪，并检查电源是否充足，避开输液侧，血滴是否合适）。血糖仪具有存储功能，便于查询记录。

7. 注意事项。

1）必须配合同一品牌的试纸，使用时手不要触碰试纸的测试区，并注明开瓶时期，不用过期（有效期3个月）的试纸条。

2）将试纸储存在原装瓶内，不能在其他容器中盛放。

3）试纸要放在干燥避光的地方，密闭保存。

4）采血量必须足以完全覆盖试纸测试区。

8. 储存、维护和保养。

1）血糖仪检测结果与本机构实验室生化方法检测结果的比对与评估，每 6 个月不少于 1 次。

2）每台血糖仪均应当有质量控制记录，包括测试日期、时间、仪器的校准、试纸批号及有效期、仪器编号及质量控制结果。

3）每天血糖检测前，都应当在每台仪器上先进行质量控制品检测，当更换新批号试纸、血糖仪更换电池或仪器及试纸可能未处于最佳状态时，应当重新进行追加质量控制品的检测。

4）失控分析与处理。如果质量控制结果超出范围，则不能进行血糖标本测定，应当找出失控原因并及时纠正，重新进行质量控制测定，直到获得正确结果。

5）同一医疗单位原则上应当选用同一型号的血糖仪，避免不同血糖仪带来的检测结果偏差。

6）血糖仪应当配有一次性采血器进行采血，试纸应当采用机外取血的方式，避免交叉感染。

7）不要使用乙醇等有机溶剂清洁仪器，以免损坏光学部分，可使用棉签或软布蘸清水擦拭，定期进行比对，确保血糖仪的准确性。

（十三）脉搏指示连续心排血量监测仪

1. 目的：准确有效地监测血流动力学，保证脉搏指示连续心排血量（pulse indicator continous cadiac output，PiCCO）置管的顺利完成，减少并发症的发生。

2. 操作前准备。

1）患者评估：年龄、病情、意识状态、凝血时间、心理状态。

2）患者准备：告知目的、过程、配合方法。

3）个人准备：着装整洁，仪表端庄，洗手，戴口罩。

4）用物准备：1 套 PiCCO 专用套装（内含股动脉穿刺热稀释导管和温度传感器），压力传感器 1 套，PiCCO 监测仪，导线，低温生理盐水（2～15℃），持续肝素冲洗液（生理盐水 500mL＋肝素注射液 0.5mL，即 1/4 支），动脉加压装置 1 个，穿刺消毒物品。

5）环境准备：整洁，整齐，安静，安全。

3. 操作流程。

1）核对患者，置患者于去枕平卧位、头朝向穿刺对侧。

2）遵医嘱使用镇静药。

3）正确连接各管道，压力传感器排气备用。

4）颈内静脉穿刺成功后，配合成功后置入 PiCCO 专用动脉导管，有效固定，连接 PiCCO 专用测温传感器探头。

5）配合医生行股动脉穿刺，穿刺成功后置入 PiCCO 专用动脉导管，有效固定，连接测压/测温传感器电缆。

6）穿刺过程中需连续监测患者的生命体征变化，观察呼吸和氧饱和度变化，持续监测心律、心率变化及血压变化。

7）股动脉压力换能器和中心静脉压力换能器分别校零。

8）行 PiCCO 定标，即 CO 定标。定标前中心静脉停止输液 30 秒以上，经中心静脉内快速注射（4 秒内匀速注入）低于 15℃生理盐水 15mL。

9）持续监测监护屏上各种数值及 CVP 和股动脉压力波形变化。

10）持续监测记录各监测指标变化，由监测结果决定输液速度、输液量及输液种类。

11）记录导管置入长度，妥善固定，保证监测期间应用加压装置，压力保持在 300mmHg，持续给予肝素盐水冲洗管道。

12）拔管后的护理。

（1）拔管后按压股动脉穿刺点 15~30 分钟，并用无菌敷料覆盖。

（2）弹力绷带加压包扎，然后以 1.0~1.5kg 沙袋压迫止血 6~8 小时。

（3）置管侧肢体拔管后要平放 24 小时。

4．操作后处理。

1）安置患者。

2）用物终末处理。

3）记录各参数数值。

4）做好导管的日常维护。

5．注意事项。

1）严格遵循无菌操作技术原则，以防将细菌带进血管腔引发感染性心内膜炎。

2）患者穿刺的肢体应保持伸直，避免弯曲，注意观察肢体皮肤的温度、足背动脉搏动情况、肢体活动度的情况。

3）凝血功能差的患者要适当延长按压及应用沙袋的时间。

4）翻身时要避免导管移位或滑脱，应有专人固定导管后再行翻身。

6．常见并发症的预防处理。

1）动脉及中心静脉导管感染。

预防处理：严格遵循无菌操作技术原则，防止因操作不当造成感染；诊疗用品必须严格消毒，并按无菌操作技术操作，疑有无菌物品感染立即更换，避免医源性感染；保持穿刺部位清洁干燥；穿刺部位每天换药，予以碘伏消毒及更换辅料，观察插管周围有无红肿、渗血、分泌物等现象，发现问题及时对症治疗；每 4 小时测体温 1 次；定期检测血常规；若患者出现高热、寒战等表现，应立即拔出导管，并做导管血培养及外周血培养。

2）动脉及中心静脉导管堵塞。

预防处理：患者保持平卧位，置管侧肢体避免弯曲，利于导管通畅，并避免导管脱开、漏血、空气栓塞。保持动脉导管通畅，严禁脂肪、蛋白、血液从导管输入；导管内不残留血液，保持持续压力套装的压力维持在 300mmHg，使血液不会倒流至导管内；遵医嘱应用肝素盐水，以均衡的速度持续冲管，且每 2 小时快速冲洗导管 1 次，每天更换冲洗液。

3）出血及血肿。

预防处理：定时监测出凝血时间、血常规情况。严密观察体外导管连接口是否松脱，穿刺置管部位有无渗血，周围有无皮下血肿、瘀斑。为了早期发现穿刺部位周围皮下隐性出血，可用皮尺测量双大腿围进行对照。发现皮下血肿时，要记录范围、性状等缺血症状。认真辨别患者的主诉，及早发现下肢缺血并积极处理。注意导管留置时间，在病情稳定后及早拔管，避免留置时间过长。

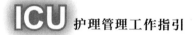

第四节　ICU 病区物资管理

一、ICU 病区物资管理的含义

ICU 病区物资管理指对 ICU 病区内部各种物资的统一管理和监控的一系列活动。这些物资包括医疗用品、办公用品、设备耗材、药品、器械等。ICU 病区物资管理旨在确保 ICU 病区内的物资能够合理、有效地使用，以满足医疗服务的需求。

具体来说，ICU 病区物资管理包括以下几个方面的内容。

1. 采购管理：根据 ICU 的需求，制订采购计划，选择合适的供应商进行采购，并进行合同的签订和付款的管理。

2. 入库管理：对采购的物资进行入库登记，包括物资的数量、规格、有效期等信息的记录，以便后续的使用和管理。

3. 出库管理：根据 ICU 的需求，对需要使用的物资进行出库登记，包括核对物资的数量、规格等信息，确保物资的准确发放。

4. 盘点管理：定期对 ICU 病区内的物资进行盘点，核对库存数量与实际数量是否一致，及时发现和解决物资的丢失、过期等问题。

5. 消耗管理：对 ICU 病区内的物资进行消耗的监控和管理，包括合理使用、避免浪费、防止盗窃等。

6. 报废处理：对过期、损坏或不再使用的物资进行报废处理，包括记录、分类、销毁等，确保物资的安全和环境保护。

二、ICU 病区物资管理的措施

1. 陈设四定：定物、定位、定数、定人保管，具体指对 ICU 内的物资的分类、摆放位置、数量和责任人进行管理。陈设四定可以提高 ICU 病区物资管理的效率和准确性，确保 ICU 内的物资能够及时找到、正确使用和妥善保管。

2. 抢救用物专人管理：对 ICU 内的抢救用品进行专人管理，包括病房抢救车、急救物品及其他抢救物品。要求存放位置固定，每天清点，用后及时补充。特殊情况下，如药品缺失等，应特别注明并尽快解决，以确保抢救患者时能够及时使用到必要的药物。

3. 病房床位物品摆放规范：要求病房床位内的物品摆放规范，所有与医疗护理有关的物品应放置在固定位置，并且要有清晰的标识，不得随意乱放。使用后应及时放回原位，避免物品混乱或丢失，确保医疗护理工作的顺利进行。

4. 定期消毒、维护和保养：管理人员应掌握各类物品的性能并定期进行消毒、维护和保养工作。通过定期的消毒和维护，可以保证物品的卫生和使用效果，延长物品的使用寿命。

5. 抢救物品、药品及贵重物资不外借：原则上，ICU 内的一切抢救物品、药品及贵重物资不得外借。如果确有需要外借的情况，必须经过护士长的同意，并做好登记和签名记录，以确保物品的安全和追溯性。

6. 护士长每周检查交接班情况并签名：护士长要定期检查 ICU 内抢救物品的交接班情况，并进行签名确认。通过护士长的检查和签名，可以确保抢救物品的交接班工作得到有效的监督和管理，减少可能的差错和遗漏。

7. 储存条件管理：不同类型的物品有不同的储存要求，例如药品需要存放在干燥、阴凉、通风良好的区域，而器械可能需要特殊的包装和储存条件。医院物品管理需要确保各类物品的储存条件符合要求，以保证物品的质量和有效期限。

8. 库存管理：医院物品管理需要进行库存管理，包括定期盘点库存数量、及时补充不足的物品、避免过多的库存积压等。通过合理的库存管理，可以避免物品的过期、浪费或缺货等问题。

9. 物品分类和标识：对医院内的物品进行分类和标识，可以提高物品的查找和使用效率。例如，将不同类型的药品、器械、耗材等分门别类，使用明确的标识标签，便于医护人员快速找到所需物品。

10. 物品消毒和清洁：医院物品管理需要确保物品的卫生和清洁，特别是与患者直接接触的物品，如床单、衣物、器械等。定期进行物品的消毒和清洁，遵循相关的卫生操作规范，以减少交叉感染的风险。

11. 物品报废和处理：对于过期、损坏或不再使用的物品，需要进行及时的报废和处理。医院物品管理需要建立相应的报废流程，确保物品的安全处理和环境保护。

12. 培训和监督：医院物品管理需要进行相关人员的培训和监督，确保医护人员了解物品管理的规范和要求，并能够正确操作和使用物品。同时，管理人员需要监督和检查物品管理工作的执行情况，及时纠正问题和改进工作。

第七章 ICU 护理技术管理

第一节 ICU 护理技术管理的概念与原则

一、ICU 护理技术管理的概念

护理技术是护理学的重要组成部分，是护理工作者为满足人类身心健康需求所必须掌握的一系列与护理有关的技术。

ICU 护理技术管理指对 ICU 护理专业工作和 ICU 护理技术运作的全过程，运用计划、组织、协调和控制等管理手段，使其合理、准确、及时、有序、安全、有效地用于临床，达到高质量、高效率的管理目标。ICU 护理技术管理可以为患者提供更优质的服务，提高 ICU 护理质量、医院管理水平，发展护理学科，培养 ICU 专科护理人才。

ICU 护士是护理技术的具体实施者，对操作过程负有管理责任，积极参与护理技术管理、认真贯彻各项管理措施，是 ICU 护士履行职责的重要内容。

二、ICU 护理技术管理的原则

1. ICU 护士必须严格执行各项医疗护理操作常规，严格遵守各项规章制度、工作标准，做到技术操作正规、工作程序规范，保证护理工作的正常运转，提高工作质量，杜绝差错发生。

2. ICU 护士必须具备高度的责任心与同情心，具备良好的专业理论水平和熟练的操作技能，熟练掌握各种仪器设备的使用。按时、准确地记录各项监护指标，清楚记录各项诊疗措施与药物使用情况，了解其目的与意义，避免盲目行事。

3. ICU 护士应熟悉各种常见病、多发病的护理常规，了解疾病发生、发展及预后的一般规律，严格观察病情变化，准确、及时实施急救护理措施，各种医疗护理文书书写规范、记录完整，做到对患者心理、行为适应性护理及时得当，防止因护理不周造成的损失。

4. ICU 护士在工作中既要运用护理常规指导实际工作，又要注意发现问题，重视实践经验的积累，及时总结护理经验，进行护理学术研究。

第二节　ICU护理技术管理的方法

一、分级管理

分级管理是ICU护理技术管理的重要方法，具体原则与方法详见本书前述"ICU护士的分级管理"。

二、目标管理

1. 目标管理的应用。

护士参与制定和实施总体及具体的管理目标，并将目标逐层分解，确保护士实现个人目标。

2. 目标管理的基本程序。

总体目标分解—制定分目标—制定个人目标—执行目标—制定新目标。

三、技术循环管理

1. 定项循环管理。

定项循环管理是把护理技术管理分为若干项目，逐项进行循环管理。

2. 定位循环管理。

定位循环管理是按每一种具体的技术工作岗位进行循环管理，以护士在岗的一个班为一个循环周期。

3. 按病种循环管理。

按病种循环管理是根据ICU收治病种特点，对常见病、多发病的护理技术进行循环管理。

4. 按病例循环管理。

按病例循环管理即对每位患者的护理过程按循环管理方式有计划地实施护理措施。

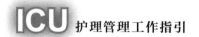

第三节　ICU 基础护理技术管理

　　基础护理是对患者的全部生活进行直接护理，是护士自主活动的范围。基础护理是临床护理必不可少的重要组成部分，也是发展专科护理的基础和提高护理质量的重要保证。基础护理的质量是衡量医院管理和护理质量的重要标志之一。

　　基础护理技术包括患者出入院管理、患者的安全管理、患者的清洁与卫生管理、医院感染的防控、患者生命体征的监测、患者饮食管理、给药技术、标本采集技术、无菌操作技术、静脉输液和输血技术。

一、安全管理

（一）工作目的

1. 患者及其家属知晓护士告知的事项，对服务满意。
2. 患者住院期间无因护理不当造成的不良事件发生。

（二）工作目标

评估住院患者的危险因素，采取相应措施，预防不安全事件的发生。

（三）监控与管理

1. 遵循标准预防、安全的原则。
2. 评估住院患者，对存在的危险因素采取相应的预防措施，向患者进行指导，如跌倒、坠床、烫伤的预防等。
3. 根据评估结果对患者进行安全方面的指导，嘱患者注意自身安全，提高自我防范意识。
4. 提供安全的住院环境，采取有效措施消除不安全因素、降低风险。

二、协助患者翻身及有效咳痰

（一）工作目的

1. 患者及其家属知晓护士告知的事项，对服务满意。
2. 卧位正确，管道通畅，有效清除痰液。
3. 护理过程安全，局部皮肤无擦伤，无其他并发症。

（二）工作目标

协助不能自行移动的患者更换卧位，减轻局部组织的压力，预防并发症。对不能有效咳痰的患者进行拍背，促进痰液排出，保持呼吸道通畅。

（三）监控与管理

1. 遵循节力、安全的原则。

2. 操作前告知患者做好准备。翻身前评估患者的年龄、体重、病情、肢体活动能力、心功能状况，手术、引流管、骨折和牵引等。如患者有活动性内出血、咯血、气胸、肋骨骨折、肺水肿、低血压等，应禁止背部叩击。

3. 根据评估结果决定患者翻身的频次、体位、方式，选择合适的皮肤减压用具。

4. 操作前固定床脚刹车，妥善处置各种管路。

5. 翻身过程中注意患者安全，避免拖拉患者，保护局部皮肤，正确使用床栏。对烦躁患者选用约束带，约束带松紧度合理，约束范围有效。

6. 翻身时，根据病情需要，判断是否给予患者拍背，促进排痰。评估护士叩背原则是否正确，应从下至上、从外至内，背部从第10肋间隙、胸部从第6肋间隙开始向上叩击至肩部，注意避开乳房及心前区，力度适宜。

7. 护理过程中密切观察病情变化，有异常及时通知医生并处理。

8. 翻身后患者体位符合病情需要，护士适当使用皮肤减压用具。

三、协助患者床上移动

（一）工作目的

1. 患者及其家属知晓护士告知的事项，对服务满意。

2. 卧位正确，管道通畅。

3. 护理过程安全，患者局部皮肤无擦伤，无其他并发症。

（二）监控与管理

1. 遵循节力、安全的原则。

2. 操作前告知患者做好准备。移动前评估患者的病情、肢体活动能力、有无约束、伤口、引流管、骨折和牵引等。

3. 操作前固定床脚刹车，妥善处置各种管路。

4. 操作中注意患者安全，避免拖拉，保护局部皮肤。

5. 护理过程中应密切观察病情变化，有异常及时通知医生并处理。

四、压力性损伤的预防及护理

压力性损伤是长期存在的压力或压力联合剪切应力导致的骨隆突处、位于医疗或其他器械下的皮肤和/或软组织的局部损伤。压力性损伤是长期卧床患者或躯体移动障碍患者易出现的严重皮肤问题。

（一）原因

1. 外在因素。

1) 压力：压力是导致压力性损伤的主要原因。局部长时间遭受持续性的垂直压力超过毛细血管的正常压力（2~4kPa）就会导致局部血液循环受损。软组织承受压力超过承受能力时，就不可避免地会发生压力性损伤。在骶尾部，压力阈值为 8.0~9.3 kPa、肩部为 4~6 kPa。

2) 剪切应力：剪切应力是两层组织相邻表面滑行而形成的，近年来被重点关注。剪切应力与体位密切相关。患者半坐卧位时身体下滑，肌肉、骨骼下滑，而皮肤及皮下组织由于与床的摩擦力而无法移动或移动受限，就产生了剪切应力。实验证明，剪切应力只要持续存在 30 分钟，即可造成深部组织不可逆的损害。

3) 摩擦力：摩擦力直接作用于皮肤的角质层，导致压力性损伤的发生。摩擦力与护理行为密切相关，也与患者的配合程度有关。潮湿可改变摩擦力，轻度出汗摩擦力增加，大量出汗摩擦力减小。

4) 潮湿：皮肤潮湿的原因主要与出汗、尿液、粪水、渗出液有关。正常皮肤 pH 值在 5.5~7.0，由于潮湿，皮肤 pH 值改变，削弱了皮肤角质层的屏障作用，且利于细菌繁殖。潮湿皮肤压力性损伤的发生率较正常皮肤高出 5 倍。

2. 内在因素。

1) 活动能力：活动能力降低是导致压力性损伤的重要因素，主要原因包括脊髓损伤、脑血管意外、骨折、昏迷或镇静、大手术后等。各种原因导致身体无法移动、局部持续受压、血液循环受阻，且患者失去正常疼痛的感觉时，极易发生压力性损伤。

2) 年龄：衰老的皮肤血管硬化、血供下降，皮下组织和胶原蛋白减少，失去弹性，新陈代谢降低，皮肤 pH 值改变。同时，老年人的运动、感觉功能减退，都会导致压力性损伤的发生率增高。

3) 营养状况：营养不良患者体内蛋白质合成减少，皮下脂肪少，肌肉萎缩，在受压情况下骨隆突处缺少脂肪保护，极易引起血液循环障碍，导致压力性损伤。如果是低蛋白水肿的患者，皮肤弹性极差，则发生压力性损伤的危险性进一步加大。而对于过度肥胖的患者，其皮下脂肪血液供应相对少，且其翻身困难，都是导致压力性损伤发生的高风险因素。

4) 合并症：与压力性损伤相关的合并症包括糖尿病、血管炎、免疫系统疾病、抑郁症、充血性心力衰竭、终末期肾病、慢性阻塞性肺疾病、恶性肿瘤等。

5) 组织灌注状态：充足的组织血液供应是保证组织氧和、维持组织活力的必要因素。各种原因导致组织灌注不足，组织受压后更易发生局部缺血、缺氧，从而导致压力性损伤的发生。

（二）分期

一般将压力性损伤分为 4 期+2 阶段。

1. 1期压力性损伤。

又称为淤血红润期，局部皮肤完好，出现压之不褪色的局限性红斑，通常位于骨隆突处；与周围组织相比，该区域可有疼痛、坚硬或松软，皮温升高或降低。肤色较深者因不易观察到明显红斑而难以识别，可根据其颜色与周围皮肤不同而判断。

2. 2期压力性损伤。

又称为炎性浸润期，部分表皮缺损伴真皮层暴露，但未穿透真皮层，表现为浅表开放性溃疡，创面呈粉红色、无腐肉；也可表现为完整或破损的浆液性水疱。

3. 3期压力性损伤。

又称为浅度溃疡期，全层皮肤缺损，可见皮下脂肪，但无筋膜、肌腱、肌肉、韧带、软骨、骨骼暴露；可见腐肉和/或焦痂，但未掩盖组织缺失的深度；可有潜行或窦道。此期压力性损伤的深度根据解剖学位置不同而表现各异，鼻、耳、枕骨和踝部因皮下组织缺乏可表现为表浅溃疡，臀部等脂肪丰富部位可发展成深部伤口。

4. 4期压力性损伤。

又称为深度溃疡期，伴骨骼、肌腱或肌肉外露；创面基底部可有腐肉和焦痂覆盖，常伴有潜行或窦道。与3期类似，此期压力性损伤的深度取决于解剖学位置，可扩展至肌肉和/或筋膜、肌腱或关节囊，严重时可导致骨髓炎。

5. 不可分期。

全层皮肤和组织缺损，因创面基底部被腐肉和/或焦痂掩盖而无法确认组织缺失程度，需去除腐肉和/或焦痂后方可判断损伤程度。

6. 可疑深部组织损伤期。

皮肤完整或破损，局部出现持续的指压不变白，皮肤呈深红色、栗色或紫色，或表皮分离后出现暗红伤口或充血性水疱，可伴疼痛、坚硬、糜烂、松软、潮湿、皮温升高或降低，肤色较深者难以识别深层组织损伤。

（三）湿性愈合理论

近年来，湿性愈合理论已广泛应用于慢性伤口的治疗中。早在1962年，英国的Winter博士通过实验发现：伤口在潮湿环境下比干燥环境下愈合得更快。1990年，Turner博士再次证实湿润环境能迅速缩小创面，增加肉芽组织，促进创面上皮化。

完善的湿性愈合理论：湿润环境可加快表皮细胞迁移速度，无结痂形成，避免表皮细胞绕经痂皮下迁移而延长愈合时间，从而促进伤口愈合；湿润和低氧环境能维持创缘到创面中央正常的电势梯度，刺激毛细血管的生成，促进成纤维细胞和内皮细胞的生长，促进角质细胞的增殖，还促使更多的生长因子受体与生长因子结合，从而促进创面愈合；密闭环境能有效保证伤口渗液不粘连创面，避免新生肉芽组织再次机械性损伤，减轻疼痛；保留在创面中的渗液释放并激活多种酶和酶的活化因子，促进坏死组织与纤维蛋白的溶解；渗液能有效地维持细胞的存活，促进多种生长因子的释放，刺激细胞增殖，并且可能参与生长因子的传递和旁分泌过程；密闭状态下的微酸环境，能直接抑制细菌生长，并有利于白细胞繁殖及发挥功能，同时防止细菌透过，防控感染。

传统的纱布类敷料无法保持伤口的湿润状态，不防水容易造成细菌入侵，且吸收能力有限，容易粘在伤口上导致更换敷料时患者疼痛。现代新型敷料遵循湿性愈合理论，可有效地避免这些缺点。新型敷料的优势主要表现在：维持伤口湿性愈合环境，利于肉芽生成和上皮细胞爬行；保持伤口密闭状态，减少外界污染；减少神经末梢暴露，减轻疼痛；吸收能力强，降低敷料更换频率。

长期临床实践进一步证明，新型敷料较传统敷料在压力性损伤伤口愈合方面确实有其不可忽视的优势。常见新型敷料见表7—1。

表7—1　常见新型敷料

敷料类型	特性	使用方法	备注
透明薄膜类敷料	半渗透薄膜，隔离细菌和水分，保持伤口湿润	清洁后粘贴；与水凝胶合用时中层加盐水纱布，防止周围皮肤浸渍	用于压力性损伤、静脉穿刺处固定，与水凝胶合用促进自溶性清创
水胶体敷料	提供湿性愈合环境，促进自溶性清创；用于一期伤口的治疗，亦可作为外层敷料使用	片状水胶体敷料在用生理盐水清洗、纱布擦干伤口后贴上即可，必要时可用透明薄膜敷料外层加固；粉状水胶体敷料用于表浅创面的治疗	片状水胶体敷料覆盖时注意需比伤口大2~3cm，一般每3~7天更换1次；如果敷料有2/3发白或有渗漏应及时更换
藻酸盐敷料	超强吸收能力，能吸收大于自身重量20倍的渗液，用于中到大量渗出伤口，维持创面湿度平衡；促进自溶性清创	瘘道、窦道或较深的伤口清洗后，以藻酸盐填充条填充腔隙，1~3天后待其转化为凝胶状态后取出；浅部伤口覆盖片状藻酸盐；均需加外层敷料	藻酸钙敷料有止血效果，可用于创面止血；藻酸盐填充条用于瘘道、窦道、深部伤口的填塞
水凝胶敷料	主要成分是水，可软化、溶解痂壳，达到清除坏死组织的目的；也可用于肌腱外露、新生肉芽的保护	将其涂抹于如黄痂等坏死组织上，若痂壳厚，则在上划痕（十字）后涂抹；一般建议使用薄膜敷料作为外层敷料	常用水凝胶敷料为膏状，含水90%以上，涂抹用；也有片状水凝胶，常用于烧烫伤、电灼伤口的覆盖；不能用于感染伤口
泡沫敷料	超强吸收能力，吸收中到大量渗液，维持湿性愈合环境、促进自溶性清创；减压、减少局部刺激	用于渗液较多的伤口；分为有粘胶、无粘胶、腔隙型三类；清洗伤口后根据情况先使用内层敷料，一般与藻酸盐、水凝胶等合用作为外层敷料；腔隙型用于填塞腔隙	感染伤口禁止密闭覆盖，不建议使用
软聚硅酮敷料	内层为专利的软聚硅酮的成分，具有垂直吸收的作用，不浸渍伤口周围皮肤；外层为泡沫敷料，增加敷料吸收渗液能力	清洗伤口后直接粘贴，根据情况加用外层敷料固定。用于压力性损伤预防时可每7~10天更换1次	不建议用于感染伤口；该粘胶具有粘贴牢固且容易揭除的特性，可以揭开敷料查看伤口皮肤后再贴回
交互式清创敷料	主要用于腐肉的清创，具有一定抗感染作用；亦有抑制慢性伤口中金属蛋白酶的作用，促进慢性伤口愈合	将适量林格液倒入交互式敷料包装，使其充分润湿后覆盖或填塞于有黄色或黑色腐肉的创面	德湿威有两种，一种为双面，用于伤口的填塞，每12小时更换1次；另一种为单面，用于伤口的外层覆盖，每24小时更换1次

敷料类型	特性	使用方法	备注
液体敷料	用于浸渍高危皮肤的预防与治疗	清洁后喷于局部或涂抹于局部	分为含有乙醇成分的和不含有乙醇成分的两类，不含乙醇成分的使用时不会导致疼痛
高渗盐敷料	由高浓度氯化钠组成	适用于黄色或黑色腐肉的创面	美盐为聚酯纤维状，可吸附渗液和坏死组织，但不能用于干痂和健康肉芽上；美清佳为凝胶状，可用于溶痂，但只能外用，不能涂抹在正常皮肤
银离子敷料	广谱抗菌作用，可杀灭伤口常见细菌，且不伤害肉芽组织	感染创面清洗后的直接粘贴，或者填塞感染腔隙，注意填塞时一定要填到底部，保证敷料与伤口的直接接触	德湿银、纳米银为纱布状，常用于填塞，也可用于覆盖；康惠尔银离子敷料为海绵状，用于覆盖

（四）压力性损伤的分期护理

1. 1 期压力性损伤。

局部充分减压；透明薄膜敷料或水胶体敷料覆盖。如果受压部位使用翻身垫高等方式不能达到充分减压效果，可给予普通泡沫敷料或软聚硅酮泡沫敷料覆盖增加减压效果。无异常可每 5~7 天更换 1 次。

2. 2 期压力性损伤。

局部充分减压。小水疱可直接覆盖水胶体敷料或软聚硅酮敷料，待其自然吸收；大水疱可用无菌空针将渗液抽吸后，覆盖水胶体敷料或软聚硅酮敷料，或将疱皮修剪后覆盖水胶体敷料或软聚硅酮敷料。根据渗液情况更换敷料。

3. 3、4 期压力性损伤。

有腐肉、坏死组织的伤口，渗液多时选择藻酸盐敷料，渗液少时选择水凝胶敷料或交互性清创敷料进行腐肉及坏死组织的清创。如果伤口有感染的表现则可选用银离子敷料或含碘敷料、高渗盐敷料。清创完成后，可根据情况选用藻酸盐敷料或水胶体凝胶填充腔隙，泡沫敷料或软聚硅酮泡沫敷料作为二层敷料覆盖。

4. 可疑深部组织损伤期。

此期不能准确判断出组织受损的程度，因此需要一定的时间来观察其损伤程度。可酌情选用水胶体敷料或软聚硅酮敷料覆盖创面，待其自然发展到一定程度后再制定相应的治疗措施。

5. 无法分期。

此期主要的任务是彻底清创。在痂壳上使用无菌刀片划痕，打出小格子后，使用水凝胶敷料涂膜于创面上，外层覆盖透明薄膜类敷料。待痂壳溶解到一定程度时，配合机械性清创逐步清除坏死组织。对于痂壳很硬无法划痕者，可先使用薄膜敷料或水胶体敷料覆盖 2~3 天，待其软化后再在痂壳上划痕。

（五）压力性损伤的管理

1. 工作目的。
（1）患者及其家属知晓压力性损伤的危险因素，对护理措施满意。
（2）预防压力性损伤的措施到位。
（3）促进压力性损伤愈合。

2. 工作目标。

预防患者发生压力性损伤；为有压力性损伤的患者实施恰当的护理措施，促进压力性损伤愈合。

3. 监控与管理。

（1）遵循标准预防、消毒隔离、无菌操作、安全的原则。
（2）为防止压力性损伤的发生，护士应及时评估和确定患者发生压力性损伤的危险程度，积极给予预防措施，如定时翻身，气垫减压等。
（3）对出现压力性损伤的患者，应评估压力性损伤的部位、面积、分期、有无感染等，分析导致发生压力性损伤的危险因素并告知患者及其家属，取得他们的理解与配合，及时对患者进行压力性损伤治疗。
（4）在护理过程中，护士及时进行病情的动态观察，如压力性损伤出现红、肿、痛等感染征象时，及时与医生沟通进行处理。
（5）护士与患者沟通，为患者提供心理支持及进行压力性损伤护理的健康教育。

五、口腔护理

（一）工作目的

1. 患者及其家属知晓告知的事项，对服务满意。
2. 患者口腔卫生得到改善，黏膜、牙齿无损伤。
3. 患者出现异常情况时，护士处理及时。

（二）工作目标

去除口腔异味和残留物质，保持患者舒适，预防和治疗口腔感染。

（三）监控与管理

1. 护士进行操作前遵循查对制度，符合标准预防、安全原则。
2. 应告知患者，做好准备。操作前应评估患者的口腔情况，包括有无手术、插管、溃疡、感染、出血等，评估患者的生活自理能力。
3. 指导患者漱口方法正确。化疗、放疗、使用免疫抑制药的患者可以用漱口液清洁口腔。
4. 协助禁食患者清洁口腔，鼓励并协助有自理能力的患者自行刷牙。
5. 协助患者取舒适体位，告知患者若有不适马上告知护士。

6. 护士操作前应评估患者有无活动义齿，应先取下再进行操作。

7. 根据口腔pH值，遵医嘱选择合适的口腔护理溶液，操作中应当注意棉球干湿度；昏迷患者禁止漱口；对昏迷、不合作、牙关紧闭的患者，使用开口器、舌钳、压舌板，开口器从臼齿处放入。

8. 操作中避免清洁、污染物的交叉混淆，操作前后清点核对棉球数量。

六、床上洗发

（一）工作目的

1. 患者及其家属知晓护士告知的事项，对服务满意。
2. 护理过程安全，患者出现异常情况时，处理及时。

（二）工作目标

保持患者头发清洁、整齐，感觉舒适。

（三）监控与管理

1. 遵循标准预防、节力、安全的原则。
2. 告知患者，做好准备。根据患者的病情、意识状态、生活自理能力及个人卫生习惯、头发清洁度，选择时间进行床上洗发。
3. 准备用物，病房温度适宜，选择体位合适。
4. 操作过程中，用指腹部揉搓头皮和头发，应力量适中，避免抓伤头皮，及时观察患者反应并沟通，了解患者需求。
5. 操作时注意保护患者伤口和各种管路。
6. 清洗后，及时擦干或吹干头发，防止患者受凉。
7. 床单位保持清洁干燥。
8. 操作后保持床单位整洁。

七、温水擦浴

（一）工作目的

1. 患者及其家属知晓护士告知的事项，对服务满意。
2. 护理过程安全，患者出现异常情况时，护士处理及时。

（二）工作目标

帮助不能进行沐浴的患者保持身体的清洁与舒适。

（三）监控与管理

1. 遵循标准预防、安全的原则。

2. 操作前告知患者，做好准备。评估患者病情、生活自理能力及皮肤完整性等，温水擦浴时间恰当。

3. 准备用物，病房温度适宜，保护患者隐私、尽量减少暴露、注意保暖。

4. 水温适宜，擦洗的方法和顺序正确。

5. 护理过程中注意保护伤口和各种管路，观察患者的反应，出现寒战、面色苍白、呼吸急促时应立即停止擦浴，给予恰当的处理。

6. 擦浴后观察患者的反应，检查和妥善固定各种管路，保持其通畅。

7. 床单位保持清洁、干燥。

八、会阴护理

（一）工作目的

1. 患者及其家属知晓护士告知的事项，对服务满意。

2. 患者会阴清洁。

3. 患者出现异常情况时，护士处理及时。

（二）工作目标

协助患者清洁会阴部，增加舒适，预防或减少感染的发生。

（三）监控与管理

1. 遵循标准预防、消毒隔离、安全的原则。

2. 操作前告知患者，做好准备。评估患者会阴部有无伤口、有无失禁和留置尿管导尿管等，确定会阴部护理的方法等。

3. 按需要准备用物及环境，操作时应注意保护患者隐私。

4. 会阴部冲洗时，护士应注意水温适宜。冬季寒冷时，应为患者做好保暖措施。

九、足部清洁

（一）工作目的

1. 患者及其家属知晓护士告知的事项，对服务满意。

2. 足部清洁。

3. 患者出现异常情况时，护士处理及时。

（二）工作目标

保持患者足部清洁，增加舒适。

（三）监控与管理

1. 遵循节力、安全的原则。

2. 操作前告知患者，做好准备。操作前护士应评估患者的病情、足部皮肤情况，根据评估结果选择适宜的清洁方法。

3. 按需要准备用物及环境，水温适宜。

4. 评估患者体位是否舒适。

5. 操作过程中与患者沟通，了解其感受及需求，密切观察患者病情，发现异常及时处理。

6. 操作时尊重患者的个人习惯，必要时涂润肤乳。

7. 应保持床单位清洁、干燥。

十、指/趾甲护理

（一）工作目的

1. 患者及其家属知晓护士告知的事项，对服务满意。

2. 护理过程安全，患者出现异常情况时，护士处理及时。

（二）工作目标

保持生活不能自理患者指/趾甲的清洁、长度适宜。

（三）监控与管理

1. 遵循标准预防、节力、安全的原则。

2. 操作前告知患者，做好准备。评估患者的病情、意识状态、生活自理能力及个人卫生习惯、指/趾甲的长度。

3. 指甲刀选择合适。

4. 指/趾甲护理应包括清洁、修剪、锉平指/趾甲。

5. 修剪过程中，与患者沟通，避免损伤甲床及周围皮肤。对于特殊患者（如糖尿病患者或有循环障碍的患者）要特别小心，修剪不宜过短，应注意勿使皮肤受损，避免感染；对于指/趾甲过硬者，可先在温水中浸泡10～15分钟，软化后再修剪。

十一、协助更衣

（一）工作目的

1. 患者及其家属知晓护士告知的事项，对服务满意。

2. 护理过程安全，患者出现异常情况时，护士处理及时。

（二）工作目标

协助患者更换清洁衣服，满足舒适的需要。

（三）监控与管理

1. 遵循标准预防，安全的原则。

2. 操作前告知患者，做好准备。操作前评估患者病情、意识状态、肌力、移动能力、有无肢体偏瘫、手术、引流管及合作能力等。

3. 根据患者的体型，选择合适、清洁衣服，注意保护患者隐私。

4. 根据患者病情采取不同的更衣方法，病情稳定可采取半坐卧位或坐位更换，手术或卧床可采取轴式翻身法更换。

5. 更衣原则如下。

1）脱衣方法：无肢体活动障碍时，先近侧，后远侧；一侧肢体活动障碍时，先健侧，后患侧。

2）穿衣方法：无肢体活动障碍时，先远侧，后近侧；一侧肢体活动障碍时，先患侧，后健侧。

3）更衣过程中注意保护伤口和各种管路，注意保暖。

4）更衣可与温水擦浴、会阴部护理等同时进行。

十二、生命体征监测技术

（一）工作目的

1. 护士监测方法正确，监测结果准确。

2. 记录准确，对异常情况沟通及时。

（二）工作目标

安全、准确、及时测量患者的体温、脉搏、呼吸、血压，为疾病诊疗和制定护理措施提供依据。

（三）监控与管理

1. 体温计消毒方法符合要求。

2. 操作前告知患者，做好测量生命体征准备。应避免测量生命体征前 30 分钟进食、冷热饮、冷热敷、洗澡、运动、灌肠、坐浴等。

3. 对患者基本情况进行评估，对婴幼儿、痴呆、精神异常、意识不清、烦躁和不合作者，采取了恰当的体温测量方法。

4. 在测量脉搏前，应评估患者脉搏部位的皮肤情况，避免在偏瘫侧、形成动静脉瘘侧、术肢等部位测量脉搏。

5. 如果测量结果异常，发现体温和病情不相符时，及时采取进一步的措施或与医生沟通。

十三、氧气吸入技术

（一）工作目的

1. 患者及其家属知晓护士告知的事项，对服务满意。

2. 确保吸氧过程安全。

（二）工作目标

遵医嘱给予患者氧气治疗，改善患者缺氧状态，确保用氧安全。

（三）监控与管理

1. 评估患者病情、呼吸状态、缺氧程度、鼻腔情况。
2. 操作前告知患者安全用氧目的及注意事项，强调不能自行调节氧流量，自行关闭氧流量，做好四防，即防震、防火、防热、防油。
3. 应遵医嘱，选择合适的氧疗方法。
4. 应遵医嘱根据病情调节合适的氧流量。
5. 使用氧气时，应先调节氧流量后应用。停用氧气时，应先拔出导管或面罩，再关闭氧气开关。
6. 在患者吸氧的过程中密切观察氧气治疗的效果，发现异常及时报告医生处理。
7. 严格遵守操作规程，注意用氧安全。

十四、物理降温法

（一）工作目的

1. 患者及其家属知晓护士告知的事项，对服务满意。
2. 护士操作过程规范。

（二）工作目标

遵医嘱安全地为患者实施物理降温，减轻患者不适。

（三）监控与管理

1. 操作前告知患者，做好准备。评估患者病情、意识、局部组织灌注情况、皮肤情况、配合程度、有无乙醇过敏史。
2. 操作前告知患者物理降温的目的及注意事项。
3. 交代患者在高热期间摄入足够的水分。
4. 操作过程中，保护患者隐私。
5. 物理降温时应观察局部血液循环和体温变化情况，应重点观察患者皮肤状况，如患者局部皮肤苍白、青紫或者有麻木感，应立即停止，防止冻伤发生。
6. 物理降温时，应当避开患者的枕后、耳郭、心前区、腹部、阴囊及足底部位。
7. 30分钟后复测患者体温，并及时记录患者的体温和病情变化，应及时与医生沟通，严格交接班。

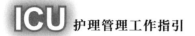

十五、协助患者进食、进水

（一）工作目的

1. 患者及其家属知晓护士告知的事项，对服务满意。
2. 患者出现异常情况时，护士处理及时。

（二）工作目标

协助不能自理或部分自理的患者进食、进水，保证进食、进水及安全。

（三）监控与管理

1. 遵循安全的原则。
2. 操作前告知患者，做好准备。操作前评估患者的病情、饮食种类、液体出入量、自行进食能力，有无偏瘫、吞咽困难、视力减退等。
3. 掌握患者有无餐前、餐中用药，保证治疗效果。
4. 评估协助患者进食过程中应注意食物温度、软硬度及患者的咀嚼能力，观察有无吞咽困难、呛咳、恶心、呕吐等。
5. 操作过程中与患者沟通，给予饮食指导，如有治疗饮食、特殊饮食应按医嘱给予指导。
6. 患者进餐完毕，清洁并检查口腔，及时清理用物及整理床单位，保持其适当体位。
7. 对于需要记录出入量的患者，应准确记录患者的进食、进水时间，食物种类、含水量等。

十六、鼻饲技术

（一）工作目的

1. 患者及其家属知晓护士告知的事项，对服务满意。
2. 护士操作过程规范、准确、动作轻巧，患者配合。
3. 确保胃管于胃内固定稳妥。

（二）工作目标

遵医嘱为不能经口进食的患者灌入流质液体，保证患者摄入足够的营养、水分和药物。

（三）监控与管理

1. 遵循查对制度、标准预防、消毒隔离原则。
2. 操作前告知患者及其家属鼻饲的目的、注意事项，以取得配合。

3. 操作前评估患者病情、意识状态、合作程度、鼻腔是否通畅、有无消化道狭窄或食管静脉曲张、以往是否有插胃管的经历；评估患者的消化、吸收、排泄功能和进食需求。应根据评估结果选择合适的胃管和鼻饲时机。

4. 如需插胃管应先准确测量并标识胃管插入的长度。插管过程中指导患者配合技巧。昏迷患者应先将头向后仰，插至咽喉部（约 15 分钟），再用一手托起头部，使下颌靠近胸骨柄，插至需要的长度。如插入不畅，应检查胃管是否盘曲在口腔中。插管过程中如发现剧烈呛咳、呼吸困难、发绀等情况，应立即拔出，休息片刻后重插。插入适当深度并检查胃管是否在胃内。

5. 鼻饲前了解上一次鼻饲时间、进食量；检查胃管是否在胃内以及有无胃潴留，检查方法正确；胃内容物超过 150mL 时，应当通知医生减量或者暂停鼻饲。

6. 鼻饲前后应用温水 20mL 冲洗管道，防止管道堵塞。

7. 缓慢灌注鼻饲液，温度 38～40℃。鼻饲混合流食间接加温，以免蛋白凝固。

8. 鼻饲给药时应先研碎，溶解后注入。

9. 对长期鼻饲的患者，定期更换胃管。

10. 鼻饲管固定是否稳妥，固定时应考虑患者舒适度。

11. 插入胃管后告知患者及其家属注意事项。

十七、胃肠减压技术

（一）工作目的

1. 患者及其家属知晓护士告知的事项，对服务满意。
2. 护士操作过程规范、准确、动作轻巧，患者配合。
3. 确保胃管于胃内固定稳妥，保持有效胃肠减压。

（二）工作目标

遵医嘱为患者留置胃管，持续抽出胃内容物，达到减压目的。患者能够了解有关知识并配合。

（三）监控与管理

1. 遵循查对制度，遵循无菌操作技术原则、标准预防原则。
2. 操作前告知患者及其家属留置胃管的目的、注意事项，以取得配合。
3. 评估患者病情、意识状态、合作程度、鼻腔是否通畅，有无消化道狭窄或食管静脉曲张等，了解患者是否有插管的经验，根据评估结果选择合适的胃管。
4. 胃管插入的长度测量准确，并做好标识。
5. 插管过程中指导患者配合技巧，安全顺利地插入胃管。
6. 昏迷患者应先将其头向后仰，插至咽喉部（约 15cm），再用一手托起头部使下颌靠近胸骨柄，插至需要的长度。如插入不畅，应检查胃管是否盘曲在口腔中。插管过程中如发现剧烈呛咳、呼吸困难、发绀等情况，应立即拔出，休息片刻后重插。

7. 准确判断胃管是否在胃内，方法准确。

8. 调整减压装置，将胃管与负压装置连接，妥善固定于床旁。

9. 告知患者留置胃肠减压管期间禁止饮水和进食，保持口腔清洁。

10. 妥善固定胃肠减压装置，防止变换体位时加重对咽部的刺激，以及胃管受压、脱出等，保持有效减压状态。

11. 按时观察引流物的颜色、性质、量，并记录 24 小时引流总量；如有异常应及时报告医生进行处理。

12. 留置胃管期间加强患者的口腔护理。

13. 胃肠减压期间，要注意观察患者水、电解质平衡及胃肠功能恢复情况。

14. 应及时发现并积极预防和处理与引流相关的问题。

十八、导尿技术

（一）工作目的

1. 患者及其家属知晓护士告知的事项，对操作满意。

2. 操作规范、安全，未给患者造成不必要的损伤。

3. 导尿管与集尿袋连接紧密，引流通畅，固定稳妥。

（二）工作目标

遵医嘱为患者导尿，患者知晓导尿的目的并配合。

（三）监控与管理

1. 遵循查对制度，遵循无菌操作技术原则、标准预防原则。

2. 操作前告知患者及其家属留置导尿管的目的、注意事项，以取得配合。

3. 评估患者的年龄、性别、病情、合作程度、膀胱充盈度、局部皮肤等。根据评估结果，选择合适的导尿管。

4. 导尿过程中应严格遵循无菌操作技术原则，避免污染，保护患者隐私。

5. 为男性患者插导尿管时，遇有阻力，特别是导尿管经尿道内口、膜部、尿道外口的狭窄部、耻骨联合下方和前下方处的弯曲部时，嘱患者缓慢深呼吸，慢慢插入导尿管。

6. 插入气囊导尿管后向气囊内注入 10~15mL 无菌生理盐水，轻拉导尿管以证实导尿管固定稳妥。

7. 尿潴留患者每次导出尿量应不超过 1000mL，以防出现虚脱和血尿。

8. 指导患者在留置导尿管期间保证充足液体入量，以预防发生结晶和感染。

9. 指导患者在留置导尿管期间应防止导尿管打折、弯曲、受压、脱出等情况发生，以保持导尿管的通畅。

10. 指导患者保持集尿袋高度低于耻骨联合水平，以防止逆行感染。

11. 指导长期留置导尿管的患者进行膀胱功能训练及盆底肌锻炼，以增强控制排尿的能力；评估患者锻炼方法是否准确、有效；指导患者留置导尿管期间导尿管要定时夹闭。

十九、灌肠技术

（一）工作目的

1. 患者及其家属知晓护士告知的事项，对服务满意。
2. 护士操作过程规范、准确。
3. 达到各种灌肠治疗的效果，无并发症发生。

（二）工作目标

遵医嘱准确、安全地为患者实施不同治疗需要的灌肠；清洁肠道，解除便秘及肠胀气；降温；为诊断性检查及手术做准备。

（三）监控与管理

1. 评估患者的年龄、意识、情绪及配合程度，有无灌肠禁忌证。对急腹症、妊娠早期、消化道出血的患者应禁止灌肠；肝性脑病患者应禁用肥皂水灌肠；伤寒患者灌肠量不能超过 500mL，液面距肛门不得超过 30cm。
2. 操作前告知患者及其家属灌肠的目的及注意事项，指导患者配合。
3. 核对医嘱，做好准备，应评估灌肠溶液的浓度、剂量、温度是否适宜。
4. 协助患者取左侧卧位，注意保暖，保护患者隐私。阿米巴痢疾患者应取右侧卧位。
5. 灌肠溶液缓慢流入并观察患者反应。
6. 灌肠过程中，患者如有便意，应指导患者做深呼吸，同时适当调低灌肠筒的高度，减慢流速；患者如有心悸、气促等不适症状，应立即平卧，避免发生意外伤害。
7. 对患者进行降温灌肠时，灌肠后保留 30 分钟后再排便，排便后 30 分钟测体温。
8. 清洁灌肠应反复多次，首先用肥皂水，其次用生理盐水，直至排出液澄清、无粪便为止。
9. 灌肠完毕，嘱患者平卧，根据灌肠目的保持适当时间再排便，并观察大便性状。
10. 操作结束后，应做好肛周清洁，整理床单位。
11. 观察排出大便的量、颜色、性质及排便次数并做好记录，有异常应及时报告医生及时处理。

二十、失禁护理

（一）工作目的

1. 患者及其家属知晓护士告知的事项，对服务满意。
2. 患者皮肤清洁，感觉舒适。

（二）工作目标

对失禁的患者进行护理，保持局部皮肤的清洁，增加患者舒适度。

（三）监控与管理

1. 遵循标准预防、消毒隔离、安全的原则。

2. 评估患者的失禁情况，准备相应的物品。

3. 护理过程中，与患者沟通，做到清洁到位，注意保暖，保护患者隐私。

4. 根据病情，应遵医嘱采取相应的保护措施，如小便失禁患者给予留置导尿管、男性患者可以采用尿套技术、女性患者可以采用尿垫等，在使用过程中与患者及其家属沟通，取得其理解。

5. 鼓励并指导患者进行膀胱功能训练及盆底肌锻炼，评估患者训练方法是否准确，其效果如何。

6. 床单位保持清洁、干燥。

二十一、留置导尿管的护理

（一）工作目的

1. 患者及其家属知晓护士告知的事项，对服务满意。

2. 患者在留置导尿管期间会阴部清洁，导尿管通畅。

3. 患者出现异常情况时，护士处理及时。

（二）工作目标

对留置导尿管的患者进行护理，预防感染，增进患者舒适，促进功能锻炼。

（三）监控与管理

1. 遵循标准预防、消毒隔离、无菌操作、安全的原则。

2. 操作前告知患者，做好准备。评估患者病情，导尿管留置时间，尿液颜色、性状、量，膀胱功能，有无尿频、尿急、腹痛等症状。

3. 用物环境准备，注意保护患者隐私。

4. 对留置导尿管的患者进行会阴护理，尿道口清洁，应保持导尿管的通畅，准确观察尿液颜色、性状、量、透明度、气味等，注意倾听患者的主诉。

5. 留置导尿管期间，妥善固定导尿管及集尿袋并做好相应的标识；评估集尿袋的高度是否正确，不能高于膀胱；及时排放尿液；协助长期留置导尿管的患者进行膀胱功能训练，训练方法正确，其疗效如何。

6. 根据患者病情，应鼓励患者摄入适当的液体。定期更换导尿管及集尿袋，做好尿道口护理。

7. 拔管后根据病情，应鼓励患者多饮水，观察患者自主排尿及尿液情况，有无排尿困难，是否及时处理。

二十二、口服给药技术

（一）工作目的

1. 患者及其家属知晓护士告知的事项，对服务满意。
2. 帮助患者正确服用药物。
3. 及时发现不良反应，采取适当措施。

（二）工作目标

遵医嘱正确为患者实施口服给药，并观察药物作用。

（三）监控与管理

1. 遵循标准预防、安全给药原则。
2. 给药前评估患者病情、过敏史、用药史，如有疑问应核对无误后方可给药。
3. 给药时应告知患者及其家属药物相关注意事项，取得配合。
4. 应严格遵循查对制度，掌握患者所服药物的作用、不良反应以及某些药物服用的特殊要求。
5. 协助患者服药，为鼻饲患者给药时，应当将药物研碎溶解后由胃管注入。
6. 若患者因故暂不能服药，暂不发药，并做好交班。
7. 对服用强心苷类药物的患者，服药前应当先测脉搏、心率，注意其节律变化，如脉率低于每分钟 60 次或者节律不齐时暂不服并及时通知医生。
8. 观察患者服药效果及不良反应。如有异常情况及时与医生沟通。

二十三、肌内注射技术

（一）工作目的

1. 患者及其家属知晓护士告知的事项，对服务满意。
2. 护士操作过程规范、准确。

（二）工作目标

遵医嘱准确为患者肌内注射，操作规范，确保患者安全。

（三）监控与管理

1. 遵循查对制度，符合无菌操作、标准预防、安全给药原则。
2. 操作前告知患者做好准备。评估患者病情、过敏史、用药史，以及注射部位皮肤情况。
3. 操作前告知患者药物名称及注意事项，取得患者配合。

4. 操作时选择合适的注射器，评估其注射部位，应避开皮下硬结处，以免影响其疗效；需长期注射者，有计划地更换注射部位，避免形成皮下硬结。

5. 应协助患者采取适当体位，告知患者注射时勿紧张，肌肉放松。

6. 注射中、注射后观察患者反应、用药效果及不良反应。

7. 需要两种药物同时注射时，应注意配伍禁忌。

8. 应根据药物的性质，掌握推注药物速度。

二十四、皮内注射技术

（一）工作目的

1. 患者及其家属知晓护士告知的事项，对服务满意。

2. 护士操作过程规范、准确。

（二）工作目标

遵医嘱准确为患者进行皮内注射，操作规范，确保患者安全。

（三）监控与管理

1. 遵循查对制度，符合无菌操作、标准预防、安全给药原则。

2. 皮试药液现用现配，剂量准确。

3. 操作前备好相应的抢救药物，检查设备处于备用状态。

4. 操作前告知患者做好准备。评估患者病情、过敏史、用药史，以及注射部位皮肤情况。

5. 操作时告知患者药物名称及注意事项，取得患者配合。

6. 操作后告知患者皮试后 20 分钟内不要按揉注射部位。

7. 密切观察病情，及时处理各种过敏反应。

8. 试验结果判断准确。对皮试结果阳性者，应在病历、床头或腕带、门诊病历醒目标记，并将结果告知医生、患者及其家属，进行交班。

二十五、皮下注射技术

（一）工作目的

1. 患者及其家属知晓护士告知的事项，对服务满意。

2. 护士操作过程规范、准确。

（二）工作目标

遵医嘱准确为患者皮下注射，操作规范，确保患者安全。

（三）监控与管理

1. 遵循查对制度，符合无菌操作、标准预防、安全给药原则。

2. 告知患者，做好准备。评估患者病情、过敏史、用药史，以及注射部位皮肤情况。

3. 操作前告知患者药物名称及注意事项，取得患者配合。

4. 操作时选择合适的注射器，评估其注射部位，应避开皮下硬结处，以免影响其疗效；需长期注射者，有计划地更换注射部位，应避免形成皮下硬结。

5. 注射中、注射后应观察患者反应、用药效果及不良反应。

6. 皮下注射速效、短效、中效胰岛素时，应评估患者的食欲，根据不同型号胰岛素的起效时间来选择恰当的进餐时间，避免不必要的活动，注意安全。患者食欲缺乏时，应结合血糖情况请示医生是否减小胰岛素剂量或暂停胰岛素注射，应密切监测血糖波动情况。

7. 皮下注射长效胰岛素时应每天定时，避免不同时间注射使药效叠加，引起患者低血糖反应。

二十六、雾化吸入疗法

（一）工作目的

1. 患者及其家属知晓护士告知的事项，对服务满意。
2. 操作过程规范、安全，达到预期目的。

（二）工作目标

遵医嘱为患者提供剂量准确、安全、雾量适宜的雾化吸入。

（三）监控与管理

1. 遵循查对制度，符合标准预防、安全给药的原则。
2. 遵医嘱准备药物和雾化装置，检查装置性能。
3. 了解患者过敏史、用药史、用药目的、呼吸状况及配合能力。
4. 操作前告知患者治疗目的、药物名称，指导患者配合。协助患者取合适体位。
5. 调节雾量是否适宜，给患者戴上面罩或口含嘴，指导患者吸入。气管切开的患者，可直接将面罩置于气管切开造口处。
6. 应观察患者吸入药物后的反应及效果。
7. 雾化吸入的面罩、口含嘴应一人一套，防止交叉感染。

二十七、密闭式周围静脉输液技术

（一）工作目的

1. 患者及其家属知晓护士告知的事项，对服务满意。
2. 操作过程规范、准确。
3. 及时发现不良反应，采取适当措施。

（二）工作目标

遵医嘱准确为患者静脉输液，操作规范，确保患者安全。

（三）监控与管理

1. 遵循查对制度，符合无菌操作、标准预防、安全给药原则。

2. 在静脉配制中心或治疗室进行配药，化疗和毒性药物在安全的环境下配置。药物现用现配，注意配伍禁忌。

3. 操作前告知患者输液目的及输注药物名称，做好准备，评估患者过敏史、用药史及穿刺部位的皮肤、血管状况。协助患者取舒适体位。

4. 评估静脉选择是否合适。老年、长期卧床、手术患者避免选择下静脉穿刺，患者如有静脉血栓形成，应避免同侧肢体静脉输液。

5. 穿刺成功后，妥善固定，保持输液通道通畅。

6. 根据患者病情、年龄、药物性质调节速度。应告知患者注意事项，强调不要自行调节输液速度。

7. 观察患者输液部位状况及有无输液反应，及时处理输液故障，对于特殊药物、特殊患者应密切巡视。需避光的药物应采取避光措施，并告知患者注意事项。

8. 拔除输液后，嘱咐患者轻压穿刺点 3～5 分钟，按压时勿用力过大、勿揉，凝血功能差的患者适当延长按压时间，直至不出血。

二十八、密闭式静脉输血技术

（一）工作目的

1. 患者及其家属知晓护士告知的事项，对服务满意。
2. 护士操作过程规范、准确。
3. 及时发现输血反应，妥善处理。

（二）工作目标

遵医嘱为患者正确安全地静脉输血，操作规范，及时发现、处理并发症。

（三）监控与管理

1. 遵循查对制度，符合无菌操作、标准预防、安全输血原则。

2. 输血前告知患者，做好准备。评估患者生命体征、输血史、合作能力、心理状态和血管状况。告知患者输血的目的、注意事项和不良反应。

3. 严格执行查对制度。输血核对必须双人核对，包括取血时核对，输血前、中、后核对和发生输血反应时的核对。核对内容包括患者姓名、性别、床号、住院号、血袋号、血型、血液数量、血液种类、交叉试验结果、血液有效期、血袋完整性和血液的外观。发生输血反应时核对用血申请单、血袋标签、交叉配血试验记录及受血者与供血者的血型，并保留输血装置和血袋。

4. 建立合适的静脉通路，密切观察患者。出现不良反应，应立即停止输血，更换输液器，保留输液通道，并通知医生及时处理。

5. 血液制品应在规定的时间内输完，输入 2 个以上供血者的血液时，应在 2 份血液之间只允许输入生理盐水进行冲管。

6. 应加强输液巡视，开始输血时速度宜慢，观察 15 分钟，无不良反应后，将滴速调节至要求速度。输血时，血液制品内不得随意加入其他药物。

7. 输血完毕，储血袋在 4℃ 冰箱保存 24 小时送回输血科。

二十九、静脉留置针技术

（一）工作目的

1. 患者及其家属知晓护士告知的事项，对服务满意。
2. 护士操作过程规范、准确。

（二）工作目标

正确使用留置针建立静脉通路，减少患者反复穿刺的痛苦。

（三）监控与管理

1. 遵循查对制度，符合无菌操作、标准预防、安全静脉输液的原则。
2. 操作前告知患者留置针的作用、注意事项及可能出现的并发症。
3. 评估患者病情、治疗、用药以及穿刺部位的皮肤和血管状况。
4. 应选择弹性适当的血管穿刺，正确实施输液前后留置针的封管及护理，标明穿刺日期、时间并签名。
5. 严密观察留置针有无脱出、断裂，应及时处置相关并发症。
6. 输液过程中要观察患者局部有无红、肿、热、痛等静脉炎表现，根据输注药物的不同性质应及时予以处置。
7. 做好知识宣教，应嘱患者穿刺部位勿沾水，若敷料潮湿、卷边要随时更换，留置针侧肢体避免剧烈活动或长时间下垂等。
8. 每次输液前后应当检查患者穿刺部位及静脉走向有无红、肿，询问患者有关情况，发现异常时及时拔除导管，给予处理。
9. 评估封管方法是否有效，应保持输液通道通畅。

三十、静脉注射技术

（一）工作目的

1. 患者及其家属知晓护士告知的事项，对服务满意。
2. 护士操作过程规范、准确。

（二）工作目标

遵医嘱准确为患者静脉注射，操作规范，确保患者安全。

（三）监控与管理

1. 遵循查对制度，符合无菌操作、标准预防、安全给药原则。

2. 应在静脉配制中心或治疗室配药，药物要现用现配，注意配伍禁忌。

3. 注射前应告知患者，做好准备。评估患者过敏史、用药史，以及穿刺部位的皮肤、血管状况。

4. 注射时告知患者输注药物名称及注意事项。

5. 应协助患者取舒适体位。

6. 应根据病情及药物性质掌握注入药物的速度，必要时使用微量注射泵。使用注射泵前应给患者做好宣教，以取得理解和支持。

7. 静脉注射过程中观察局部组织有无肿胀，需严防药液渗漏，及时观察病情变化。

8. 拔针后，嘱咐患者按压穿刺点 3～5 分钟，勿用力按压、勿揉，凝血功能差的患者适当延长按压时间至不出血为止。

三十一、静脉血标本的采集技术

（一）工作目的

1. 患者及其家属知晓护士告知的事项，对服务满意。

2. 护士操作过程规范、准确。

3. 采取标本方法正确，标本不发生溶血，抗凝标本无凝血，符合检验要求。

（二）工作目标

遵医嘱准确为患者采集静脉血标本，操作规范，确保患者安全。

（三）监控与管理

1. 遵循查对制度，符合无菌操作、标准预防原则。

2. 评估患者的病情、静脉情况，准备用物。若患者正在进行静脉输液、输血，不宜在同侧手臂采血。

3. 采血前应告知患者及其家属采血的目的及采血前后的注意事项。

4. 协助患者取舒适体位。

5. 采血后指导患者压穿刺点 5～10 分钟，勿用力按压、勿揉，凝血功能差者适当延长按压时间至不出血为止。

6. 抽血培养时，应在患者高热时，使用降温措施及抗生素前采血，抽血量要准确。

7. 血培养瓶应用乙醇消毒，不宜使用碘制剂消毒。

8. 动脉穿刺前认真评估血管，避免在有皮肤感染的部位穿刺，严格遵循无菌操作技术原则，遵守操作规程。

9. 按要求正确处理血标本，尽快送检。

第四节　ICU 患者抢救技术管理

一、ICU 患者的抢救制度及支持性护理

ICU 患者病情重而复杂、变化快，随时可能发生生命危险。病区应切实地做好患者的抢救管理工作，ICU 护士应全面、仔细、缜密地观察病情，判断疾病转归。

（一）ICU 患者抢救制度

ICU 患者抢救工作应由 ICU 主任、护士长负责组织和指挥，ICU 主任、护士长不在时，由职称最高的医生/护士主持抢救工作，但必须及时报告 ICU 主任、护士长。

1. 对病情危重、可能危及生命的患者均需积极组织抢救，常规向家属或单位发出病危通知，并对病情危重性进行必要的告知和解释。

2. 在抢救中，各级医护人员应本着高度认真负责的精神，做到观察细致、诊断准确、处理及时、记录完整。对疑难及诊断不明患者，应及时向上级医生报告或组织会诊。

3. 抢救工作由病房主管医生负责具体组织和实施，主管医生不在时，由值班主管医生或住院总医生组织，必要时应指定专人床旁守护，做好床旁记录，详细交接班。

4. 医生未到前，护士应根据病情及时给氧、吸痰、测量血压、建立静脉通路，行人工呼吸和心脏按压、止血等，并提供诊断依据。

5. 特别重大的抢救工作，应向 ICU 主任汇报，由全科统一组织力量进行抢救。特殊患者或需要跨科室协同抢救的患者，应及时向医务部、护理部和业务副院长申报，对重大抢救需根据患者病情提出抢救方案。涉及多发性损伤或多器官病变的 ICU 患者，应及时申请多学科会诊，并由现场主持抢救的最高资质的医生主持多学科会诊。

6. 医护人员必须熟练掌握各种器械、仪器的性能及使用方法，熟记抢救药品的编号、定位、用途、剂量、用法等。各辅助部门及其他有关部门应积极配合，全力协助，不得以任何借口延误抢救工作。

7. 及时、准确执行医嘱。医生下达的口头医嘱，护士应复述一遍，并经双方复核无误后执行。

8. 对病情变化、抢救经过、各种用药等应准确、及时、完整记录，因抢救患者未能及时书写病历时，有关医护人员应当在抢救结束后 6 小时内据实补记，并加以注明。

9. 各科室的抢救药品及器材应固定位置，每班交接清楚，指派专人负责，定期做好清洁、消毒、清理补充等工作。

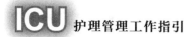

【知识链接】

ICU 患者抢救范围

凡病情紧急危及生命立即进行抢救及监护者，均应列为危重症抢救病例，包括如下情况。

- 各种原因所致的昏迷。
- 各种原因所致的休克。
- 各种原因所致的呼吸、心搏骤停（包括麻醉意外）。
- 严重水、电解质及酸碱平衡紊乱。
- 各种原因所致的严重心力衰竭、心肌缺血及心律失常（全心衰竭、急性心肌梗死、阿—斯综合征、重症心绞痛等）。
- 各种原因所致的弥漫性血管内凝血（DIC）。
- 各种原因所致的高血压危象。
- 各种原因所致的心包压塞。
- 各种原因所致的重度急、慢性呼吸衰竭（肺源性心脏病、休克肺、急性呼吸窘迫综合征、气管异物、肺梗死、高压性气胸、急性大量胸膜腔积液、呼吸肌麻痹等）。
- 急性大咯血（支气管扩张症、二尖瓣狭窄、肺结核等）。
- 各种原因所致的喉梗阻（急性喉炎、白喉等）。
- 急性肝、肾衰竭（尿毒症、肝肾综合征等）。
- 各种原因所致的急性弥漫性腹膜炎（各种腹腔器官穿孔）。
- 重度急性出血坏死性胰腺炎。
- 重症急性溶血危象（输血反应、血型不合、免疫性溶血性贫血等）。
- 急性粒细胞缺乏、急性再生障碍性贫血。
- 各种药物、食物或毒物急性中毒。
- 甲亢危象、糖尿病酮症酸中毒、低血糖昏迷、高渗性昏迷等。
- 破伤风、气性坏疽等特殊感染且病情严重。
- 重症剥脱性皮炎。
- 自缢、电击伤、溺水、坠楼、严重锐器伤、扼伤等。

（二）ICU 患者的支持性护理

ICU 患者身体极度衰弱，抵抗力低，治疗措施多，易引起并发症。ICU 护士不仅要注意针对性的护理，也应加强支持性护理，预防并发症的发生，促进患者早日康复。

1. ICU 患者常见的护理问题。

ICU 患者面临的主要健康问题是生理需求不能得到及时的满足。

1）与呼吸有关的护理问题如下。

（1）误吸的危险：常见的原因有咳嗽及吞咽反射减弱或消失等。

（2）清理呼吸道无效：常见的原因有中枢神经系统功能紊乱，致其咳嗽及吞咽反射减弱或消失等。

（3）气体交换受损：常见的原因有呼吸中枢功能紊乱等。

2）与生理交换有关的护理问题如下。

（1）营养失调（消瘦）：常见原因为患者进食少、机体分解代谢增强等。

（2）尿潴留：常见的原因有膀胱逼尿肌无力、缺乏隐蔽环境等。

（3）完全性尿失禁：常见的原因有意识障碍等。

（4）便秘：常见的原因有长期卧床、活动减少、肠蠕动减慢等。

（5）排便失禁：常见的原因有意识障碍、肛门括约肌失控等。

3）与安全有关的护理问题如下。

（1）受伤的危险：常见的原因有意识障碍等。

（2）皮肤完整性受损的危险：常见原因有长期卧床不能翻身、营养不良等。

4）与活动有关的护理问题。

（1）自理缺陷：常见的原因有患者体力及耐力下降、意识障碍等。

（2）废用综合征的危险：常见的原因有长期卧床、不能运动等。

5）与感觉有关的护理问题：如焦虑，常见的原因是面临疾病威胁。

2. ICU患者的支持性护理措施。

1）密切观察病情变化：病情观察对抢救ICU患者的生命十分重要，它能及时发现异常情况，为准确有效地抢救患者生命提供重要依据。ICU护士须密切观察患者的生命体征、意识、瞳孔及其他情况，随时了解心、肺、脑、肝、肾等重要器官的功能，以及治疗反应与效果，及时、正确地采取有效的救治措施。

2）保持呼吸道通畅：清醒患者应鼓励其定时做深呼吸或轻拍其背部，以助分泌物咳出；昏迷患者常因咳嗽、吞咽反射减弱或消失，呼吸道分泌物及唾液等积聚而引起呼吸困难甚至窒息，故应使患者头偏向一侧，及时吸痰与清理呕吐物，保持呼吸道通畅；人工气道者，可每天反复多次进行叩背、气道雾化、吸痰，以改善通气状况，通过深呼吸咳嗽训练、肺部物理治疗、吸痰等措施，预防分泌物积聚、坠积性肺炎及肺不张等。

3）补充营养及水分：ICU患者机体分解代谢增强、消耗大，对营养物质的需要量增加，而患者多因胃纳不佳、消化功能减退而摄入不足。为保证患者有足够营养和水分，维持体液平衡，ICU护士应设法增进患者的食欲，协助自理缺陷的患者进食。对不能进食者，可采用鼻饲或胃肠外营养。对大量引流或体液丧失等水分丢失较多的患者，应用相应途径补充足够的水分。

4）确保患者安全：对于躁动和意识障碍（谵妄或昏迷）的患者，要加强安全护理，合理使用保护具，防止意外伤害发生。对于牙关紧闭、抽搐的患者，可用牙垫、开口器等防止舌咬伤。室内光线宜暗，医护人员动作要轻，避免因外界刺激而引起抽搐。药物治疗过程中，应准确执行医嘱，确保患者的诊疗安全。

5）五官及皮肤护理：ICU患者眼、口、鼻腔经常存有分泌物，应经常用湿棉球或纱布擦拭，保持清洁。对眼睑不能自行闭合者应注意眼睛护理，可涂眼药膏或覆盖油性纱布，以防角膜溃疡和结膜炎。加强口腔护理，增进患者食欲，对不能经口腔进食者，更应做好口腔护理，防止发生口腔炎症、口腔溃疡、腮腺炎、中耳炎、口臭等。ICU

患者由于长期卧床、大小便失禁、大量出汗、营养不良等因素，有发生皮肤完整性受损的危险，故应加强皮肤护理，注意交接班，防止皮肤发生感染。

6）做好排泄护理：ICU 患者自理能力差，应协助患者大小便。如发生尿潴留，可采用诱导排尿的方法，以减轻患者的痛苦，必要时导尿。如留置导尿管，应执行留置导尿管护理常规，保持导尿管通畅，防止泌尿系统感染。便秘者可给予缓泻药物或行灌肠。有大小便失禁者应注意清洁会阴部，保持局部皮肤清洁、干燥，防止压力性损伤的发生。

7）做好肢体关节护理：病情平稳时，应尽早进行被动肢体运动，每天 2~3 次。方法是将肢体进行伸屈、内收、外展、内旋、外旋等，同时做按摩。其目的是促进血液循环，增加肌肉张力，帮助恢复功能，预防肌腱、韧带退化，肌肉萎缩、关节僵硬、静脉血栓形成和足下垂等的发生。

8）加强引流管护理：ICU 患者可带有多种导管，应注意妥善固定、安全防止，防止扭曲、受压、堵塞、脱落，保持其通畅，发挥其应有的作用；定期更换与消毒引流管及引流瓶，严格遵循无菌操作技术原则，防止逆行感染。

9）注重心理护理：ICU 患者常表现出各种各样的心理问题，如突发的意外伤害或急性疾病患者常表现出恐惧、焦虑、悲伤、过分敏感等。因此，在抢救 ICU 患者生命的同时，ICU 护士还须努力做好心理护理，使患者配合治疗。

二、ICU 抢救设备及物品管理规范

（一）抢救车的管理

1. 定位放置，专人管理，每天检查，有记录，签全名。
2. 车面不放置物件，保持抢救车整洁、活动自如，有清洁制度。
3. 车内物品归类、定位、定量放置，无菌物品与非无菌物品分开放置，物品放置合理，便于取用。
4. 抢救药品必须放在抢救车上或设专用抽屉。
5. 应根据抢救患者的种类和特点确定急救药品的种类和基数，固定数量，建立账目。
6. 编号排列，定位存放。每天检查，保证随时应用。
7. 急救药品使用后及时补足数量。
8. 器械用后及时补充、清洁、消毒和维修，处于备用状态。
9. 药品无破损、变色、变质，瓶装药液有效期合格。
10. 消毒包有效期合格，未用完的消毒包有开启日期。

（二）各种无菌物品及无菌急救包

无菌物品包括注射器及针头、输液器及输液针头、无菌手套、无菌治疗巾、无菌敷料等。无菌急救包内有气管插管包、气管切开包、导尿包、穿刺包、吸痰包、缝合包等。

（三）简易呼吸器管理

1. 用后及时清洁、消毒，连接正确，处于备用状态。
2. 备用零件齐全（包括气管切开、气管插管接头）。
3. 定位放置，专人管理，每天检查后应有记录。

（四）吸痰机管理

1. 定位放置，易于取用，吸引器清洁无污渍。
2. 用后及时清洁，消毒储备瓶干燥备用。
3. 储液瓶在使用时加消毒液 500mL。
4. 使用该机时需配备以下用物：消毒吸痰管数根、压舌板、纱布、镊子 2 个、弯盘、电插座、治疗碗 2 个、无菌生理盐水、清洁接头。
5. 每班护士清倒 1 次使用中的引流瓶。
6. 中心吸引使用的各引流瓶、管消毒后干燥保存。
7. 专人保管，每天检查，保证机器功能完好，并有使用记录。

（五）呼吸机管理

1. 加强呼吸机防尘保洁工作。机壳表面每天用清洁软布擦拭 1 次，空气过滤网防尘装置每周清洁 1 次。
2. 患者使用过程中，管道中、滤水杯内冷凝水应及时倒掉。
3. 呼吸机管道脆，易折、易破而漏气，因此固定应牢，避免动作粗暴，过分牵拉。
4. 机器（尤其是带有蓄电池的呼吸机）应定期通电，定期检修，并进行整机功能测试。
5. 机器使用后应定位放置，并进行性能和使用时间登记，以便进行成本－效益分析。

（六）除颤仪的管理

1. 定位放置，每天检查并记录。
2. 定时充电，保持备用状态。
3. 保持仪器外部无尘，彻底清除电极板上的导电胶。
4. 如果打印心电图条带太浅或深浅不一，要使用乙醇清洗打印头，去除上面残留的纸屑。
5. 清洁时避免任何液体进入仪器内部。

（七）转运设备的管理

1. 转运床定位放置，保持表面清洁。
2. 使用过程中正确使用，避免碰撞，勿用暴力，损坏转运设备。
3. 简易呼吸器正确连接，功能完好，处于备用状态。

4. 简易呼吸器使用后，清洁消毒，定位放置。

5. 简易呼吸器保持清洁、防尘，定时充电，各部件齐全，处于备用状态。

6. 简易呼吸器配套氧气瓶要挂"有氧""无氧"牌，氧气瓶及时充氧。存放于干燥处，防尘保护，有四防标记（防火、防震、防油、防热）。

7. 外出急救箱定位放置，专人管理，每天检查。抢救药品、器械放置合理，归类放置，便于取用。用后及时补充、清洁、消毒和维修。药品、无菌消毒物品无过期。

8. 外出使用的微量静脉注射泵，外出心电监护仪定时充电，以处于备用状态。

（八）支气管纤维镜管理

1. 支气管纤维镜放于专用箱内，注意勿扭曲折叠。

2. 使用后及时清洁消毒。

3. 支气管纤维镜未使用时应取出电源。

4. 支气管纤维镜的导丝保持干燥，定位放置。

（九）气管插管设施管理

1. 每天检查喉镜、气管插管箱完好情况，专人管理，并有记录。

2. 气管插管箱内的物品使用后及时清洁、消毒、补充，处于备用状态。

（十）消耗物品的管理

1. 专人负责，定时清点，及时领取和补充，保持物品供应。

2. 贵重消耗品要上锁保存并设基本参数，领取后要记录。

3. 设借物本，消耗品外借要登记，定期追踪归还情况。

4. 消耗品定位放置，标识清晰，方便取用。

三、常用抢救护理技术

（一）吸痰法

吸痰法是一项重要的急救护理技术，是指经口、鼻腔、人工气道将呼吸道的分泌物吸出，以保持呼吸道通畅，预防吸入性肺炎、肺不张、窒息等并发症的一种方法。临床上主要用于年老体弱、危重、昏迷、麻醉未清醒前等各种原因引起的不能有效咳嗽者。吸痰装置有中心负压装置（中心吸引器）、电动吸引器两种，利用负压吸引原理，连接导管吸出痰液。吸痰法是一种侵入性操作，由于操作者的技术水平、吸痰装置及患者自身等原因，常可引起一些并发症，如低氧血症、呼吸道黏膜损伤、感染、心律失常、肺不张等。

1. 用物。

1）中心吸引器或电动吸引器，试管（内盛有消毒液，置于床头栏处，可消毒吸引器上玻璃接管）。

2）治疗盘有盖罐 2 只（1 只盛无菌生理盐水，1 只盛放已消毒的吸痰管或一次性吸痰管数根）、弯盘、消毒纱布、棉签、无菌血管钳及镊子、无菌乳胶手套、1～2张治疗巾。

3）250mL生理盐水2瓶和清洁干燥空瓶1个、电插板，昏迷患者需准备压舌板、开口器、舌钳，气管切开或气管插管患者准备气管内滴药1瓶。

2. 步骤。

1）洗手、戴口罩，备齐用物携至床旁，核对，对清醒患者做好解释工作，取得合作。

2）接通电源，打开吸引器开关，检查证实性能良好，各处连接紧密，调节负压，一般成年人40.0～53.3kPa，儿童低于40.0kPa。将吸引导管连接玻璃接管插入干燥空瓶内备用。

3）开启生理盐水，注明开瓶时间与吸痰部位（如"口腔""鼻腔""插管"等字样）。

4）检查患者口、鼻腔，取下活动义齿。

5）根据患者情况采取舒适卧位或坐位，将患者头部转向一侧，面向操作者，铺治疗巾于颌下。若口腔吸痰有困难，可鼻腔吸引。昏迷患者可用压舌板或开口器帮助张口，必要时用舌钳拉出舌头。

6）连接吸痰管，试吸少量生理盐水，检查吸痰管是否通畅，同时润滑导管前端。

7）操作者一手返折吸痰导管末端，另一手用无菌血管钳（镊）持吸痰管前端，插入患者口咽部，然后放松导管末端，先吸口咽部分泌物，其顺序是口腔前庭→颊部→咽部，再吸气管内分泌物。口腔吸痰有困难时，可由鼻腔插入（颅底骨折患者禁用），其顺序是鼻腔庭→下鼻道→鼻后孔→咽部→气管（20～25cm），将分泌物逐段吸尽。为气管切开者吸痰，注意无菌操作技术，由套管内插入，先吸气管切开处，再吸口（鼻）部。

8）手法：左右旋转，向上提出。气管内吸痰，待患者吸气时，快速将导管插入，自下而上边退边左右旋转导管，消除呼吸道分泌物，并注意观察患者的呼吸。在吸引过程中，如患者咳嗽厉害，应稍等片刻后再行吸出。

9）吸痰管退出时，用生理盐水抽吸冲洗。

10）如痰液黏稠，可配合叩击，蒸汽吸入、雾化吸入。

11）吸痰完毕，关闭吸引器，取下吸痰管，吸痰管重新消毒或统一处理后丢弃，吸痰的玻璃接管插入盛有消毒液的试管中浸泡。

12）擦拭患者脸部分泌物，协助患者取舒适体位，整理用物。

13）记录时间及吸出物性状、颜色、数量。

3. 注意事项。

1）吸痰应遵循无菌操作技术原则，每吸痰1次，更换1次吸痰管，以免引起感染。

2）严格掌握吸痰时间，每次吸痰时间少于15秒，连续吸引的总时间不得超过3分钟，以免造成患者缺氧。

3）插管时不可有负压，以免引起呼吸道黏膜损伤。吸痰时，防止固定在一处或吸引力过大而损伤黏膜。

4）每次吸痰前后予以加大吸氧浓度。吸痰过程中注意观察呼吸道是否通畅；患者的反应如面色、呼吸、心率、血压等；吸出液的色、质、量。如发现有血性分泌物、患者呼吸异常或呛咳等现象，应及时与医生联系，同时检查气管套管位置有无不当等情况。

5）无菌盘或护理盒每 4 小时更换 1 次。

6）贮液瓶内吸出液应及时倾倒（不超过 2/3），以免损坏机器，贮液瓶内应放少量 0.1% 含氯消毒液，使痰液不黏附于瓶底，便于清洗、消毒。

（二）洗胃法

洗胃法是将胃管插入患者胃内，反复注入和吸出一定量的溶液，以冲洗并排出胃内容物，减轻或避免吸收中毒的胃灌洗方法。

1. 作用。

1）解毒：清除胃内容物或刺激物，减少毒物吸收，还可利用不同灌洗液进行中和解毒，用于急性食物或药物中毒。服毒后 4～6 小时内洗胃最有效。

2）减轻胃黏膜水肿：幽门梗阻患者饭后常有滞留现象，引起上腹胀满、不适、恶心、呕吐等症状，通过洗胃，减轻潴留物对胃黏膜的刺激，减轻胃黏膜水肿、炎症。

3）手术或某些检查前的准备：胃部、食管下段、十二指肠手术前。

2. 步骤。

1）核对：核对医嘱/护嘱，了解操作目的；核对患者（"三查七对"）。

2）评估。

（1）评估患者病情、意识、瞳孔、心理状态、沟通理解合作能力，服毒病情危重者应首先维持呼吸、循环，再洗胃。

（2）评估毒物种类、性质、量及服毒时间，根据患者病情、毒物选择洗胃液。

（3）了解既往病史，有无口鼻腔黏膜疾病及洗胃、插胃管禁忌证，服毒后 6 小时内洗胃最有效。

3）告知。

（1）操作目的、方法、步骤。

（2）不良反应及并发症，教会患者必要的配合。不配合者，给予必要约束。

4）操作前准备。

（1）操作者准备：洗手，戴手套。

（2）用物准备：治疗盘、弯盘、压舌板、吸水管、棉签、液状石蜡、手电筒、开口器、舌钳、留取胃内容物标本的容器、自动洗胃机或电动吸引器、洗胃液（温度 25～38℃）。

（3）患者准备。

①摆体位：轻症患者取坐位或半坐卧位，头偏向一侧；中毒较重者取左侧卧位（左侧卧位可减少胃内容物排入十二指肠，减少毒物吸收）；昏迷者取去枕平卧位，头偏向一侧。必要时约束患者。

②尽快去除患者污染衣物，清洁皮肤，注意保暖。

5）实施。

（1）插胃管抽吸净胃内容物，留取标本做毒物分析，根据毒物种类选择洗胃液（表7-2）。

表7-2 不同毒物的洗胃液选择

毒物	洗胃液
酸性物质	牛奶、蛋清水
碱性物质	5％醋酸溶液、白醋、蛋清水、牛奶
氰化物	1∶15000～1∶20000高锰酸钾溶液
敌敌畏	2％～4％碳酸氢钠溶液、1％盐水、1∶15000～1∶20000高锰酸钾溶液
DDT（灭害灵）	温水、清水
灭鼠药（磷化锌）	1∶15000～1∶20000高锰酸钾溶液、0.1％硫酸铜溶液

（2）连接胃管与灌洗袋。

（3）洗胃：不同洗胃方法的操作见表7-3。

表7-3 不同洗胃方法的操作

洗胃方法	操作
自动洗胃机洗胃	（1）用专用容器配制洗胃液； （2）按要求连接各管道； （3）调节参数：流速、灌洗量、灌洗次数等； （4）接通电源，按"手吸"键吸出胃内容物；按"自动"键，机器进行自动冲洗；操作完成后，按"停机"键机器停止工作
电动吸引器洗胃	（1）将输液管与"Y"形管主干相连，吸引器储液瓶、胃管与"Y"形管的两个分支相连； （2）开放输液管，灌入洗胃液； （3）夹闭输液管，开启吸引器，吸出胃内容物
漏斗胃管洗胃	（1）抬高灌洗袋高于患者胃平面50cm； （2）当漏斗中剩余少量液体时，迅速放低漏斗至胃平面； （3）拔管； （4）整理床单位

6）机器处理。

（1）将注药管、胃管、污水管同时放入清水中，按"清洗"键，机器自动清洗各管腔。

（2）清洗完毕，将注药管、胃管、污水管同时提出水面。

（3）待机器内的水完全排净后，按"停机"键，关机。

3. 观察与记录。

1）患者病情，患者所服毒物名称、量、服毒时间，给予的抢救措施。

2）洗胃过程中观察患者生命体征，遇阻塞、疼痛、出血或休克症状，应停止洗胃，查找原因并处理。

3）记录洗胃方法，洗胃液名称、量，灌洗液与洗出液的总量及性质，呕吐物颜色、量、气味。

4）是否留取标本，记录标本送检时间。

5）幽门梗阻者记录胃内滞留量。

6）记录操作时间和操作者姓名。

4. 注意事项。

1）每次灌入量以 300～500mL 为宜，每次灌入量与吸出量应基本保持一致，总洗胃液量一般不超过 10000mL。为中毒者洗胃时应洗至流出液体清澈无异味为止。

2）洗胃液应悬挂于高于胃部 30～50cm 处，吸引器负压应保持在 13.3kPa 左右。

3）如为幽门梗阻者洗胃，宜在饭后 4～6 小时或空腹进行。

4）患者洗胃完毕后，按医嘱保留胃管 24 小时，必要时反复、间断洗胃。

5）患者中毒物质不明时，及时抽取胃内容物送检，应用温水或者生理盐水洗胃。吞服强酸、强碱等腐蚀性强毒物的患者，切忌洗胃，以免造成胃穿孔。

（三）心肺复苏

心搏骤停（sudden cardiac arrest）指各种原因引起的、在未能预计的情况和时间内心脏突然停止搏动，从而导致有效心泵功能和有效循环突然中止，引起全身组织细胞严重缺血、缺氧和代谢障碍，如不及时抢救即可立刻失去生命。心搏骤停不同于任何慢性疾病终末期的心脏停搏，若及时采取正确有效的复苏措施，有可能挽回患者生命。心肺复苏是针对骤停的心搏和呼吸采取的急救技术，是为了恢复患者的自主呼吸和自主循环。

1. 心搏骤停的临床表现。

意识突然丧失，心音及大动脉搏动消失。绝大多数患者无先兆症状，常突然发病，少数患者有头晕、乏力、心悸、胸闷等非特异性症状。不同心脏停搏时间下的临床表现见表 7—4。

表 7—4　不同心脏停搏时间下的临床表现

心脏停搏时间	临床表现
3～5 秒	头晕和黑矇
5～10 秒	晕厥、意识丧失
10～15 秒	阿—斯综合征，伴有全身性抽搐及大小便失禁等
20～30 秒	呼吸断续或停止，同时伴有面色苍白或发绀
60 秒	瞳孔散大
超过 4 分钟	因中枢神经系统缺氧过久而造成严重的不可逆损害

2. 心搏骤停的识别。

1）判断患者有无意识、有无反应，是否合并呼吸状态异常或无呼吸。

2）进行脉搏检查（不超过 10 秒），触摸颈动脉（气管与颈部胸锁乳突肌之间凹陷处）。

3）如未扪及脉搏即可确定为心搏骤停。

3. 心肺复苏操作规程。

1）环境评估，确认环境安全；判断患者意识，拍打患者双肩，在耳侧呼叫，呼叫声响亮；触摸颈动脉搏动，同时判断患者呼吸（扫描胸廓起伏）。以上内容在5~10秒内完成。启动应急反应系统，迅速记录抢救开始时间。

2）操作步骤。

（1）置患者于坚实平面，去枕，头后仰，头、颈、躯干在同一轴线上，以保证按压有效。

（2）解开患者的领扣、领带及腰带等束缚物，暴露患者胸腹部。

（3）操作者应紧靠患者右侧，左手掌根部放于按压部位，另一只手平行重叠扣于此手背上，手指上翘，并拢，只以掌根部接触按压部位，双臂位于患者胸骨的正上方，双肘关节伸直，利用上身重量垂直下压。

（4）按压幅度：5~6cm，按压时观察患者面部，观察是否有复苏反射。

（5）按压频率100~120次/分，按压与放松时间比例为1∶1。

（6）评估口腔有无异物，清理口腔分泌物，有义齿者取下义齿。

（7）采用仰头抬颏法开放呼吸道，使患者鼻尖、耳垂与身体长轴垂直。

（8）口对口人工呼吸：压额、捏鼻、包口吹气（双唇包绕患者口部形成封闭腔，用力吹气，送气时间为1秒），用眼睛余光观察患者胸廓是否抬起。吹毕，松开患者鼻孔，操作者头侧转换气，注意观察患者胸廓复原情况。每次吹气量500~600mL，吹气频率8~10次/分。

（9）评估效果：胸外按压、人工呼吸比例（按压-通气比）为30∶2，5个循环后再次判断患者颈动脉搏动及呼吸。如已恢复，进行进一步的生命支持，如患者颈动脉搏动及呼吸未恢复，继续上述操作5个循环后再次判断。复苏成功，安置患者，注意观察患者意识状态、生命体征及尿量变化。

（10）整理床单位，患者取复苏卧位。整理用物整理，洗手、记录。

（四）机械通气

机械通气是抢救呼吸衰竭最有效的措施。它能维持呼吸道通畅、改善通气、纠正缺氧、防止二氧化碳在体内蓄积，为抢救提供有力的生命支持。

机械通气的合理应用是危重症医学发展的重要领域，呼吸机是危重症患者救治中必不可少的医疗设备。临床上常用的呼吸机有两大类，即常频呼吸机和高频呼吸机。前者又分三大类型，即定压型常频呼吸机、定容型常频呼吸机、多功能型常频呼吸机。

常用的通气方式有控制/辅助呼吸、呼气末正压（positive end－expiratory pressure，PEEP）和持续气道正压通气（continuous positive airway pressure，CPAP）、同步间歇指令通气（synchronized intermittent mandatory ventilation，SIMV）等；特殊通气方式有反比通气（inversed ratio ventilation，IRV）、压力控制通气（pressure control ventilation，PCV）、压力支持通气（pressure－support ventilation，PSV）、双

相气道正压（bi-level positive airway pressure，BIPAP）等。不论采取何种通气方式，在呼吸机应用过程中，由于种种主客观因素，机械通气的某些并发症无法避免，再加上呼吸机的应用日益广泛，充分认识这些并发症的危害性，熟悉其发生原因，提高警惕，尽量避免其发生，一旦发生能及时发现并妥善加以处理，是当今护理工作者，尤其是ICU 护士所必须掌握的技能。

1. 准备。

1）护士准备：着装规范，洗手，戴口罩。

2）患者准备：建立人工气道，评估意识及瞳孔变化，评估患者气管插管的深度和固定情况。

3）环境准备：环境整洁，有电源、氧源及插座。

4）用物准备：呼吸机、一次性呼吸机管路、湿化器、无菌蒸馏水、模拟肺、简易呼吸器、连接管、听诊器、记录单等，必要时备 50mL 注射器。

2. 流程。

1）将用物携至床旁，核对患者床头卡、腕带。

2）接电源、气源。

3）打开湿化器外包装，戴无菌手套，安装湿化器。

4）脱手套，速干消毒液洗手。

5）打开灭菌蒸馏水瓶口，消毒瓶口，与湿化器输液器连接管连接，加蒸馏水至湿化器水位线以下。

6）打开呼吸机管路外包装，安装呼吸机管道：用单根短管路将呼吸机送气口与湿化罐连接，将两根管路按要求连接成一呼吸回路，分别与湿化罐、呼吸机出气口相连。

7）将模拟肺与呼吸机管路连接。

8）将连接好的呼吸机管路置于专用支架固定。

9）打开主机开关，呼吸机进行自检。

10）打开湿化器开关，调节湿化器温度为 3 档或 4 档。

11）选择呼吸机模式与同步间歇指令通气。

12）正确设置参数：吸入氧浓度、潮气量、呼吸频率、呼气末正压。

13）观察呼吸机运行情况，观察时间为 2 分钟。

14）呼吸机运行正常后，将呼吸机与患者的人工气道正确连接。

15）评估患者两肺呼吸音，观察呼吸动度是否一致，评估患者一般状况，及时排除呼吸机故障。

16）通气 0.5 小时后复查血气分析，根据医嘱调节参数。

17）严密观察患者情况，及时吸痰。

18）洗手并记录（呼吸机参数、气管插管深度、生命体征）。

19）关机：断开呼吸机和气管插管的接口→按待机键待机→按报警复位键→关主机电源→关湿化器开关→拔电源→断开氧连接。

3. 人工呼吸机的清洁、保养、消毒。

1）呼吸机专人保管、定期消毒。

2）呼吸机管路更换时间为 1 周，湿化罐更换时间为 1 周。

3）呼吸机部件的清洁与消毒：按呼吸机说明书的要求进行。

（1）呼吸机的主机外壳和压缩泵的外壳，每天或隔天 1 次必要时用消毒液如含氯消毒液浸泡过的软布擦洗。

（2）空气过滤网，包括空气压缩泵和呼吸机主机中可清洗的空气滤网。具体清洁方法：将过滤网从机器中取出，用清水洗净表面灰尘后，再用力甩干。或者用吸尘器吸尽灰尘，然后放回原位。一般每周清洁 2 次，无需常规消毒。

（3）流量传感器为呼吸机的特殊电子零件，不能用水冲洗也不能用消毒液浸泡，以免损坏其性能。

（4）温控传感器探头的金属部分用清洁的软湿擦布轻轻擦净，不能用消毒液浸泡，以免影响加热功能和降低其感温的准确性。

（5）需要消毒的呼吸机部件：凡是连接于患者与呼吸机之间的各螺纹管、连接管、接头、湿化器、雾化器和呼吸阀等均进行消毒处理。

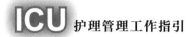

第五节 ICU专科护理技术管理

专科护理技术是在基础护理的基础上，结合专科疾病的特点而开展的特定的护理工作，是根据不同专科医疗护理需要进行的护理工作。本节主要介绍ICU常用的重症护理超声、重症营养、床旁血液净化、重症康复与气道的管理。

一、重症护理超声管理

（一）重症护理超声的基本理念

重症超声是在重症医学理论指导下，运用超声技术针对重症患者，问题导向的多目标整合的动态评估过程，是确定重症治疗，尤其是血流动力学治疗方向及指导精细调整的重要手段。重症护理超声是将重症超声的理念、技术融入重症护理中，通过可视化定性、定量评估，确定目标导向性的护理策略，以指导重症护理实践，为重症患者提供精准护理，是重症超声的重要组成部分。

1. 超声图像的标准化获取是快速有效实施重症护理超声的基础。

重症超声的客观准确评估与实施需要超声图像获取的标准化。超声检查的准确性与操作者水平密切相关。操作者应采取"滑、摇、倾、转"基本手法获取超声标准图像，如肺部超声检查的标准切面征象为"蝙蝠征"，在标准切面可观察A线、B线及胸膜滑动征，进而判断患者呼吸是否正常。当胸膜滑动消失或减弱时提示各种原因引起的胸膜粘连或有气体分隔脏、壁两侧胸膜。胃肠道超声在评估中，胃窦短轴切面时以超声屏幕右部显示肝脏左缘，屏幕下部显示腹主动脉，夹角处的环状结构定位为胃窦。超声是操作者依赖的可视化工具，标准化的操作可以缩小不同操作者之间的差距，重症超声主导的护理评估和操作，应采用标准化流程，以保证获取图像的一致性，进行客观、有效的护理评估及护理操作。

2. 重症超声指导的流程化护理方案是实施目标导向性护理策略的重要保障。

流程化和规范化的实施方案是重症超声的重要保障，也是重症护理超声得以在重症护理领域广泛推广及提升质量的根本。肺部超声可以动态评估重症患者肺部状况，有效制定目标导向性的肺部护理策略。在床旁放置空肠营养管的操作中超声联合胃窦渐进式注水法的置入流程可以显著提高放置成功率及避免并发症的发生。将流程化的重症护理超声实施方案切入护理工作中，可以使得ICU护士从全新的视野解决护理工作中的困惑。

（二）重症护理超声的应用

1. 呼吸评估与干预。

1）重症超声主导的肺部护理是重症患者呼吸管理的重要组成部分。

重症患者由于自身的特点，经常出现肺实变、肺间质病变、胸膜腔积液、气胸等，而这些病变的护理措施不尽相同，对不同病变的护理措施需要细化，肺部超声可以方便、快捷地对重症患者实施检查，并针对超声图像分析低氧血症的原因。重症患者发生肺不张、肺实变、胸膜腔积液的部位主要集中在重力依赖区，胸膜腔积液随着量的增多在各检查点均呈现出不同的超声影像，少量胸膜腔积液时 PLAPS 点及后蓝点都有可能呈现出不同程度的四边形征，胸膜腔积液量增多导致肺组织被压迫不能进行足够通气时，膈肌点可能呈现出"水母征"的超声影像。

2）重症超声有助于快速筛查呼吸困难原因，进而指导护理决策的改变，实现目标导向性护理。

肺部超声作为可视化的评估工具，可以快速鉴别低氧血症的原因，并已逐步发展成床旁呼吸监测的工具之一，急性呼吸衰竭床旁肺部超声诊断流程（bedside lung ultrasound in emergency，BLUE）可以用于筛查急性呼吸衰竭的原因。当重症患者出现呼吸困难时，应在尽可能短的时间内排查原因，BLUE 可以在几分钟内通过对肺的快速筛查，对低氧血症发生的原因做出快速、准确的判断。患者出现组织样征、碎片征、支气管充气征的超声影像时评价为存在肺实变和肺不张。当存在单侧肺不张、肺实变时，可以采用调整正侧卧位时间比例、单方向正侧卧位或侧俯卧位的方式促进痰液引流，有利于肺部通气，从而改善肺顺应性。ICU 护士应用肺部超声有助于开展目标导向性胸部物理治疗。

3）肺部超声是指导和评价体位治疗及护理策略有效性的重要手段。

肺部超声可以主导胸部物理治疗决策的改变，根据肺部超声征象选择合适的体位引流护理策略。重症患者进行肺部超声检查，可以进行问题导向的医疗、护理策略的改变，针对肺部病变部位，便于实施有针对性的胸部物理治疗。根据 B 线的数量、间距可判断肺间质性病变，进而评估重症患者肺通气情况。ICU 护士可以根据肺部超声检查的影像结果做出准确的分析，通过分析肺部超声的各类征象评估重症患者肺部情况并制订目标导向性护理计划，如果为 B 线主要采取脱水的措施，而实变则需要体位引流和振动排痰，采取不同护理措施后可以继续评价护理的效果。推荐 ICU 护士将肺部超声作为呼吸功能监测的工具，重症护理超声是胸部物理治疗得以快速有效实施的重要手段。

4）膈肌超声可以评估膈肌功能，有助于指导重症患者呼吸康复。

机械通气是临床上治疗呼吸衰竭和危重症患者呼吸支持最有效的手段，但是长时间的机械通气将导致呼吸机相关膈肌功能障碍（ventilator－associated diaphragm dysfunction，VIDD）的发生。膈肌功能障碍的主要表现为肌肉萎缩以及收缩功能的下降。实时监测膈肌功能，在机械通气管理中非常重要。超声对机械通气患者膈肌功能进行床旁评估具有可行性及可信性。超声可测定膈肌功能，包括膈肌运动幅度及收缩幅度两方面。正常人群的膈肌厚度为 $0.22 \sim 0.28$cm，膈肌厚度变化率（diaphragmatic thickness fraction，DTF）为 28% ～ 96%。若 DTF<20%、膈肌呼气末厚度<0.2cm，提示膈肌萎缩伴功能障碍。ICU 护士可以通过测量膈肌厚度及 M 型超声膈肌移动度（diaphragmatic displacement，DD）来预测机械通气患者脱机成功率，进而指导脱机操作。DD 越小代表膈肌障碍越严重，脱机的失败率越高。膈肌超声可实时评价膈肌功

能，在重症患者护理的呼吸管理中具有重要的意义。

2. 颅脑功能评估与干预。

1）经颅彩色多普勒超声检测技术（transcranial color-coded duplex sonography，TCCD）。

血流频谱的改变预示着颅压的改变，临床护理可以根据频谱形态评估颅压，预警病情变化，比生命体征及临床症状更早。颅压增高是患者预后不良的因素之一，因此及时评估颅压对于神经重症患者意义重大。目前评估颅压的方式分为有创和无创。侵入式压力传感器检测的侵入性颅压，是颅压监测的"金标准"，但是出血、感染、脑组织损伤等限制了它在临床中的应用，而无创方式中颅脑超声因其具备床旁及可重复性、及时性，在临床中被广泛使用。TCCD 可以动态监测脑血流的早期变化，为实时评估颅压提供了依据，血流频谱的动态改变与颅压有很好的相关性。正常血流频谱类似三角形，上升波陡而直，下降波斜而平，S1 峰高于 S2 峰，当颅压开始升高而脑血管自动调节功能正常时 S2 峰稍高于 S1 峰，且舒张期血流速度较前开始下降，呈现"阻力血流图形"；当脑血管调节功能减退，颅压持续增高时，S1 峰、S2 峰融合且高尖，舒张期血流明显减弱，D 峰不规则加深，呈现"双塔尖状波"，当颅压进一步增高，到达舒张期血流时，频谱上血流速度信号消失，仅留下一个尖锐的收缩峰，呈现"收缩峰图形"；当脑血管自动调节功能完全丧失，频谱的舒张期血流再次出现，但方向逆转，呈现震荡波，脑血流接近停止。

2）TCCD 测量视神经鞘宽度可较快速准确进行床旁无创定性颅压检测。

视神经鞘是硬脑膜的延续，视神经及鞘膜之间的间隙与蛛网膜下隙交通，脑脊液在其间自由流动。颅压增高时，视神经鞘内的脑脊液增多，使鞘内压力增加，从而导致视神经鞘直径的扩张，这一现象能在颅压升高极早期就体现，因此视神经鞘能快速反映颅压。视神经鞘与颅压有着非常强的相关性，其灵敏度和特异度都较高，是床旁无创快速诊断颅压的有效方法，能让医护人员在第一时间做出临床反应。目前一般认为在眼球后壁方 3mm 处的视神经鞘宽度大于 5mm 提示颅压增高的可能性比较大，但需排除神经损伤及其他病变的影响。临床现有的常规监测手段无法满足神经重症患者颅内情况的病情观察，无法对其病情做出预警，ICU 护士可以利用 TCCD 测量视神经鞘宽度弥补这一缺陷，使对神经重症患者的病情观察更为准确客观，及时发现神经重症患者的病情变化。

3）经 TCCD 可以使瞳孔的测量及反射评估更为精准，是观察瞳孔大小及对光反射的可靠且易操作的工具。

瞳孔的大小及对光反射是神经系统查体的重要组成部分，具有诊断和预后价值，现阶段临床以直接光照判定瞳孔大小及反射为主，基本上是基于视觉的定性评估，这样的判定方法易因评估者的经验及视敏度不一致而出现误差，而通过 TCCD 测量瞳孔大小可以对瞳孔大小进行定量评估，避免了主观误差，尤其当患者眼睑水肿或拒绝被打开眼睑无法观察瞳孔时，可以利用 TCCD 直接进行测量，减少对患者的刺激，减少患者不适感，提高准确性。当双眼关闭时可以通过眼睑进行对侧眼球超声透视来观察瞳孔的间接对光反射，使瞳孔对光反射判定更为精准。利用 TCCD 测量瞳孔大小及对光反射是临床护理中可靠且易操作的方法。

3. 胃肠评估与干预。

1）重症护理超声导向的胃肠功能评估有助于指导重症患者肠内营养的安全实施。

重症护理超声导向的胃肠功能评估包括评估重症患者的胃残余量、胃动力、胃排空情况，小肠结肠厚度、宽度和蠕动度等多项内容，可指导重症患者肠内营养的安全实施。在实施肠内营养之前，首先需要确定有无肠内营养禁忌证，如肠缺血、肠穿孔、严重的肠梗阻等，重症护理超声可以辅助肠内营养禁忌证的筛查以确保肠内营养实施的安全有效。肠缺血时，超声可见弥漫肠壁改变，可见肠管血流信号缺失，血流速度减低。肠梗阻时，梗阻部位以上肠管非一过性扩张，肠管内积气或积液，肠腔内充满低回声或无回声内容物，也可见到气液平面，积气为形态不同的强回声团，积液显示为管状无回声区，其内有时可见浮动的强回声光点。同时超声还可辅助判断经胃喂养的可能性，使用胃窦单切面法测量胃窦运动情况，客观地反映胃动力情况和胃排空。重症护理超声导向的胃肠功能评估操作简单、有效、无创、可重复且能快速获取结果，患者无痛苦更容易接受，有助于安全有效地指导肠内营养的实施，预防或减少并发症的发生，使患者更快地达到目标喂养量。

2）ICU护士可应用超声快速评估胃残余量，从而有效评价重症患者肠内营养的耐受性。

重症患者在早期肠内营养期间容易出现喂养不耐受，而胃残余量监测的意义在于可预测反流和误吸及患者对肠道喂养的不耐受。空针抽吸法是临床上最常使用的胃残余量监测方法，但此方法受到疾病、患者体位、胃管直径、注射器规格及胃管侧孔等诸多因素的影响，往往结果不准确。胃窦单切面法测量胃窦面积与胃内容积存在良好的相关性，与放射性核素法比较有很好的一致性。由于胃窦距离体表较近，位置相对固定，超声检测胃窦评估胃内容积成功率明显高于胃底及胃体，运用重症护理超声进行胃残余量评估时建议选择半坐位或右侧卧位。有研究显示通过胃镜与胃窦单切面法测定相比较，胃内容积（mL）＝27.0＋14.6×右侧卧位胃窦面积－1.28×年龄。因此应用超声胃窦单切面法测量胃窦面积评估胃残余量，具有非侵入性、准确性、可重复、易于掌握及可以床旁实施等优势，是重症患者肠内营养耐受性评估的重要手段。

3）运用超声对胃窦运动评估能更准确评价重症患者的胃排空功能。

重症患者经历严重创伤、感染、休克等应激后，通常伴有胃肠道黏膜的结构和功能改变，导致肠功能障碍，而胃肠排空障碍是主要临床表现之一，直接影响重症患者肠内营养的实施，胃肠排空障碍的严重程度可作为评价重症患者预后的一个重要指标。胃动力正常的患者超声下可见胃窦的舒张和收缩运动，因此，超声胃窦单切面法测定胃窦运动指数是一种客观的、操作简单且无创的胃排空检测方法。超声测定胃窦运动指数可用于判断重症患者的胃排空功能，胃窦运动指数（motilite index，MI）是反映重症患者胃排空的重要指标，可以通过超声做胃窦短轴切面，以300mL温水快速充盈胃腔，连续记录6分钟内胃窦收缩次数，以每2分钟胃窦收缩次数记为胃窦收缩频率（antral contraction frequency，ACF）；连续测量3次胃窦最大舒张面积（$S_{舒张}$）和最小舒张面积（$S_{收缩}$），计算胃窦面积变化（$S_{舒张}－S_{收缩}$），而胃窦收缩幅度（antral contraction

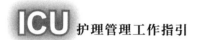

amplitude，ACA）＝（$S_{舒张}$－$S_{收缩}$）／$S_{舒张}$；胃窦运动指数（MI）＝ACF×ACA。运用超声对胃窦运动的评估可用于床旁动态判断重症患者胃排空功能，能较好地反映重症患者的胃排空状态，且检测时间较短，在 10 分钟内就可以计算出来，从而更准确地评价重症患者的胃排空功能，对于重症患者能否接受肠内营养具有一定的指导意义。

4）基于床旁胃部超声的半定量评估和定量评估可帮助评价重症患者的误吸风险。

误吸是指进食或非进食时，在吞咽过程中有数量不等的液体或固体的食物、分泌物、血液等进入声门以下的呼吸道的过程。误吸的主要危险因素是患者胃内容物，其严重程度与胃内容物的容积、性质以及 pH 值相关。患者在肠内营养支持治疗期间容易发生误吸，进一步导致吸入性肺炎的发生。因此，启用肠内营养支持治疗前及治疗过程中需行误吸风险评估。胃部超声的半定量评估可帮助对重症患者的误吸风险进行评价，在不同体位下对胃内容物性质的显像来进行评估，分别在仰卧位和右侧卧位时扫描胃窦对胃内液体进行评估，分为 3 个等级：0 级，仰卧位和右侧卧位胃窦部完全是空的；1 级，仰卧位胃窦部是空的，但在右侧卧位中可见液体，提示小容量胃内容积；2 级，两个体位胃窦均可见液体，提示大容量胃内容积。当半定量分级为 0 级和 1 级时提示低误吸风险，当分级为 2 级时提示高误吸风险，需要予以特别关注。同时还可以通过床旁胃部超声的定量评估来评价患者的误吸风险，通过胃窦横截面积（antral cross－ sectional area，CSA）的测量得出胃残余量的多少，当通过超声测量患者胃残余量小于或等于 1.5mL/kg 时则发生误吸的风险小，当胃残余量大于 1.5mL/kg 时，则发生误吸的风险明显增加，需要采取干预性措施预防误吸的发生。基于床旁胃部超声的半定量和定量评估是一种可以快速诊断胃内容物性质和估测胃液量的无创、高效、可靠、可重复的无创检查方法，可帮助评价重症患者可能存在的误吸风险，以便于采取干预性措施，从而减少重症患者误吸的发生。

5）重症超声可以进行肠功能的评价，通过肠道宽度、厚度、活动度三方面进行检查。

胃肠功能已成为判断重症患者预后的一个重要指标，消化道运动障碍可能导致营养摄入不足，增加感染的风险，延长 ICU 入住时间。因此，评估重症患者的胃肠动力和肠功能状态具有重要的临床意义。由于小肠器官的长度、位置和弯曲难以直接评估，是消化道检查最困难的部分，传统检查如小肠钡剂造影、CT、MRI、无线胶囊内镜和双气囊内镜都无法在 ICU 床旁实施，与这些方法相比，肠道超声可成为小肠筛查病变有用的工具，并具有成本低、便携灵活和耐受性良好等优势。重症肠道超声建议按顺时针方向，按照空肠、左半结肠、回肠、右半结肠的顺序进行评估。肠道超声图像在疾病状态下更容易观察，通常从肠道厚度、宽度、活动度 3 个方面进行评价。肠腔内径为未加压时，肠壁黏膜面与对侧黏膜面回声之间的距离。肠壁厚度为肠壁浆膜面到黏膜面回声之间的距离。小肠内径大于 3cm，结肠内径大于 5cm，可诊断肠扩张；肠壁厚度大于 4mm 可诊断肠壁增厚。重症患者因炎症、缺血等疾病，可出现肠壁增厚、肠腔充盈，甚至合并腹膜腔游离积液。此外，由于手术、疾病、大剂量镇静药或肌松剂的刺激，肠蠕动可能减弱或消失。应用重症超声动态、实时等对肠功能进行评价，通过对肠道的宽度、厚度、活动度的检查可以有效评估肠道功能恢复情况，监测肠内喂养的耐受情况。

4. 膀胱评估与干预。

1) 膀胱超声可准确测量尿量，有助于快速鉴别重症患者肾后性少尿的原因。

测量膀胱容量的"金标准"是通过导尿测量尿量，但是导尿有尿道损伤和尿路感染的风险。超声作为一种无创、安全、快速的工具，可以进行膀胱的检查和测量膀胱容量，将膀胱看作椭圆形球体计算出的体积更接近实际的膀胱容量。膀胱超声可以快速判断是否有尿，以及判断是否发生下尿路梗阻和通过观察输导尿管射流现象排除输导尿管梗阻，是鉴别患者发生肾后性假性少尿的重要方法。

2) 膀胱超声是判断尿潴留及泌尿系统异常情况的重要手段，有助于指导导尿指征。

尿潴留致膀胱损伤是临床护理中常见的并发症。尿潴留最常见的治疗方法是留置导尿管，而长期留置导尿可能导致 80% 左右的医院获得性尿路感染。膀胱超声可用于评估膀胱容量，从而区分尿潴留和少尿。正常成年人膀胱容积 400~600mL，当膀胱残余尿量（postvoid residual urine，PVR）大于 400mL 时表示尿潴留，测量 PVR 应在排尿后 10~15 分钟进行。膀胱超声还可以识别膀胱内血凝块、前列腺肥大、膀胱或尿道结石等，有助于识别尿潴留的原因。同时，膀胱超声还有助于判断留置导尿管的通畅性，当留置的导尿管位置正确而患者有尿潴留症状时，膀胱超声可以确定膀胱容量，此时尿潴留提示导尿管阻塞。因此，通过膀胱超声判断尿潴留、早期识别泌尿系统相关异常情况，可降低膀胱损伤的发生率，降低治疗成本，缩短住院时间。膀胱超声可以在导尿前确定膀胱容量，增加首次导尿的成功率。膀胱超声有助于协助护士确定导尿的时机，严格把控导尿的指征，避免不必要的导尿，提高患者的舒适感和增强患者的满意度，建议对重症患者常规进行膀胱超声检查。

5. 血管评估与干预。

1) ICU 护士需要对 DVT 进行常规筛查。

DVT 作为一种隐匿性极强的并发症，早预防、早发现、早治疗是降低患者死亡风险的重要措施。ICU 护士可以使用超声结合患者查体结果进行筛查，快速获取 DVT 的诊断信息，从而精准治疗，减少血栓造成的风险。重症护理超声目标导向的血栓筛查，可尽早识别 DVT，帮助医生排除梗阻因素导致的呼吸、循环障碍，帮助 ICU 护士明确静脉治疗导管不通畅的原因，针对性地改变护理行为，避免盲目操作带来的医源性伤害，且深静脉超声筛查操作相对简单，更适合重症患者常规筛查。

2) 血栓筛查流程的标准化可以降低筛查过程给患者带来的风险。

静脉血栓栓塞症（venous thrombosis embolism，VTE）作为重症患者住院期间常见并发症，在未明确诊断的情况下可以增加患者死亡率。急性肺栓塞患者中约 90% 栓子源于下肢近端 DVT。美国胸科医师学会指南提出超声对于近端 DVT 诊断准确性更高，且操作更简单，适用于筛查诊断。《重症超声临床应用技术规范》提出，通过血管二维超声图像观察有无血管内高回声，彩色多普勒血流评估血管内有无充盈缺损或血流消失，以及间断血管加压观察血管是否能被压闭的 3 个步骤可以准确诊断 DVT。此操作流程简明，准确性高，也更有利于对已有血栓的治疗效果的监测，是避免 DVT 筛查风险的重要措施。

3) 超声筛查可及早识别导管相关性血栓形成（catheter - related thrombosis，

CRT）。

中心静脉导管作为重症患者救治中常用的静脉通路。在导管置入后对血管内皮损伤和持续刺激，是 CRT 形成的直接原因，上肢 DVT 发生率高于下肢，肺栓塞的发生率约为 8%。导管相关性血栓形成与 CRBSI 存在较高相关性。CRT 是一种症状不明显、预防措施有限、危害较大的并发症，超声筛查可以早期发现和明确诊断 CRT 并指导临床医护人员及时处理，是预防 CRT 风险的最佳手段。

6. 骨骼肌评估与干预。

1）重症超声是早期、快速评价重症患者骨骼肌的有效手段。

骨骼肌占机体细胞总质量的 50% 以上，是人体最大的运动器官，骨骼肌数量减少或者功能下降，会引起对人体有害的变化。重症患者在应激状态下高分解代谢增加导致肌肉与内脏蛋白丢失增加，脂肪动员加速及糖代谢异常，从而导致人体组成部分改变，其中骨骼肌体积减小在重症疾病时非常突出。超声成像技术能实时、无创、便捷和准确地探测到肌纤维长度、羽状角、肌肉厚度和横截面积等肌肉的结构参数，成为评估骨骼肌形态和功能影响的有效手段。肌肉结构在声像图上显示为低回声，纤维膜、筋膜和肌腱显示为强回声。由于绝大多数骨骼肌的解剖位置比较表浅，是重症超声检查的理想目标，与 CT、MRI 比，床旁超声测量重症患者骨骼肌的形态、功能改变，具有较好的可靠性，且费用低廉、可反复监测，因此重症超声可早期、快速评价重症患者骨骼肌。

2）应用重症超声评估时，建议优先评估骨骼肌的形态学参数。

骨骼肌的力学特性与其结构形态相关，肌纤维长度、羽状角度和肌肉横截面积等骨骼肌结构参数都直接或间接地影响骨骼肌力的产生和输出。机械通气患者在第 5 天股外侧肌厚度与羽状角度均有明显丢失，羽状角度是决定肌肉力量动力学的重要因素。超声能实时、无创、便捷和准确地测量肌肉形态学参数，从而有效地评估疾病对肌肉形态和功能的影响，其应用有广阔前景。护士应用超声探测骨骼肌形态参数与经验丰富的超声科医生相比，具有较高的一致性。在重症领域中，ICU 医护人员可以利用超声测量肌肉的形态结构，评估肌肉的功能，并指导康复计划的制订、评估康复治疗的效果。

3）应用重症超声连续与动态评估，有助于早期识别 ICU 获得性衰弱。

肌肉超声可以评估神经肌肉疾病患者的肌肉厚度和回声，也有助于筛查患者有无 ICU 获得性衰弱。应用超声检查评估肱二头肌、前臂或大腿中部肌肉的超声检查，骨骼肌回声增强诊断骨骼肌功能障碍的灵敏度为 82%、特异度为 57%。超声能够为骨骼肌的大小和骨骼肌中存在的慢性病理改变提供有用的实时监测。骨骼肌超声常见的 4 种病理征象：回声增强、骨骼肌萎缩、回声的均质性增加、骨骼声影消失。应用超声灰阶图像分析有助于定量评价骨骼肌回声的强度，根据骨骼肌、筋膜、骨膜的回声强度有助于半定量评价骨骼肌质量。

4）超声评估骨骼肌评价营养状态，有助于重症患者康复。

骨骼肌是最大的瘦体质量（lean body mass，LBM）的存储场所，双能 X 射线吸收法（dual-energy X-ray absorptiometry，DEXA）、CT 和 MRI 是瘦体质量和骨骼肌质量评估的"金标准"。超声检查广泛应用于不同骨骼肌群，它允许在 ICU 期间检测肌肉消耗，并且在测量肌肉质量方面与 CT 或 MRI 一样准确。肌肉厚度是预测老年人群无脂质量的一个参数，小腿肌肉厚度可以作为老年人营养状况的一个指标，下肢肌肉超声可作为一种低成本的肌肉客观评价方法用于老年人营养评价。同样，急性肾损伤患者骨骼肌的定量变化，可以用超声这种简单、准确、无创的方法来评估。重症超声是实现患者营养状态评估、指导重症患者早期康复，尤其是骨骼肌形态监测必不可少的手段。

7. 压力性损伤评估与干预。

1）重症超声可评估皮肤及皮下深部组织的状况，有助于对压力性损伤进行准确分期。

压力性损伤的分期主要通过病史、视诊和触诊皮肤表面变化来判断其受损程度，对深部组织的潜在变化不能及时识别和判断。某些情况下，皮肤表面是完整的，但皮下的各层受损的情况仅通过视诊、触诊无法观察到；或者通过皮肤表面看到的损伤，难以确认压力性损伤的深度和范围。掌握深部组织损伤的范围有助于了解压力性损伤的程度与进展。超声可明显提高4期压力性损伤评估准确性，指导临床对压力性损伤尽早进行干预。采用超声可以发现，压力性损伤高危患者与健康人群相比有早期压力所致的软组织改变图像，而存在压力性损伤患者都有深部组织损伤的改变，因此利用超声可以检测到受压部位经过长时间压力负荷后局部皮肤和皮下组织发生潜在的变化，对深部组织压力性损伤的诊断比视诊和触诊检查更具有诊断意义。超声成像技术是一种辅助诊断压力性损伤分期的方法。完整或疑似损伤的皮肤组织下，超声的不同表现对于压力性损伤分期有预测价值，可作为重症患者临床压力性损伤分期诊断的重要辅助手段。

2）应用重症超声评价压力性损伤有助于早期实施目标导向性护理策略。

重症超声不仅可辅助判断是否存在压力性损伤或潜在深度，还可通过已有压力性损伤不同图像的表现，辅助ICU护士实施目标导向性护理策略。当超声图像显示皮下组织层次结构不清或低回声表现时提示皮下组织有损伤，如水肿、组织间液和炎症发生，宜减少受压、避免摩擦、加强翻身。当超声图像显示皮下层次不清楚且伴有不均匀低回声区域异质回声时，提示皮下组织出现血肿、皮下积液或坏死形成，宜使用气垫床和侧卧位减压，减少局部刺激和局部受压，并根据创面渗液和基底情况制定合适的治疗性方案。当超声图像显示结构不清楚和不均匀低回声区域、有筋膜线不连续、低回声灶时，提示筋膜或浅筋膜发生缺血、炎症改变或解剖结构的破坏，甚至深筋膜内微血管网的破坏导致筋膜缺血性坏死，宜继续采用相应的减压方案，并根据所监测的创面进展情况制定护理策略。因此，使用超声进行评估，可使ICU护士明确是否存在压力性损伤及其严重程度，协助压力性损伤的判断和准确分期。同时超声技术还可以辅助监测压力性损伤的进展，指导ICU护士制定目标导向性的护理策略，做到早发现、早预防和早处理。

（三）超声评估/引导下的护理操作技术

1. 对重症患者推荐常规应用超声引导的动脉穿刺置管技术。

随着重症医学的迅速发展，动脉穿刺置管广泛应用于重症患者。重症患者由于动脉血压低、脉搏细弱甚至无法触及，经常难以通过盲法一次穿刺置管成功，使医护人员不能及时进行动态血压监测、血气分析等，影响患者的抢救。超声引导下动脉穿刺置管可以动态观察动脉血管，有利于定位穿刺点和引导穿刺，可有效克服盲穿置管的局限性，操作简便、安全、可重复，提高了初次置管的成功率，减少穿刺次数，降低并发症的发生率，节省操作时间，提高临床救治水平，其优越性和实用性值得在重症患者中推广，推荐重症患者动脉穿刺置管常规应用超声引导。

2. 重症超声的血管评估有助于进行外周静脉困难置管难度分级，从而指导选择合适的穿刺方式和导管。

使用外周静脉留置针能够避免患者被反复穿刺和其他并发症的发生，便于及时给药、减轻护理工作量，但穿刺成功率很大程度上取决于患者外周静脉条件。很多患者由于长期输液、肥胖或者水肿、低血容量休克等原因，外周静脉条件较差从而置管困难，外周静脉穿刺失败率高达 20％。随着超声技术的发展及重症超声逐渐普及，使用超声进行血管的穿刺定位亦作为一项重要的技术应用于临床。建议外周静脉血管评级在 II 级、III 级的外周静脉血管在超声引导下穿刺。穿刺前使用超声图像可以明确静脉的走向、周围组织情况。在穿刺前应用超声测量患者静脉血管的深度和直径，选择合适导管，必要时在超声引导下穿刺，可有效克服传统外周静脉置管的局限性，提高初次置管成功率，降低医疗耗材的相关费用。超声引导在外周静脉置管中体现了实用性和优越性，为置管困难患者提供了更为有效的保证。

3. 重症超声引导的经外周静脉穿刺的中心静脉导管（peripherally inserted central venous catheter，PICC）穿刺技术可以优化置管流程，减少并发症。

传统的 PICC 穿刺置管术是依据体表解剖标志定位法进行，但由于患者个体差异、穿刺时体位差异和术者的医技水平差异等因素，常常需要反复穿刺探查。在同一部位反复多次穿刺，可直接导致血肿、误穿动脉、周围组织及神经损伤、感染等穿刺有关并发症的发生，并且延长穿刺置管操作时间、增加患者痛苦。重症护理超声引导下 PICC 置管，能准确定位靶向血管，实时观察血管的深度、走行和分叉位置及血管有无畸形和血管内有无血栓等，缩短穿刺时间，减少穿刺次数，减轻穿刺创伤，保护外周组织，避免因反复穿刺给患者造成痛苦。重症超声引导 PICC 置管还具有优化穿刺部位、减少血栓形成、便于判断导管尖位置和导管移位等优势。因此，如条件允许，建议在超声引导下进行 PICC 置管。超声引导留置中长静脉导管有着与 PICC 置管相近的优势，建议条件允许情况下在超声引导下进行。

4. 重症超声能第一时间定位营养管进入食管，对重症患者优先建议超声引导下放置营养管。

重症患者在实施肠内营养过程中，要进行密切的监测和护理，尽量避免和减少并发症的发生，营养管位置不当会造成危害极大的并发症。营养管位置不当包括置管时位置不当、置管后移位，营养管留置过程中误将营养管置入气管、支气管内，甚至可穿破肺组织，引起一系列恶性并发症，严重者可造成患者死亡。重症患者留置胃管后因躁动、医用胶布松脱等因素可致胃管异位，因此鼻饲前需确定胃管在位情况。通过超声静态观察营养管双轨征、动态观察食管充气征，可以在营养液进入胃内前判断导管是否在食管内。经鼻置入空肠营养管适用于胃排空障碍的患者，可降低返流与误吸的发生率，增加患者对肠内营养的耐受性。传统放置方法主要有床旁盲插法、X 线引导法、胃镜引导法及电磁定位导航法等。超声具有床旁、实时、可视化、无辐射等特点。在留置鼻－胃管、鼻－空肠管过程中，可在超声下观察食管充气征，来鉴别导管是否误入呼吸道。留置鼻－空肠管过程中，超声联合胃窦渐进式注水法，有助于引导空肠营养管尖端位置和胃窦的相对位置变化，逐步引导导管进入幽门及十二指肠。因此，对重症患者优先建议超声引导下放置鼻－空肠管。

（四）重症护理超声在医院感染防控中的应用

1. 超声引导下外周静脉置管可以减少中心静脉导管的使用和留置时间，进而有助于减少导管相关性血流感染（catheter related blood stream infection，CRBSI）。

静脉通路是重症患者治疗的"重要生命线"。然而，临床上常因为肥胖、水肿、慢性病、低血容量、血管畸形、静脉血栓等造成置管失败，甚至因外周静脉穿刺困难而被迫留置或不能及时拔除中心静脉导管。在ICU，中心静脉导管引起的CRBSI发生率从2.8/1000导管日至12.8/1000导管日不等。而CRBSI的发生将延长患者的住院时间、增加患者的医疗费用，导致患者死亡风险增高。因此，降低ICU内CRBSI的发生率具有重要意义。超声引导可以降低置管困难患者外周静脉穿刺的失败率，减少穿刺时间。应用超声引导下外周静脉置管可减少中心静脉导管使用量，尤其是病情平稳、置管困难的患者。因此，超声可以明确血管位置，有助于引导穿刺，减少中心静脉导管的使用。

2. 肺部超声可以优化呼吸管理流程，有助于减少VAP。

随着预防策略的发展，VAP的发生率和死亡率有所下降，但仍是ICU医院感染和死亡的常见原因之一。重症超声对患者肺部情况的评估和快速诊断明显优于胸部X线片、CT、MRI、听诊。肺部超声在成年人中诊断肺炎的灵敏度和特异度也高达94%与96%。监测感染的超声征象，是床旁早期诊断VAP的可靠工具，及早对VAP进行干预，进而减少VAP的发生。ICU护士可通过肺部超声BLUE流程为重症患者肺部情况提供可视化、半定量的评价，根据超声图像实施目标导向性肺部护理，从而优化呼吸管理流程，做到精准肺部护理，进而避免气管插管或减少呼吸机辅助的治疗时间，加快脱机，进而减少VAP的发生。

3. 膀胱超声可减少导尿管的使用和留置时间，从而减少CAUTI。

超声通过对导尿管是否通畅的判定、尿残余量的测定，有助于早期拔出导尿管、避免尿潴留和减少不必要的导尿，最大限度地缩短导尿管留置时间，进而有效预防CAUTI的发生。膀胱超声可及早发现尿潴留，及时地进行间歇导尿。术后导尿管留置时间超过2天，感染率和死亡率都会增加，因此术后拔除不必要的导尿管是十分重要的。当膀胱超声测量连续2次PVR小于100mL时可以停止留置导尿管，如果膀胱容量小于400mL或PVR小于100mL时，结合患者无不适症状，可以避免留置导尿管，从而避免CAUTI的发生。《中国重症超声专家共识》表明重症超声可以快速识别泌尿系统的感染。

4. 在使用超声进行无菌操作、给破损皮肤及黏膜做检查时，应使用无菌保护措施。

医院感染的预防应当首先重视医护人员的教育、培训。护士在进行血管内导管的穿刺、维护及感染控制措施方面扮演着重要角色。医疗机构中的管理人员、输液护理专家和感染预防专家应有针对性、有计划、有目的地对临床医生和护士等进行教育和培训。

超声探头在进行无菌操作、给破损皮肤和黏膜做检查时，建议使用无菌耦合剂和探头用无菌保护套，严格无菌操作及集束化干预策略以预防医院感染的发生。

5. 重症超声检查结束后均应常规进行清洁消毒。

超声探头在使用过程中反复接触人体皮肤黏膜及存放容器，并直接暴露在空气中，其诊疗过程实际为带菌操作。对于体外超声探头最常用的是非无菌纸巾、含乙醇湿巾、肥皂和水，乙醇湿巾擦拭是较常使用的体外超声探头消毒方式。应用复合双链季铵盐湿巾消毒超声探头 30 秒，消毒效果合格率达 97.5%。Spaulding 系统将医用超声感染风险分为低风险、中风险和高风险。低风险级别即接触到完整的皮肤，进行腹部、乳房和小部位检查的体外探头，只需清洁或低水平消毒。中风险级别是与黏膜接触，经食管、阴道、直肠的体内探头或接触病理性、损坏皮肤的探头，国内规范要求中、高水平消毒，而国外超声相关指南要求必须达到高水平消毒。总之，重症超声检查结束后均应常规进行清洁消毒。

（五）重症护理超声培训与质量控制

1. ICU 护士应接受重症护理超声规范化培训。

培训是超声常规实践的重要组成部分，随着超声技术在重症医学及重症护理领域的日益广泛应用，越来越需要保证有效的培训，培训流程应包括理论学习、临床实践、定期考核等。经过短暂规范化的培训，ICU 护士可规范实施重症护理超声的流程、掌握超声技术的操作要点及技巧，获取标准化图像，以及准确解读超声图像。在经过一些简短课程，包括血管评估、肺部超声、心脏超声、膀胱超声和实际操作的培训后，ICU 护士对于图像获取的熟练度和解释的准确度已经与重症医生无异，可有效地将重症超声技术应用到临床护理工作中从而解决相应护理问题。因此，规范化、系统化的培训有助于提高 ICU 护士应用超声的精确性，ICU 护士需要学习、培训、实践，才能真正掌握重症护理超声。

2. 质量控制是规范实施重症护理超声与持续提升质量水平的基本要求。

随着超声技术在重症护理中的普及，超声主导的护理评估与干预和超声引导的护理操作技术应用越来越广泛，重症护理超声的质量控制以及应用重症护理超声对重症临床护理进行规范与质量控制变得越来越重要。经规范化培训的 ICU 护士须具备质量控制图像质量的能力，避免图像陷阱，能根据不同临床护理问题选择相应的评估流程和干预方案，正确解读与护理相关的关键信息，以确保规范实施重症护理超声和持续提升护理质量水平，使重症护理超声对改善重症患者的护理带来更大的优势和应用前景。

二、重症营养管理

随着社会经济和医疗技术的发展，重症患者的生存率得到提高，重症患者的营养支持观念已经向营养治疗转变，尤其是提出要努力减轻机体应激状态下的代谢反应，阻止细胞氧化损伤和调节免疫反应。重症患者病情严重，其机体会因应激反应或创伤等多种因素的影响而处于高分解代谢的状态，急需营养补充。研究表明，早期的肠内营养支持治疗可以降低重症患者疾病的严重程度，降低并发症发生风险，缩短 ICU 入住时间，改善患者预后。

2016年《美国重症医学会/美国肠外和肠内营养学会重症患者营养指南》、2017年《重症患者早期肠内营养：欧洲危重病学会临床实践指南》、2018年《欧洲肠外和肠内营养学会临床重症营养指南》均提出若重症患者消化系统无特殊异常，首选经肠内营养途径给予营养支持。肠内营养作为重症患者营养支持的重要方式，对其进行科学管理十分必要。有研究发现，对患者进行及时的营养筛查、干预对改善其临床结局具有重要意义。因此，现将主要对重症患者肠内营养风险筛查及干预管理进行综述，旨在为ICU护士对重症患者肠内营养进行规范管理提供科学指导。

（一）营养风险筛查管理

1. 营养风险筛查工具。

1）营养风险筛查（nutritional risk screening，NRS2002）：是2002年由丹麦肠外肠内营养学会研制的。2006年，中华医学会肠外肠内营养学分会将其列为肠外肠内营养支持适应证的评估工具，并给予A级推荐。NRS2002主要包括年龄、患者营养状况受损情况、疾病严重程度三方面内容，总分为7分，大于3分提示患者存在营养风险。

2）主观全面评定（subjective global assessment，SGA）：主要包括患者病史（近2周的体重变化、饮食变化，持续大于2周的胃肠道症状、活动能力、疾病营养需求）和体征（皮下脂肪厚度、肌肉萎缩、踝部水肿程度）。根据这8项指标的结果分为A、B、C 3个等级，符合5项及以上属于B或C级，提示患者存在中度或重度营养不良。

3）简易营养评价法（mini nutritional assessment，MNA）：主要包括人体测量、整体评定、膳食问卷和主观评定四方面内容。总分30分，17~24分提示患者存在营养不良的风险，低于17分明确患者存在营养不良。

4）营养不良通用筛查工具（malnutrition universal screening tool，MUST）：由英国肠外肠内营养学会开发，包括患者体重指数、近期体重下降情况和疾病所致进食量减少3个方面，3项评分相加，0分为低等营养风险、1分为中等营养风险、2分及以上为高等营养风险。中等营养风险和高等营养风险均判定为有营养风险。

5）重症营养风险评分表（NUTRIC）：主要包括年龄、急性生理与慢性健康评分（APACHE Ⅱ）、脓毒症相关性器官功能衰竭评分（sepsis－related organ failure assessment，SOFA）、并发症数量、入住ICU前住院时间、白细胞介素－6（interleukin 6，IL－6）这6项指标。总分6~10分为高营养风险组；无IL－6指标时，5~9分为高营养风险组。

2. 营养风险筛查工具应用进展。

目前，国外多项研究推荐SGA作为重症患者营养评估工具，认为这是重症患者最有价值的筛查工具，原因为SGA操作相对简单，在床旁即可进行，并且评估结果可较好地预测患者结局。但有研究者提出，SGA对评估者要求较高，护理评估者应加强对SGA工具的相关培训，才能保证SGA的准确性和有效性。国内针对重症患者营养风险筛查工具的研究与国外相比起步较晚，目前，国内应用较多的营养风险筛查工具为NRS2002，有研究结果显示，NRS2002与APACHE Ⅱ评分相结合才能更好地预测患者结局。目前，国内多位学者也对其他营养风险评估工具进行了积极探讨。有研究对比了 NRS2002 与 NUTRIC 在重症患者中的应用，发现 NUTRIC 较 NRS2002 更为灵敏。目前，国内针对 SGA 应用的研究较少，建议研究者加大针对 SGA 的研究力度，以更好地确定适合我国重症患者的营养风险筛查工具。

（二）肠内营养干预的管理

1. 肠内营养的优点。

大量研究表明，肠内营养较肠外营养可更好地维持患者胃肠道黏膜结构与屏障功能，降低肠道黏膜通透性，减少肠道菌群易位，促进胃肠道蠕动，增加胃肠道血液供应，提高局部和全身的免疫功能，降低继发感染风险，缩短住院时间，降低医疗费用，明显改善预后。因此，目前推荐实施"以肠内营养为核心，肠外营养为补充"的营养治疗策略。

2. 肠内营养开始时间。

美国肠外和肠内营养学会提出，对于重症患者，若其血流动力学相对稳定、无肠内营养禁忌证，肠内营养于 24～48 小时即可开启；若患者处于休克或使用大剂量升压药等急性复苏早期阶段，可暂缓肠内营养，48～72 小时可达到目标水平。对重症患者尽早开启肠内营养，可有效降低患者的病死率、缩短住院时间等。

3. 肠内营养途径的选择。

肠内营养分口服和肠内管饲两种途径，后者包括鼻－胃管、鼻－肠管及各种造口管。目前，临床多采用鼻－胃管或鼻－肠管作为重症患者肠内营养的主要方式。鼻－胃管喂养，即鼻饲，是指将导管从患者的一侧鼻腔插入胃内，经鼻－胃管灌注流质饮食和药物。鼻－肠管是指任何经过食管及幽门的鼻饲管道，其通过鼻－肠管末端所在的位置命名，若末端位于十二指肠，称为鼻－十二指肠管；若末端位于空肠，称为鼻－空肠管。鼻－胃管喂养适用于误吸发生率低、短期内需要管饲的患者。一项 Meta 分析结果显示，鼻－肠管营养摄入率要高于鼻－胃管，且鼻－肠管较鼻－胃管胃潴留、反流误吸、吸入性肺炎发生率低。因此，提示在管理重症患者的过程中，若患者误吸发生率较高或易发生胃潴留，可首先考虑置入鼻－肠管，以减少重症患者肠内营养并发症的发生。鼻－肠管可通过手术、胃镜、X 线、B 超、电磁引导及盲插等方法置入至所需位置。螺旋推进手法配合患者呼吸运动、结合胃注气和体位改变，可使盲插置管成功率达 90％。应用促胃动力药物、耳穴贴压、腹部按摩等方法，也可有效提高盲插置管成功率。

4. 肠内营养输注方式的选择。

目前，肠内营养输注方式主要有营养泵持续性泵入输注和间歇性泵入输注两种，但哪种输注方式更适用于重症患者，研究结果不一。有研究认为，营养泵持续性泵入输注较间歇性泵入输注能降低反流、误吸、胃潴留等并发症的发生率。也有研究发现，两种不同输注方式在反流、误吸、腹泻等并发症的发生率上无显著性差异。但也有研究发现，间歇性泵入输注较持续性泵入输注可减少患者胃残余量、降低胃液 pH 值，有效降低反流、误吸发生率，认为间歇性泵入输注方案可使患者存在空腹状态，更符合人体消化系统的生理特点，并且此种方式可减轻护士每班的工作量。两种输注方式的优劣还需更高质量的随机对照试验进行验证。

5. 营养需要量的计算。

如果有条件，应用间接能量测定即间接测热法确定重症患者能量需求。无条件进行间接测热法时，应用基于体重的简化公式［25～30kcal/（kg·d）］确定能量需求，蛋白质供给量为 1.2～2.0g/（kg·d）。在疾病早期阶段，最适的能量和蛋白目标并不清楚。超过实际能量消耗的肠内营养是有害的，应该避免。严重应激状态、全身性感染早期给予滋养型喂养策略。如果耐受良好，则 24～48 小时后开始增加喂养量，第 1 周内达到 80％目标量。

6. 肠内营养耐受性评估。

有调查发现，超过 60％的 ICU 患者会遭受喂养不耐受，可能导致患者肠内营养被迫中断。目前，临床上缺乏肠内营养耐受性评估的客观指标，叶向红等通过检索文献及整理病例资料，构建了肠内营养耐受性评估与管理流程，将呕吐、腹胀（腹压测量）、腹泻、胃潴留、误吸作为观察指标，每 6 小时评估 1 次，根据评估结果选择相应的处理方案。目前，国内外尚没有统一的肠内营养耐受性评估的评价工具，仍需更多研究进行积极探讨。

（三）肠内营养并发症的管理

1. 堵管。

堵管是鼻-肠管肠内营养机械并发症之一，引起堵管的原因主要有营养液黏稠、喂养管管径较小、输注速度缓慢、管道扭曲打折、药物与营养液混合凝结成块等。因此，在重症患者持续泵入营养液的过程中，应每隔 2～4 小时用 20～40mL 温水脉冲式冲洗管路。鼻饲药物时，应将药物研碎成粉末、温水溶解后注入，前后均应用温水冲洗，严禁将药物加入营养液中鼻饲。若营养液的泵速较慢，可以适当增加冲管的次数。有研究建议，可预防性地使用胰酶和碳酸氢钠溶液，因为胰酶可把堵塞管道的某些物质溶解，并且在碱性的条件下，胰酶的作用更强。对于管饲过程中发生的堵管，有研究建议可增加温水冲洗管道的次数和量，使用 20mL 的注射器交替反复抽取温水和 5％碳酸氢钠溶液进行管道冲洗，或将 10mL 胰酶溶液注入肠内营养管内保留 30 分钟，等到堵塞物溶解再反复用温水冲洗管道。

2. 腹泻。

腹泻可导致患者出现电解质平衡紊乱、压力性损伤、失禁性皮炎等问题，严重时可能要中断患者的肠内营养支持。关于肠内营养导致患者腹泻的原因，郑秋兰等关于 ICU 患者肠内营养腹泻的护理综述中提到，肠内营养相关性腹泻的风险因素主要与患者、药物、营养液三方面有关。

1）患者方面：住院时间、高龄、高血糖、肠内营养持续时间、低蛋白血症、APACHE Ⅱ是 ICU 患者肠内营养发生腹泻的风险因素。

2）药物方面：抗生素、质子泵抑制、钾制剂、山梨糖醇等药物的使用是肠内营养患者发生腹泻的主要因素，其中广谱抗生素的作用尤为明显。

3）营养液方面：①成分，单糖、双糖、寡聚糖及多聚醇是 ICU 患者发生肠内营养相关性腹泻的风险因素；②喂养方面，营养液输注速度越快、剂量越大（营养液输注量大于 1000mL/d），患者腹泻的发生率越高；③储存方面，营养液污染增加了患者肠内营养相关性腹泻的发生风险。

基于此，提示 ICU 护士在对重症患者进行肠内营养管理时，应对高龄、高血糖或低蛋白血症、病情严重、住院时间或肠内营养持续时间长的患者进行重点关注，加强观察，对低蛋白血症者应尽早纠正，减少腹泻的发生；此外，应合理应用抗生素，对易引起患者腹泻的相关药物，与医生积极沟通，尽量避免使用。在选择营养液配方时，ICU护士应注意评估患者的糖耐受情况，避免患者在短时间内输注大量的营养液。关于营养液，应现用现配，已开封者低温储存，超过 24 小时后不可再用；在进行肠内营养相关技术操作时，ICU 护士应严格无菌操作，营养泵的管路、注射器等应避免长时间使用。

3. 误吸。

误吸是肠内营养常见的严重并发症之一，包括显性误吸和隐性误吸。有研究发现，88.9％的 ICU 患者至少发生过 1 次胃内容物的误吸。胡艳杰等关于肠内营养患者误吸预防的循证护理研究中，讲述了预防患者误吸的几大措施，具体如下。

1）体位：患者宜采取左侧卧位，抬高床头 30°～40°，并在喂养结束后 60 分钟内尽可能保持患者体位的相对稳定，可降低患者误吸的发生率。

2）置管因素：患者误吸可能性较大时，可采取鼻－肠管置入。鼻－肠管末端位于幽门或十二指肠韧带后，有利于营养液顺利到达十二指肠降部及空肠、结肠，可达到降低患者误吸发生率的目的。

3）营养液输注温度、方式：当输注的营养液温度过低或营养液输注速度过快时，均有可能导致患者胃部痉挛，从而导致误吸的发生，当营养液温度接近或略高于人体温度时，可能会减少胃肠道刺激，减少反流、误吸等并发症的发生。

4）胃残余量：有研究建议，每隔 4 小时或 8 小时监测 1 次胃残余量，若胃残余量较大，应适当减慢营养液泵入速度或中断营养液的泵入。但也有研究指出，胃残余量的监测会中断营养供给，可能会给患者造成不良影响。2018 年《欧洲肠外和肠内营养学会临床重症营养指南》建议，不应当把胃残余量作为接受肠内营养的 ICU 患者常规监测的指标。对仍然监测胃残余量的 ICU，应当避免在胃残余量小于 500mL 且无其他不耐受表现时中断肠内营养。

（四）肠内营养流程管理

有研究发现，肠内营养流程不规范占患者肠内营养中断原因的 55.9％，规范的肠内营养流程将减少患者并发症的发生、缩短患者住院时间、提高患者生命质量等。

肠内营养主要流程：对患者营养状况及胃肠功能的评估，肠内营养实施时机、途径等的选择，患者胃肠道耐受性评估及不良反应的处理等。Heyland 等提出的 PEP－UP 方案，主要包括以 24 小时喂养量为目标，采用短肽型肠内营养剂，预防性补充蛋白质，使用促胃肠动力药，允许 300mL 以内的胃残余量。李维勤教授团队于 2016 年推出了重症患者肠内营养流程，主要内容：以 NRS2002 或 NUTRIC 评估患者的营养风险，对高营养风险且血流动力学趋于稳定的患者开启早期肠内营养支持，根据患者急性胃肠损伤

（acute gastrointestinal injury，AGI）分级来选择肠内营养的起始速度和营养制剂的类型，根据误吸风险的高低建立营养路径，根据营养风险确定是否给予肠外营养补充，每天评估患者肠内营养的耐受性。此流程关于肠内营养启动、实施等较为全面，但在营养监测上只注重了目标量的达成，建议应从营养评分、体格检查、实验室检查等多个方面监测营养状态的变化。

三、床旁血液净化管理

血液净化是ICU常用治疗方法，是把患者的血液引出身体外并通过一种或几种净化装置，除去多余的水分或某些致病物质，重建并维持内环境稳定，从而达到治疗疾病和改善预后的目的。

（一）分类

可以按照治疗目的、血液净化原理和形式、治疗的连续性、技术的复杂程度及体外血液循环的动力进行分类。下面按照治疗目的分类进行叙述。

按照治疗目的，血液净化技术分为肾支持技术/肾替代治疗、肝支持技术/人工肝、中毒相关血液净化技术、免疫相关血液净化技术、病原微生物相关血液净化技术、降脂技术。

1. 肾支持技术/肾替代治疗。

肾支持技术是最常用的血液净化技术，对于存在终末期肾病的患者，常采用血液透析或腹膜透析等方法对原有肾功能进行替代，减轻尿毒症，维持生命。而对于严重的急性肾损伤，尤其是合并循环不稳定、脑水肿或肺水肿的患者，常常采用连续性肾替代治疗（continuous renal replacement therapy，CRRT）来改善全身状态，减轻水肿及促进肾功能恢复。肾替代治疗与肾支持技术的区别见表7−5。

表7−5　肾替代治疗与肾支持技术的区别

治疗方式	肾替代治疗	肾支持技术
适应证	终末期肾病	急性肾损伤或多器官衰竭
治疗目的	替代肾功能	支持和保护肾，改善机体内环境，支持全身器官
干预时机	规律替代，严重酸中毒、高钾血症、肺水肿等发生时	当全身代谢产物和液体清除需求超过肾清除能力时，严重内环境紊乱
治疗作用	减轻氮质血症及水负荷	清除各种代谢毒素，清除细胞因子，维持内环境稳定，减轻肺水肿及脑水肿
对肾影响	间歇肾替代可引起肾低灌注	正确使用可避免肾二次打击

2. 肝支持技术/人工肝。

ICU常收治一些急性肝损伤/急性肝衰竭的患者，这类患者所需的血液净化技术不完全与肾支持技术/肾替代治疗相同。肝衰竭时除了有小分子的代谢产物蓄积外，还会产生较多与蛋白结合的毒素和代谢产物。因此在肝支持技术/人工肝当中，除了有能去除小分子毒素的透析/血液滤过技术，还应该包含能去除与蛋白结合毒素的血液净化技术，如血浆置换、吸附技术、白蛋白透析技术，可根据患者病情灵活选用 CRRT、血浆置换、胆红素吸附等单一技术组合的方式进行肝支持技术/人工肝治疗，对于凝血功能较差的肝衰竭患者，应该首先考虑行血浆置换治疗；对于单纯高胆红素血症的肝损伤患者，行胆红素吸附治疗即可。

3. 中毒相关血液净化技术。

除了催吐、导泻、利尿等常规治疗外，血液净化治疗在中毒的救治中起关键作用。血液透析、血液灌流是中毒救治常用的血液净化技术，血液透析技术主要用于与蛋白结合率较低的水溶性药物或毒物中毒，而血液灌流技术可用于蛋白结合率高或脂溶性的药物或毒物中毒。此外，血浆置换、血浆吸附或血浆透析滤过等技术也可用于与蛋白相结合率高或脂溶性药物或毒物中毒。

4. 免疫相关血液净化技术。

很多疾病的发病与抗体或免疫复合物有关，如重症肌无力、系统性红斑狼疮、器官移植后排斥反应等。这些疾病的治疗药物主要有激素、免疫抑制剂或免疫球蛋白等。对于药物治疗效果不佳的患者，可以考虑采用血液净化清除致病性抗体或免疫复合物。由于免疫复合物的分子量一般较大，血液透析技术无法清除，常需要采用免疫吸附、双重血浆置换或血浆置换技术来进行治疗。

5. 病原微生物相关血液净化技术。

病原微生物侵入人体，引起炎性细胞因子大量释放，产生细胞因子风暴，从而导致细胞和器官功能损伤。严重的脓毒症休克的死亡率较高，除采用抗生素、早期集束化治疗，可以尝试用血液净化的方式来去除病原微生物相关的炎性细胞因子，改善血流动力学。

6. 降脂技术。

高脂血症性胰腺炎是急性胰腺炎的一种，这类患者血中的三酰甘油水平一般为正常上限的 5~10 倍甚至更高，降脂药物往往不能迅速使血脂水平降到较低水平，常常采用血液净化的方法进行降脂治疗。由于低密度脂蛋白和乳糜微粒的分子量在数十万至数百万道尔顿以上，临床可采用血浆置换或专门的吸附技术对血脂进行清除。

（二）基本原理

血液净化是重症患者常用的器官支持手段之一，在进行器官支持或清除毒物时，选择什么样的血液净化模式一直是困扰临床医生的问题之一。因此，必须明确进行血液净化的目的、掌握各种血液净化模式清除溶质的基本原理，才可能选择恰当的血液净化方式。血液净化清除溶质的原理主要包括四种：弥散、对流、吸附及离心分离。不同的血液净化方式的原理是不一样的，如血液透析主要利用弥散、血液滤过主要使用对流、血液透析滤过则利用了弥散加对流、血液吸附主要利用吸附、血浆置换则利用对流和离心分离。

（三）ICU 常用血液净化技术的规范化操作

1. 血管通路的选择。

需根据患者病情和身体条件，选择合适的管路及置管部位，ICU 一般使用的双腔的透析导管，置管部位常选颈内静脉、股静脉及锁骨下静脉（表 7-6）。

表 7-6　各静脉置管的特点

	颈内静脉	股静脉	锁骨下静脉
优点	成功率高、感染率低、狭窄率低、留置时间长	置管技术要求低、致命性并发症少	舒适、易固定、感染率低、留置时间长
缺点	不易固定、舒适度差、存在气胸风险	活动受限、留置时间短、易感染	气胸风险、狭窄率高、压迫止血困难

2. 血管通路的维护。

每天评估留置导管的必要性，评估导管的固定及透明敷贴情况、导管位置及留置刻度，评估穿刺部位有无压痛、红、肿及分泌物。插管部位的日常维护流程如下。

1）操作前准备：操作者洗手，戴口罩、帽子，准备 3M 中心置管换药包。

2）0°或 180°去除旧敷料，洗手，打开 3M 中心置管换药包，戴无菌手套，使用氯己定棉球擦拭皮肤 3 遍，消毒范围以穿刺点为中心，自内向外环形消毒，顺时针、逆时针、顺时针各 1 遍，然后用乙醇棉签环形消毒外围皮肤 3 遍，要求同氯己定棉球擦拭。导管管路使用乙醇棉片按无菌操作技术原则擦拭消毒。皮肤待干。

3）张贴无菌透明敷料，将有粘胶的一面朝向患者，将敷料中心对准穿刺点，固定穿刺点，再沿导管塑形，然后无张力紧密粘贴导管周围皮肤，轻轻除去边缘保护纸。

4）使用 3M 中心置管换药包内医用胶布蝶形固定导管，并标注换药时间。

3. 连续性血液净化（continuous blood purification，CBP）模式选择。

1）连续性静脉-静脉血液滤过（continuous veno-venous hemofiltration，CVVH）：也称连续血液滤过（continuous hemofiltration，CHF），是利用对流原理清除血液中溶质及多余水分的血液净化模式。CVVH 通过超滤清除血浆中大量的水，而水中所包含的小分子量溶质也随之一同清除，所以需要通过置换液补充。根据置换液补充路径，CVVH 又分为后稀释和前稀释两种方式。后稀释虽然溶质清除效率高，但由于血液浓缩明显，易发生滤器凝血。CVVH 主要用于清除血液中的中、小分子量溶质。

2）连续性静脉-静脉血液透析（continuous veno-venous hemodialysis，CVVHD）：也称连续性血液透析（continuous hemodialysis，CHD），是利用弥散原理清除血液中溶质的血液净化模式。分子运动的物理特性决定了物质的分子量越小，其弥散能力越强。因此这种方式对于小分子量溶质，如尿素氮、肌酐等的清除效果要优于中分子量溶质。CVVHD 也能通过超滤的方式清除血液中多余的水分。

3）连续性静脉-静脉血液透析滤过（continuous veno-venous hemodiafiltration，CVVHDF）：也称连续性血液透析滤过（continuous hemodiafiltration，CHDF），是将血液滤过和透析有机地融合到一起，既利用了对流原理，也使用了弥散的原理，主要用于清除血液中的中、小分子量溶质。

(四) 血液净化常用凝血功能评估指标

1. 血小板计数。

参考值为 (100~300) $\times 10^9$/L, 低于 100×10^9/L 为血小板减少, 超过 400×10^9/L 为血小板增多。使用普通肝素或低分子量肝素抗凝时, 血小板计数低于 50×10^9/L 时需暂停用药。

2. 活化部分凝血活酶时间 (activated partial thromboplastin time, APTT)。

参考值为 31~43 秒。测定值与参考值比较, 延长超过 10 秒及以上为异常。

3. 凝血酶原时间 (prothrombin time, PT)。

参考值为 11~13 秒。测定值与参考值比较, 延长超过 3 秒及以上为异常。

4. 血钙浓度。

钙离子是人体含量最多的阳离子, 作为凝血因子广泛参与凝血过程的多个环节中, 保持体内钙离子水平的稳定对于维持机体正常的凝血功能具有重要意义。参考值: 血清总钙 2.25~2.75mmol/L、血清离子钙 0.94~1.26mmol/L。血液净化使用枸橼酸钠局部抗凝时, 需保持体内血清离子钙在 1.0~1.2mmol/L、体外血清离子钙在 0.2~0.4mmol/L。每天监测血钙浓度, 当血清总钙和血清离子钙水平明显升高时, 应警惕枸橼酸蓄积及中毒。

(五) 血液净化设备报警的常见原因及解决方案

1. 动脉压低。

动脉压低的常见原因及解决方案见表 7-7。

表 7-7 动脉压低的常见原因及解决方案

常见原因	解决方案
报警低限设置不当	重新设置报警低限
动脉管路阻塞	解除管路打折、扭曲或动脉夹夹闭等, 排除管腔内血栓形成、患者躁动和肢体过度屈曲等因素
导管位置异常	上机前确定导管位置, 如有异常, 通知医生调整导管位置; 上机后注意观察血流量, 在 100mL/min 时动脉压接近零点, 如此时动脉压低, 应及时调整导管位置
动脉血流量不足或血泵速率过高	检查导管是否通畅, 冲洗导管或调整血泵速率; 如有血流动力学问题, 应立即通知医生, 维持血压及血容量, 降低血流速度
动脉压压力传感器进水	轻轻松动压力传感器, 使用注射器将液体推出管路或更换压力传感器; 打开机器背板, 观察传感器线路是否松脱, 如有松脱立即复原

2. 动脉压高。

动脉压高的常见原因及解决方案见表 7-8。

表 7-8　动脉压高的常见原因及解决方案

常见原因	解决方案
报警上限设置不当	重新设置报警上限
血泵前输入液体	停止血泵前输液或输血
血泵前管路渗漏	确保管路连接紧密，如有渗漏，及时更换管路

3. 静脉压低。

静脉压低的常见原因及解决方案见表 7-9。

表 7-9　静脉压低的常见原因及解决方案

常见原因	解决方案
报警下限设置不当	重新设置报警下限
静脉管路系统渗漏、管路与导管连接松脱	检查导管位置，确保管路连接紧密，如有渗漏，及时更换管路
静脉压力传感器进水或血	使用▼键推出传感器中水/血或更换静脉压力传感器；打开机器背板，观察传感器线路是否松脱，如有松脱立即复原
血流量过低	调整血流速度或排除导管不通畅因素

4. 静脉压高。

静脉压高的常见原因及解决方案见表 7-10。

表 7-10　静脉压高的常见原因及解决方案

常见原因	解决方案
报警上限设置不当	重新设置报警上限
静脉血管通路梗阻	解除管路打折、扭曲或静脉夹夹闭等梗阻原因，排除导管内血栓形成、患者躁动和肢体过度屈伸等因素
导管位置异常	检查并调整导管位置
滤器阻塞	检查管路系统并更换滤器
静脉壶气泡捕捉滤网出现血凝块阻塞	更换管路系统
患者腹压高等自身因素	如确定为非导管因素，静脉压能在高水平稳定，可继续在严密监测下实施治疗，也可适当降低血流速度

5. 跨膜压低。

跨膜压低的常见原因及解决方案见表 7-11。

表 7-11　跨膜压低的常见原因及解决方案

常见原因	解决方案
报警下限设置不当	重新设置报警下限
管路系统渗漏或滤器前管路打折、阻塞	确保管路系统连接紧密，无打折、扭曲，如有渗漏，及时更换管路
滤出液压力传感器或滤前压力传感器进水	不关闭血泵，反折测压管，取下压力传感器，连接无菌注射器，松开测压管，缓慢推出液体，反折测压管，重新连接传感器，松开测压管；如传感器破损或过湿，需更换；也可打开机器背板，观察传感器线路是否松脱，如有松脱立即复原

6. 跨膜压高。

跨膜压高的常见原因及解决方案见表 7-12。

表 7-12　跨膜压高的常见原因及解决方案

常见原因	解决方案
报警上限设置不当	重新设置报警上限
滤器凝血	更换滤器
血流速度与超滤率之比过高	调高血流速度、降低置换速度或降低超滤率
血浆置换速率过高或血流速度过低	降低血浆置换速度或调高血流速度
血浆分离器阻塞	更换血浆分离器

7. 过滤器前压力低。

过滤器前压力低的常见原因及解决方案见表 7-13。

表 7-13　过滤器前压力低的常见原因及解决方案

常见原因	解决方案
滤前压力传感器进水	不关闭血泵，反折测压管，取下压力传感器，连接无菌注射器，松开测压管，缓慢推出液体，反折测压管，重新连接传感器，松开测压管；如传感器破损或过湿，需更换；也可打开机器背板，观察传感器线路是否松脱，如有松脱立即复原
管路系统渗漏或滤前管路打折、阻塞	确保管路系统连接紧密，无打折及扭曲，如有渗漏，及时更换管路
动脉壶内无液体	轻轻松动动脉壶上端肝素帽，至壶内液体上升到合适位置时，扭紧肝素帽

8. 过滤器前压力高。

过滤器前压力高的常见原因及解决方案见表 7-14。

表7-14 过滤器前压力高的常见原因及解决方案

常见原因	解决方案
滤器凝血	冲洗或更换滤器
滤器前路系统阻塞或管路打折	确保管路通畅，迅速解除梗阻因素

9. 空气报警。

空气报警的常见原因及解决方案见表7-15。

表7-15 空气报警的常见原因及解决方案

常见原因	解决方案
空气检测器检测到空气或静脉壶液位不足	提升静脉壶液位；进入换袋程序，调高静脉壶液量
静脉壶滤网附着小气泡	取出静脉壶，轻弹壶壁，去除小气泡
置换液袋已空，置换液管路系统中吸入空气	进入换袋程序，排出置换液管路系统气体
动脉管路系统液体渗漏，动脉管路打折扭曲	更换或调整动脉管路系统

10. 光学检测器报警。

光学检测器报警的常见原因及解决方案见表7-16。

表7-16 光学检测器报警的常见原因及解决方案

常见原因	解决方案
静脉光学检测器感受到不透明液体通过	连接体外循环时，静脉回路段检测到血液，确定静脉通路已连接，开始治疗
治疗过程中冲洗滤器时，液体通过或血液重新注入静脉回路段	按开始键继续治疗
连接不紧密	管路在检测器内未拉直卡紧，需重新安装

11. 漏血检测器报警。

漏血检测器报警的常见原因及解决方案见表7-17。

表7-17 漏血检测器报警的常见原因及解决方案

常见原因	解决方案
滤器破膜漏血	立即停止治疗，更换滤器或管路
溶血、高脂血所致的血浆浑浊	如有必要，在严密观察下重新校正漏血检测器

（六）血液净化设备的维护、消毒与存放

1. 设备维护。

1）建立档案：包括相关信息、故障、维修、保养、实际使用时间等。

2）按照设备说明书使用：包括温度、湿度、电压等。

3）定期进行技术安全检查、参数校对和常规维护保养。

4）维护工作必须在人机分离的情况下进行，以确保患者安全。

5）设备相关工程师在规定时间内来院检查机器使用情况，如遇问题及时解决。

6）建议配备备用设备，如遇特殊情况，及时更换设备。

7）每次使用后应校准设备的工作参数，按照生产厂家的要求进行修订并使用 75% 乙醇擦拭设备表面。

8）定点放置设备，按照说明书要求放置设备，放置设备环境应干燥，通风情况良好。

2. 设备消毒。

1）原则：重复使用的设备（如 CRRT 仪器、容量泵、微量泵等）使用后应清洁消毒，所有 CRRT 的仪器设备物品表面应达到平均菌落数≤10.0CFU/cm^2 的标准。设备应每天进行消毒，擦拭不同患者单元时，应更换消毒物品。设备消毒应遵循自上而下（机身顶部、面板、机身两侧、底座）、从前至后（机器正面、背面）的顺序。

2）消毒频次：未使用的设备至少每周清洁消毒 1 次，正在使用的设备应每天常规清洁消毒 1 次，遇血液、体液等污染时应立即清洁消毒。治疗结束后的设备应 2 小时内清洁消毒。

3）清洁消毒方法。

（1）机身：可使用乙醇溶液（大于 70%）、70% 异丙醇溶液或 0.1% 次氯酸钠溶液对机器表面进行消毒，不宜使用高浓度含氯消毒液，避免造成机器损坏或变色。

（2）屏幕：触摸屏可选用易挥发消毒液，如 500mg/L 的含氯消毒液，避免水对屏幕的损坏。

（3）曲柄：带有曲柄的设备，可选用乙醇溶液进行消毒，不宜使用次氯酸钠溶液消毒，以免损坏曲柄。

（4）压力传感器：不应常规擦拭，表面黏附异物时，可使用干燥清洁的无纺布擦拭。

（5）漏血探测器：不应常规擦拭，有液体黏附可选用 70% 异丙醇溶液擦拭，擦拭后应彻底干燥。

（6）遇血液、体液污染：当设备表面受到患者血液、体液污染时，应先用清水去除污物，再用 2000mg/L 含氯消毒液消毒。

3. 设备存放。

定点定位：设备应放置在专用存放间，使用完后应及时清洁后放回存放间。专用存放间属于低风险区域，区域内应达到环境干燥、干净、无尘、无污垢、无碎屑、无异物等，设备应套上保护罩。设备存放间距在 10cm 以上。

四、ICU 重症康复管理

康复是指采用各种措施，消除或减轻康复对象（病、伤、残者等）身心及社会功能障碍，使其功能达到或保持在最佳水平，增强其生活自理能力，使其重返社会，提高其生活质量。尽管有的病理变化无法消除，但经过康复仍可以使人达到最佳生存状态。

在重症患者救治过程中，早期重症康复理念深入人心。康复治疗的不断介入已经成为临床医疗实践的重要一环，气管切开管理、吞咽与营养管理、呼吸道廓清技术、呼吸训练等重症康复技术的开展与深入研究，使国内重症康复逐步接近甚至达到国际水平。

重症康复把患者作为一个整体，贯穿于整个疾病诊治的全过程，从患者入 ICU 的宣教开始，涵盖患者 ICU—普通病房—出院居家的生理和心理康复等各方面，做到重视整体、全面分析、抓住重点、全程管理。

（一）ICU 重症康复的目的

ICU 重症康复的目的是加快 ICU 患者功能恢复进程，降低病残率，缩短住院时间，减少医疗费用支出，预防并发症的发生、恶化，协助患者尽可能恢复到伤病前的功能水平，让患者尽可能早地回归家庭和社会。很多临床医护人员认为，重症患者病情比较严重，不能承受康复锻炼。其实重症患者的康复价值并不完全在于干预疾病的治疗过程，而是降低患者特异性功能障碍的发生率，因而有利于临床诊治、减轻患者的痛苦及护士的护理强度。

（二）重症康复的适应证

目前重症康复的适应证尚缺少共识，但是对一些常见的重症患者康复介入有着基本的适应证标准，主要如下。

1. 患者能对刺激做出反应。

2. 患者有稳定的呼吸。

3. 患者血流动力学稳定（没有活动性心肌缺血、低血压，无须使用血管活性药物维持血压）。具体指标：心率 >40 次/分或 <120 次/分，收缩压 $\geqslant 90mmHg$ 或 $\leqslant 180mmHg$，或舒张压 $\leqslant 110mmHg$，平均动脉压 $\geqslant 65mmHg$ 或 $\leqslant 110mmHg$；在延续生命支持阶段，需要小剂量血管活性药物支持，多巴胺 $\leqslant 10mg/$（kg・min）或去甲肾上腺素/肾上腺素 $\leqslant 0.1mg/$（kg・min），特殊体质患者，可根据患者的具体情况调整用药。

4. 没有不稳定型心律失常。

5. 没有不稳定性骨折。

6. 没有开放性伤口。

7. 颅压 $<15mmg$。

8. 生命体征稳定的患者，即使带有引流管，在严格防止脱落的前提下也可以逐渐过渡到每天选择适当时间做离床、坐位、站位、躯干控制、移动活动、耐力训练及适宜的物理治疗等。

在每次康复治疗前，均要详细查看患者的各项监测指标、护理记录单，征询主管医生并得到许可后，方能实施当天的康复治疗工作。在治疗过程中，应严密观察患者各项生理指标的变化，同时应询问患者的主要症状，根据患者的情况及时中止和调整治疗方案，并向主管医生汇报。

（三）重症康复暂停指征

1. 生命体征波动明显，有可能进一步恶化甚至危及生命。
2. 有明显胸闷、胸痛、气促、眩晕、显著乏力等不适症状。
3. 存在其他预后不良的因素。
4. 静息时，颅压为 15～20mmHg。
5. 接受 CRRT 期间。
6. 有未经过处理的不稳定性骨折。

（四）重症康复的绝对禁忌证

如有下列任意一项，不适合早期进行重症康复。
1. 不可控制的心力衰竭。
2. 不稳定型心绞痛。
3. 可疑的或已知的夹层动脉瘤。
4. 重度血流动力学不稳定，或需要使用高剂量或多种血管活性药物。
5. 不稳定型心律失常、急性肺栓塞、重度血小板减少或正在接受大量输血。
6. DVT 患者，不能进行外科内置滤器或取栓，或 APTT>100 秒，或 INR>4。
7. 重度氧合功能障碍、使用升压药物或多种血管活性药物。

（五）重症康复治疗的主要内容

根据康复治疗实施的医疗环境，重症康复治疗工作原则和内容有所不同，具体实施措施和方法也有所区别。

ICU 床旁重症康复治疗的原则是在保证临床治疗实施的基础上，开展集束化ABCDEF 康复（A 为唤醒，B 为呼吸训练，C 为适度镇静，D 为监控谵妄，E 为早期移动或运动练习，F 为家人陪伴或家庭关爱）。

具体实施内容包括但不限于：①体位训练和良姿位摆放；②进食管理和预防误吸；③吞咽训练；④咳嗽和排痰训练；⑤预防 DVT；⑥呼吸治疗；⑦针对躯干和四肢骨骼肌的物理治疗；⑧作业治疗和有氧训练；⑨必要的、针对性明确的物理因子治疗。

（六）重症康复的健康教育

重症康复的健康教育包括但不限于以下内容。
1. 危险因素识别和改善。
2. 监测设备、氧气和其他呼吸设备使用的警示指标认识。
3. 体位管理。

4. 医疗废物处置和手卫生管理。

5. 口腔与皮肤的清洁保护。

6. 人工气道的保护。

7. 药物使用计划执行。

8. 进食计划。

9. 排痰。

10. 营养支持。

（七）重症康复的注意事项

1. 严格掌握康复治疗的适应证和禁忌证。

不符合康复治疗适应证的患者，特别是病情不稳定，伴发疾病、基础疾病不明确者，不能草率启动康复治疗。应进一步评估、检查后，经临床医生和/或康复医生确定后，再给予康复治疗。

2. 签署康复治疗知情同意书。

根据临床医生和/或康复医生的意见，经与患者家属充分沟通，让患者签署康复治疗知情同意书后方可实施康复治疗。

3. 先评估后治疗。

重症康复建立在全面、详细的病情评估和功能评估的基础上。在具体的临床治疗工作中，严格执行"治疗三评估"，即每次治疗前进行病情评估、治疗中观察监测指标变化、治疗后进行病情评估和管线复位检查。

4. 查阅护理记录单。

每天进入病房前应查阅即将进行康复治疗患者过去 24 小时的护理记录单，对病情记录和处置、24 小时生命体征监测结果、出入量等记录进行分析，观察病情动态变化并进行判断，根据变化决定当天康复治疗计划的实施。有疑问或难以判断时，应及时询问主管医生。

5. 治疗前告知。

确定好康复治疗方案后，应第一时间与 ICU 主管医生、ICU 责任护士取得联系，告知康复治疗项目、治疗时间、持续时间及治疗过程中需要临床治疗配合的地方。当与临床治疗、检查有冲突时，应及时调整康复治疗安排。

6. 医疗安全第一。

对重症患者而言，康复治疗不是急需的，因此康复治疗实施不能影响患者生命安全和临床治疗。同时，康复治疗是临床全面治疗的一部分，康复治疗是临床全面治疗的一部分，康复治疗师对病情缺少连续的观察，应加强与医生、责任护士，特别是照护者的交流，确保患者治疗过程中和治疗后的安全。

（八）重症康复工作流程

重症康复有两种工作形式：一种是 ICU 与康复科合作，由 ICU 医生和康复医生对需要进行康复治疗的患者共同完成评估，康复医生和康复治疗师根据问题清单制订康复目标及康复方案，康复治疗师进行床旁康复；另一种是 ICU 自有康复治疗师组建重症康复小组，完成康复工作。目前国内大多数综合医院开展的是第一种。重症康复工作流程包括医疗会诊、康复问题和康复目标的确认、制订和实施康复方案等内容。一般情况下，康复医学科会安排重症康复小组进驻 ICU，在 ICU 医生和康复医生的共同指导下工作。

重症康复主要工作流程如下。

1. 重症康复小组每天参与 ICU 查房，主动参与患者的病情讨论，积极汇报康复治疗相关情况，提供相关的治疗计划和健康教育内容。

2. ICU 医生判断患者是否需要进行康复治疗，发出医疗会诊申请。康复医生接到申请后，应及时完成会诊，评估病情，发现康复问题，与 ICU 医生共同商定康复问题清单，并与患者和/或家属沟通后制订康复治疗计划，签署康复治疗知情同意书。

3. 康复治疗师按照制订的康复治疗计划，认真及时地进行详细的康复评估（表 7-18），实施康复方案。

表 7-18 康复评估表

姓名	年龄		床号	性别	诊断
身高	体重		职业	既往史	
吸烟史	□从未吸烟　□已戒烟，曾__支/天、共__年 □吸烟：__支/天				
饮酒史	□从未饮酒　□已戒酒：曾__两/天、共__年 □饮酒：__两/天				
意识状态	□清醒　□嗜睡　□昏睡　□浅昏迷　□深昏迷				
心功能分级	□1 级　□2 级　□3 级　□4 级				
呼吸困难分级	□0 级　□1 级　□2 级　□3 级　□4 级				
氧疗方式	□鼻导管　□氧气面罩　□气切面罩　□呼吸机　□高流量				
肌力评估	上肢：左侧：____级　　右侧：____级 下肢：左侧：____级　　右侧：____级				
握力评估					
Barthel 指数	□≥95　□85~94　□60~84　□<60				
营养状况	□正常（BMI 18.5~23.9kg/m²）　□超重（BMI 24.0~27.9kg/m²） □肥胖（BMI≥28kg/m²）　□消瘦（BMI<18.5kg/m²）				
进食方式	肠内营养：□口服　□鼻-胃管　□鼻-肠管　□胃肠造口 肠外营养：□静脉高营养				
心理评估	PHQ-9 抑郁评分：____分　　GAT-7 焦虑评分：____分				
评估人：		评估日期：			

姓名		年龄		床号		性别		诊断	
康复方式	□等速肌力训练		□运动疗法		□作业疗法		□八段锦		
	□放松训练		□呼吸操		□上下肢功能训练				

4. 治疗前、治疗过程中对患者进行评估，监测指标和严密观察，若有病情变化，情况紧急时应及时通知 ICU 主管医生及 ICU 责任护士，并协助处理。

5. 治疗结束后，应将整个治疗过程汇报给 ICU 责任护士，让 ICU 责任护士记录在病历中；同时，康复治疗师应认真完善康复治疗记录，并协助患者采取舒适放松的体位，理顺管路与监测线路。

需要特别注意的是，重症康复要实时、动态、全程观察患者的监测指标和机体功能水平变化，及时更新康复目标，调整康复方案。

（九）重症康复的管理制度

1. 采取小组工作制。康复治疗师与 ICU 主管医生、会诊康复医生、ICU 责任护士以及患者及其家属等共同制订患者的康复方案，并在 ICU 主管医生和 ICU 责任护士指导下实施。

2. 康复治疗师接到康复治疗申请时，应熟悉所治疗患者的病情，了解监测指标和治疗管路，明确指标正常范围和中止康复治疗的标准。

3. 执行治疗三评制度，严格执行每次康复治疗前、康复治疗过程中、康复治疗结束后，对所治疗患者进行详细生命体征和功能状态评定，并准确记录。

4. 治疗前安全宣教（主要针对清醒患者）。

5. 治疗前评估患者病情及承受力，从而确定当天训练内容及需要注意的事项。

6. 治疗时注意保护患者的隐私。

7. 注意各种治疗设备、治疗管路及监测、抢救线路的位置，且知晓发生意外伤害时的应急预案。

8. 进行口头（床边）交接班。每天治疗结束后，都应该与 ICU 责任护士进行交接班，必要时向 ICU 主管医生交班。

9. 患者因故临时停止康复治疗，康复治疗师应向 ICU 主管医生说明情况并记录。

10. 执行医疗核心制度的相关规定。

（十）重症康复的协作

重症康复是以重症康复小组的形式进行的，成员包括 ICU 主管医生、会诊康复医生、康复治疗师、ICU 责任护士、患者及其家属等。

康复治疗师配合 ICU 主管医生和 ICU 责任护士，每天参与 ICU 医护技一体化查房，根据病情及检查结果动态调整康复方案。

（十一）重症康复的应急预案

1. 康复过程中发生猝死的应急预案。

1）快速判断患者反应及呼吸，确定心搏、呼吸停止，进行就地抢救，同时立即通知 ICU 主管医生。

2）若患者为室颤造成心搏骤停，首先给予心前区捶击，其他医护人员准备除颤仪进行非同步电击转复心律。若未转复为窦性心律可反复进行除颤。

3）若患者为非室颤造成心搏骤停，应立即进行胸外心脏按压、人工呼吸、加压给氧、心电监护，必要时采取气管插管进行机械通气等心肺复苏抢救措施，直至恢复心搏和自主呼吸。

4）及时建立静脉通路，遵医嘱应用抢救药物。

5）严密观察患者生命体征、意识和瞳孔的变化，及时报告主管医生采取措施，并做好抢救记录。

6）关心、安慰患者及其家属，做好心理护理。

2. 康复过程中发生低血糖的应急预案。

糖尿病或空腹患者运动过程中，需严密观察患者有无低血糖的症状，如头晕、心悸、出汗、发抖、视物模糊、步态不稳、面色苍白、抽搐或意识改变。

如患者出现上述任何症状，检查并监测生命体征（意识、血压、脉搏、血氧饱和度、心电监测），需立即行指尖快速血糖，给予口服含糖食品或口服葡萄糖。15 分钟内复查指尖快速血糖。如患者无好转并出现意识改变，立即联系主管医生评估下一步治疗方案。

3. 康复过程中发生低血压的应急预案。

部分患者在运动中会出现血压下降，表现为头晕、乏力、胸闷等不适。如出现上述情况，需终止运动，协助患者采取平卧位、抬高双下肢，检查并监测生命体征（意识、血压、脉搏、血氧饱和度、心电监测）。如患者改变体位后血压无升高，收缩压＜90mmHg 和/或血压持续下降，通知主管医生，遵医嘱对症处理，警惕休克。如患者经改变体位后好转，血压逐渐升高，收缩压＞90mmHg，继续监测血压、脉搏、心律，鼓励适当增加饮水，并记录此次低血压的事件，与主管医生共同讨论引起低血压的原因，如有无心功能不全、容量不足、合并心律失常、冠脉缺血相关事件等。

4. 康复过程中发生心律失常的应急预案。

如患者在运动中出现心悸、无力、头晕、晕厥，心电监护提示心律失常，立即终止运动，完善心电图，快速诊断心律失常类型。检查并持续监测意识、血压、脉搏、血氧饱和度等，保持呼吸道通畅，通知主管医生评估，确定下一步处理方案。

5. 康复过程中发生胸痛的应急预案。

如果患者发生胸痛，应立即停止运动，坐下或躺下。注意症状发生时有无头晕、出汗、血压降低，以及体征或症状发生时的运动负荷和心率血压乘积。密切观察脉搏、心率、血压、血氧饱和度，若患者有发绀或呼吸窘迫，应通知主管医生调节吸氧浓度或呼吸机参数，保证血氧饱和度＞90%。如休息 1～3 分钟后无缓解，舌下含服硝酸异山梨酯片。立即完善心电图检查，根据医嘱进行下一步处理。

6. 康复过程中发生窒息的应急预案。

1) 应立即让患者取侧卧位或平卧位，头偏向一侧，松解衣领和裤带，清理口中呕吐物及活动义齿，及时报告主管医生。

2) 用吸痰器吸出呼吸道内的痰及呕吐物。

3) 准备好抢救药品及物品，配合主管医生进行紧急救治。

4) 必要时行气管插管及气管切开，使用呼吸机辅助呼吸。

5) 及时清理呼吸道分泌物，保持呼吸道通畅。

6) 严密观察病情变化。

7) 及时做好护理记录。

7. 康复过程中发生胸闷的应急预案。

1) 立即停止运动，通知主管医生。协助患者卧床休息，同时描记心电图。

2) 保持呼吸道通畅，密切监测生命体征。

3) 遵医嘱用药并观察药物疗效及不良反应。

4) 建立静脉通路，遵医嘱应用抢救药物。

5) 严密观察生命体征变化并做好护理记录。

6) 关心、安慰患者及其家属，做好心理护理。

五、气道管理

ICU 患者的气道管理包括气道评估，氧疗，人工气道的建立、维护和撤除，呼吸支持及人工气道并发症的防治等，其主要目的是预防和纠正患者缺氧、引流痰液和防止误吸等。

（一）无人工气道患者的气道管理

维持气道通畅是气道管理最重要的措施。此外，应保持病房内环境清洁、空气清新，室温应控制在 20～24℃，相对湿度控制在 60%～70%；维持患者机体液体平衡，采用祛痰、抗感染等措施，促进气道分泌物排出；合理的体位对于 ICU 患者非常重要，若病情许可可采用半卧位，以利于呼吸，防止胃内容物反流入气道，使腹腔炎症局限化；定时更换卧位，并结合有效的胸部理疗方法，协助清除气道分泌物，使肺复张或防止肺不张，改善通气、换气功能，改善通气/血流比，促进氧合。

1. 清醒患者鼓励咳嗽：协助并鼓励深呼吸、咳嗽排痰，防止呼吸道分泌物潴留。

2. 雾化排痰：对于 ICU 患者常规进行雾化排痰。

3. 体位引流：对于支气管扩张、肺脓肿等分泌物较多的患者及长期卧床患者，采取合理体位，促进分泌物排出。

4. 经鼻高流量湿化氧疗。

5. 经鼻支气管镜吸痰。

6. 及时建立人工气道：对于不能自行咳嗽者应备好用物，及时吸痰，必要时及时建立人工气道。

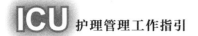

（二）人工气道患者的气道管理

人工气道是经口、鼻或直接经气管置入导管而形成的呼吸通道，以辅助患者通气及进行肺部疾病的治疗。常见人工气道有口咽管、鼻咽管、喉罩、气管插管和气管切开置管。

1. 人工气道建立对机体的影响。

建立人工气道改变了正常的气体通道，可能出现以下不良影响：①干冷气体直接吸入会损伤气道黏膜上皮细胞，影响黏膜黏液分泌和纤毛活动，气道自净能力降低或消失；②咳嗽功能受限，影响咳痰；③气道失水增多，由正常成年人呼吸道失水 400～500mL/d 增加至 800～1000mL/d，分泌物易变黏稠而形成痰栓阻塞气道；④肺泡表面活性物质受破坏，肺顺应性下降，引起或加重炎症和缺氧；⑤干冷气体直接吸入易诱发支气管痉挛或哮喘发作；⑥管理不善易出现气管黏膜出血、肺不张、气管-食管瘘、气管切口瘘等并发症。

2. 人工气道的建立方法。

1）口咽管。选择适合的口咽管置入口腔后可以使舌离开咽后壁，在舌头和上颚中间形成一个空隙，使气体可以进入气管。口咽管主要适用于舌后坠引起的上呼吸道梗阻。

【知识链接】

安置口咽管的方法

选择相当于患者门齿到下颌角距离长度的口咽管。术者站于患者头侧，左手用压舌器下压患者舌头，右手持口咽管，口咽管凹面向上，将口咽管沿患者舌面向下插入。当口咽管插入约 1/2 时，将口咽管旋转 180°，然后顺舌面继续插入，正确位置为口咽管前端在会厌上舌根处。为防止口咽管移位脱落，可用医用胶布在患者面部进行适当固定。

2）鼻咽管。鼻咽管与口咽管功能基本相似，区别在于鼻咽管是通过鼻腔插入，到达鼻咽管前端、会厌上舌根处。选择相当于患者鼻尖到耳垂距离长度的鼻咽管，用润滑剂充分润滑前端，轻柔插入。

3）喉罩。喉罩是一种不侵入气管的气道装置，经口将其插入咽喉部，罩子在喉周围形成密封圈，由通气导管开口与外界相通，可让患者自主呼吸，也可连接麻醉机或呼吸机进行正压通气支持。适用于择期短小全麻手术、心肺复苏时急救和插管困难的患者。

【知识链接】

安置喉罩的方法

选择大小合适的喉罩，将罩囊充气 5～10mL，用生理盐水湿润，将患者的口张开，然后左手牵拉患者舌头（或用喉镜推开舌体），再用右手将喉罩顺势插入直至前端受阻，左手固定喉罩的导管，右手用注射器向罩囊再次注气20～25mL，放置牙垫，固定喉罩。

4）气管插管。气管插管可维持气道通畅，清除气道分泌物，减少气道阻力，减少无效腔，利于给氧、机械通气及气管内给药等。

护理要点：①准确记录插管的方法、途径、插管深度、套囊充气量、插管过程中及插管后患者的病情变化及处理措施；②妥善固定气管导管，避免导管随呼吸运动上下滑动和意外拔管；③适时吸痰，保持气道通畅；④经常变换头位，以免颈项强直、体表压伤及咽喉损伤；⑤导管太长时气道阻力增大，不能充分清除气道深部的分泌物，可适当剪短口外或鼻外的留置导管；⑥进行口腔和面部清洁护理，每天更换固定带，监测导管深度及是否移位，护理时可移动导管至对侧口角；⑦观察患者症状和体征变化情况，及时发现相关并发症。

5）气管切开置管。气管切开置管适用于气管插管超过1周、上呼吸道梗阻或创伤、呼吸道畸形、下呼吸道分泌物阻塞困难插管、神经肌肉疾病等；对头颈、颌面、口腔等部位手术前可行预防性气管切开置管。气管切开置管方法主要有开放式和经皮式气管切开。开放式对患者创伤大、耗时多，一般在手术室内进行；经皮式对患者创伤小、耗时短，在床旁即可进行。

护理要点：①妥善固定导管，防止意外拔管。②适时吸痰，保持呼吸道通畅。③每天更换固定带，每4～8小时进行切口换药，观察造口有无分泌物、发红和皮肤刺激，保持局部皮肤清洁干燥。④观察患者口腔黏膜，做好口腔卫生护理和口咽分泌物吸引。⑤观察患者症状和体征变化情况，及时发现相关并发症。气管插管和气管切开置管在操作、护理等方面的比较见表7-19。

表7-19　气管插管和气管切开置管的比较

	气管插管		气管切开置管
	经口	经鼻	
操作	简单易操作	较复杂	复杂
管径	大，利于呼吸	较小	大，利于呼吸
固定	困难	容易	容易
口腔护理	口腔护理困难	口腔护理容易	口腔护理容易
进食	完全受限	部分受限	不受限
耐受性	差	好	最好
沟通	不容易	容易	容易
并发症	口腔黏膜、牙齿损伤，咬闭导管	鼻腔损伤和鼻窦炎	出血、喉神经损伤、气胸、纵隔气胸等

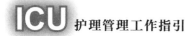

（三）气道管理不当所致并发症

1. 医院获得性肺炎（hospital-acquired pneumonia，HAP）：患者住院期间没有接受有创机械通气，未处于病原感染的潜伏期，入院 48 小时后新发生的肺炎。

2. VAP：气管插管或气管切开置管患者接受机械通气 48 小时后至拔管后 48 小时内出现的肺炎。

（四）气管插管的计划和流程

1. 临床病史及检查。

除了询问现病史和既往史，还应向患者或家属询问与气道管理有关的病史，包括最后一次经口摄食的时间、使用琥珀胆碱或其他药物的禁忌证、药物过敏史、睡眠呼吸暂停史，有无假牙、牙齿松动或牙齿缺失，以及有无气管插管困难病史。

2. 气道评估。

因为气管插管的紧急性或患者不合作，对 ICU 患者的气道评估往往是不可行的。MACOCHA 评分（包含 Mallampati 分级、阻塞性睡眠呼吸暂停综合征、颈椎活动度、开口程度、出现昏迷或低氧血症以及麻醉医生的存在）考虑到患者、病理和操作者相关因素，执行简单，可能更适合用于重症患者（表 7-20）。MACOCHA 评分越高，表明气管插管困难的风险越高。

表 7-20　MACOCHA 评分

因素	分值
患者相关因素	
Mallampati 分级为Ⅲ级或Ⅳ级	5
阻塞性呼吸睡眠暂停综合征	3
颈椎活动度降低	1
开口受限（<3cm）	1
病理因素	
昏迷	1
严重低氧血症	1
操作者相关因素	
非麻醉医生	1
总分	12

3. 团队准备。

两名气道操作人员中至少一人有丰富经验，可以减少气管插管并发症的发生风险。在进行气管插管之前，团队成员之间应该就气道问题、气道计划、后备计划及成员角色和责任进行明确沟通。

4. 气管插管流程。

1）患者体位：仰卧位，头后仰，被动张口。

2）麻醉诱导：ICU患者通常需要减少全身麻醉，用于麻醉诱导的药物会增加血流动力学和呼吸相关并发症风险。麻醉诱导时可因丧失呼吸代偿而加重低氧血症，是气管插管时发生低氧血症的重要危险因素。在麻醉诱导过程中减少患者的分钟通气量，可使代谢性酸中毒的呼吸代偿能力减弱，加重酸中毒和休克。氯胺酮和依托咪酯是重症患者麻醉诱导的首选，因为它们对于血流动力学的作用是正面的。

3）气管插管时的血流动力学支持：近一半ICU患者在气管插管后出现低血压，使用麻醉诱导剂和正压通气会导致低血压的发生。血流动力学不稳定是包括死亡在内的不良结局的独立预测因素。低血压和低氧饱和度的联合作用使心搏骤停可能性增加。补液和血管升压药物常用于预防和治疗低血压。

4）清理呼吸道：清除口腔、鼻腔中的异物、积血等，取下义齿。

5）开放气道：患者去枕平卧，抬高下颌，使口腔、咽喉、气管在一条直线上。

6）插管：左手持喉镜，右手持气管导管，看到声门后将气管导管插入气管并拔除管芯，再将气管导管插入到合适深度后连接简易球囊辅助呼吸，再用听诊器听两侧肺部呼吸音，呼吸音对称说明插管位置正确。

7）固定：用医用胶布或者固定器固定气管导管，连接呼吸机。

（五）气管插管后的护理

1. 气囊管理。

机械通气时气囊可保证患者潮气量，防止口腔分泌物及胃内容物误吸，协助气管导管的固定。

1）气囊压力监测。常规进行气囊压力监测，每天监测3次，维持高容低压在$25\sim30mmH_2O$既可有效封闭气道，又不高于气管黏膜毛细血管灌注压，可预防气道黏膜缺血性损伤及气管－食管瘘，减少VAP和拔管后气管狭窄等并发症的发生。

2）高容低压气囊是否需要间断放气？

目前认为高容低气压气囊不需要间断放气，主要依据如下。

（1）气囊放气后，1小时内气囊压迫区的黏膜毛细血管血流难以恢复，气囊放气5分钟对恢复局部血流没有帮助。

（2）常规定期气囊放气－充气，往往使医生或护士忽视充气容积或压力的调整，反而出现充气过多或压力过高的情况。

（3）重症患者进行气囊放气，易导致肺泡通气不足，引起循环波动，导致患者不耐受。

3）气囊上滞留物的清除。气囊上的滞留物是微生物繁殖的良好培养基，且多为抗生素筛选的耐药菌。气囊放气后，含有革兰阴性杆菌的滞留物容易流入下呼吸道导致呛咳、窒息及感染。指南推荐建立人工气道的患者在条件允许时应进行持续声门下吸引以清除气囊上滞留物。

声门下吸引：在声门与气囊间放置一引流管，放置在背侧气囊上缘并固定，与气管套管并引出体外，可接负压吸引装置进行分泌物吸引。无论是持续还是间断声门下吸引，与不引流相比，均可降低 VAP 的发生率。

2. 气道湿化。

机械通气时应在管路中常规应用气道湿化装置，但不推荐在吸痰前常规进行气道内生理盐水湿化，提供温度为 32～35℃、绝对湿度为 33mg/L 的吸入气即可。美国国家标准研究所规定，对气管插管或气管切开置管的患者，所有湿化器的输出功率至少需要达到 30mg/L，防止分泌物结痂和避免黏膜损伤。

3. 气道内分泌物清除。

清理呼吸道过多的分泌物，刺激咳嗽反射，帮助排痰以及采集痰标本。

吸痰时机：仅在患者有痰时吸痰，而不是常规性吸痰。且不宜定时吸痰，实施按需吸痰。

4. 其他。

如有需要，气管插管后可使用适当的镇静药物，启动机械通气。记录气管导管在门齿（或鼻子）水平上的精确标记。在每个护理班次中，记录气管导管的位置，以检查导管是否移位。

气管插管后进行胸部 X 线片检查，确认气管插管及鼻－胃管位置。鼻饲应该在确认鼻－胃管位置后才可以开始。

根据需要使用密闭吸引系统进行气管抽吸，保持气管插管畅通。

第六节　静脉治疗的规范化管理

静脉治疗的规范化管理是确保静脉治疗操作按照标准化的程序和指南进行，以提供安全有效的治疗。

一、静脉治疗的规范化管理制度

1. 制定和实施标准操作规范（standard operating procedure，SOP）：制定明确的SOP，详细描述静脉治疗的各个步骤和要求，包括设备选择、操作技巧、感染控制和药物管理等。确保所有从事静脉治疗的医护人员都熟悉并按照SOP进行工作。

2. 培训和教育：对从事静脉治疗的医护人员进行培训和教育，包括正确使用设备、消毒和无菌操作技术、安全操作和并发症管理等。持续性的教育和培训可以提高医护人员的技能水平和意识，确保他们掌握最新的治疗方法和指南。

3. 设备和材料的管理：确保使用的设备和材料符合质量标准，并按照生产商的建议进行维护和保养。定期检查设备的工作状态，确保其功能正常，减少设备故障的风险。

4. 感染控制措施：制定和实施严格的感染控制措施，包括手卫生、消毒和无菌操作技术等，确保所有医护人员都遵守正确的感染控制步骤，以减少感染的风险。

5. 质量控制和监测：建立质量控制和监测机制，对静脉治疗的关键指标进行监测和评估，例如，监测 CRBSI 发生率、并发症发生率和治疗效果等，及时采取改进措施。

6. 文档记录和审查：建立完善的文档记录系统，记录静脉治疗的过程和结果。定期审查记录，识别问题和改进机会，并采取必要的纠正措施。

7. 与患者沟通：与患者进行有效的沟通，解释治疗过程、风险和预期结果，征得患者的同意，并及时回答他们的问题。

8. 多学科团队合作：静脉治疗通常需要多学科的合作，包括 ICU 医生、ICU 护士、药师等。

二、ICU 患者血管通路建立与维护

ICU 患者用药复杂、疾病特殊，需要稳定、可靠的血管通路来完成静脉治疗。临床常用血管通路见表 7-21。

表 7-21　临床常用血管通路

分类	常用通路
外周血管导管装置（PVAD）	中长导管（MLC） 外周短导管（PIV），又称留置针

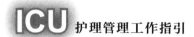
续表

分类	常用通路
中心静脉导管装置（CVAD)	非隧道式中心静脉导管 隧道式中心静脉导管 PICC 植入式皮下静脉输液设备（IVAD），又称输液港

目前，ICU 患者常规使用的是外周短导管、非隧道式中心静脉导管。PICC 由于其可视化技术，穿刺风险低、机械损伤小、并发症少，应用有逐渐增多的趋势。

（一）外周短导管

根据 2011 年美国静脉输液护理学会（Infusion Nurses Society，INS）指南，外周短导管的管理应遵循以下原则。

1. 护士应根据治疗处方、治疗时间、外周血管穿刺部位可行性、诊断、已知与导管相关并发症及个人穿刺经验来选择导管。

2. 外周短导管尖端应置于外周静脉内。

3. 护士应使用带主动或被动安全装置的外周短导管，以防锐器伤。

4. 通过外周短导管给予肠外营养，应在密切监护下进行。

5. 不适合使用外周短导管的静脉治疗：持续使用发泡剂治疗、肠外营养、使用 pH 值小于 5 或 pH 值大于 9 的液体、使用渗透压高于 600mOsm/L 的液体。护士应同药剂师及医生共同沟通，选择最合适的血管通路。

6. 在满足静脉治疗的前提下，选择最短、最细的导管，所选择的静脉必须能够容纳导管的长度与粗细。

7. 成年人建议选择上肢的背侧和桡侧的静脉置管，避免使用下肢血管和桡静脉腕部置管。

8. 儿童可以选择手、足背和头皮的额正中静脉、颞浅静脉和耳后静脉。

外周短导管留置时间，2006 年 INS 指南建议为 72 小时，2011 年 INS 指南建议为 72~96 小时，而根据 2012 年 *The Lancet* 的一篇文献报道：有临床症状以后更换外周短导管与常规更换（72~96 小时），静脉炎发生率并未增加（均为 7%，95%CI 为 1.33%~2.15%），且并不增加血液感染的风险，同时有临床指征的导管更换组消耗的导管更少、住院费用更低，两组差异有统计学意义（$P<0.0001$）。该文献报道针对普通住院患者的外周短导管使用情况，对 ICU 患者外周短导管使用情况还缺乏大样本随机对照研究报道，这也是值得 ICU 护士研究的方向。

（二）中长导管

根据 2011 年 INS 指南，中长导管的管理应遵循以下原则。

1. 静脉治疗预计持续 1~4 周的患者，护士应考虑使用中长导管，已报道的新生儿中长导管留置时间为 6~10 天，成年人为 7~49 天。

2. 中长导管可用于水化疗法、静脉输液、镇痛药和抗生素的输注，不适用于持续发泡剂治疗、肠外营养、使用 pH 值小于 5 或 pH 值大于 9 的液体、使用渗透压高于600mOsm/L 的液体。

3. 中长导管是外周输液设备，其末端应终止于贵要静脉、头静脉或肱静脉的远端。因贵要静脉直径较适合，故作为首选。导管末端不应进入中心静脉。对于儿童患者，可从头皮静脉置入中长导管，终止于外周静脉。

从 2011 年 INS 指南提出的禁忌证可以看出，中长导管仍然不适宜血管刺激性药物的输入，故适用于恢复期、呼吸循环支持力度已经不大、不需要输入各种刺激性药物及液体时使用，而对于早期的 ICU 患者并不太适用。

随着目前 PICC 在临床使用的增多，逐渐出现部分病例由于本身血管条件或穿刺者技术等原因导致导管无法复位，尖端无法放置在所要求的上腔静脉中下端 1/3 右心房开口位置，此时 PICC 导管可视为特殊的中长导管，仍然不能输入各种刺激性药物及液体。若 PICC 末端位于锁骨下静脉，则只能视为中长导管使用。

(三) 中心静脉导管装置

根据 2011 年 INS 指南，中心静脉导管装置的管理应遵循以下原则。

1. 护士应用中心静脉导管装置进行长期或短期、持续或间断给药，如抗肿瘤药物、发泡剂、肠外营养、多种抗生素、pH 值小于 5 或 pH 值大于 9 及渗透压高于600mOsm/L 的液体输注。

2. 护士应注意，为了避免血栓形成，中心静脉导管末端应终止于腔静脉，如上腔静脉或下腔静脉，透析导管末端应终止于右心房。

3. 中心静脉导管可分为单腔或多腔、硅酮类或聚氨酯类材质、末端开放或末端封闭、动力驱动型和/或抗感染中心静脉导管。

4. 护士应同医生、感控专业人员协作，在以下情况考虑使用抗感染中心静脉导管：预期置管时间超过 5 天；使用预防策略的情况下，CRBSI 发生率居高不下；白细胞减少症、移植、烧伤、血液透析或 ICU 患者；感染患者或菌血症患者导管插入或置管；急诊置管。抗感染中心静脉导管可减少细菌繁殖和/或 CRBSSI 发生风险。但需注意抗感染中心静脉导管不能用于对银、氯己定、磺胺嘧啶银、利福平、四环素过敏的患者。

5. 耐高压注射设计的中心静脉导管所耐受的压力是 300 磅/平方英尺（PSI），是安全有效的。

6. 对于患有慢性肾疾病（chronic kidney disease，CKD）的患者，护士应注意选择特制的导管及放置方法，应使用高流速导管。

7. CKD 患者使用中心静脉导管末端及留置时间应根据所选择导管类型及患者身体状况而定。短期应用的中心静脉导管末端应置于上腔静脉；长期（隧道式）中心静脉导管末端应置于右心室；股静脉中心静脉导管应终止于下腔静脉；非隧道式中心静脉导管仅用于住院 CKD 患者，置管时间不超过 1 周。

8. 选择导管时，应遵循用最少的管腔数和最少的接头实现所需诊疗目的的原则。

9. 如果不能完全保证置管当时的无菌措施（如某些抢救状况时的导管置入），则应尽可能在 48 小时内更换导管。

隧道式中心静脉导管即带涤纶套（Cuff）中心静脉导管，近年来进行了多种改良，形成了各种型号和多种管腔的系列产品。

促进周围组织长入型隧道式中心静脉导管（Dacron Cuff）：导管柄处设计有一条涤纶套，置入后位于距导管出口 1~2cm 处皮下组织内，经过 4~6 周后，纤维组织长入涤纶套，两者合成一体，构成防止细菌入侵的屏障，有效降低了导管相关性感染的发生，同时具有防止导管突然脱落的作用。

抗感染材料型隧道式中心静脉导管（Vita Cuff）：应用可降解生物材料胶原制成，可以在置管后 6 周内周围组织生长过程中持续释放银离子，避免细菌自导管出口处入侵，有效降低愈合窗口期的感染发生率。

三、血管通路的维护

任何一种血管通路建立后都存在一定的并发症和风险，如导管堵塞、静脉炎、液体外渗、CRBSI 等。只有做好血管通路的维护，才可能保护 ICU 患者的血管资源。减少血管通路并发症是每位 ICU 护士的重要职责和工作。

（一）手卫生

手卫生是进行血管通路维护、预防及控制 CRBSI 的基本措施，主要包括洗手和手消毒。操作前用抗菌皂液或乙醇类手消液洗手；手部无可见污染，可使用乙醇类消毒液进行常规手部消毒。具体详见第九章第四节"ICU 手卫生管理"。

洗手的指征（两前三后）：接触患者前、无菌操作前，接触患者后、接触患者周围环境后、接触患者血液体液后。

（二）穿刺部位的维护：局部消毒

皮肤是病原微生物的主要来源，穿刺部位的微生物定植是导致导管相关感染发生率增加的重要原因，同时也可能造成大部分的静脉血流性感染，在穿刺和输液治疗期间做好皮肤和导管接头消毒是降低感染发生率的有效途径。

1. 常用消毒液：乙醇、碘酒、聚维酮碘、络合碘、氯己定。由于氯己定可以持续发挥抑菌作用，故被 2011 年 INS 指南推荐。输液接头的消毒一定要使用含醇消毒液消毒 15 秒以上。

2. 外周短导管穿刺维护消毒直径不小于 8cm，中心静脉导管穿刺维护消毒直径不小于 10cm，PICC、输液港穿刺维护消毒直径不小于 20cm。

3. 消毒方法和注意事项。

1）应以穿刺点为中心，环形向外消毒。

2）如患者对碘过敏，选用 70%乙醇溶液消毒时应涂擦消毒部位至少 30 秒。

3）穿刺部位不适用抗生素药膏。

4）消毒后禁止非无菌物体接触。

（三）日常维护

1. 输液器。

1）输液器 24 小时更换，如怀疑被污染或输液系统完整性受损，应立即更换。

2）脂质液体需 24 小时内输完。

2. 输液接头：各类输液接头均属于输液附加装置，包括肝素帽、正压接头、三通等。目前观点认为从防治 CRBSI 角度来看，瓣膜式正压输液接头优于机械式正压输液接头。

1）消毒时使用含醇消毒液，用一定力量擦拭输液接头的各个面，擦拭消毒时间不少于 15 秒。

2）如果输液接头处有血渍、完整性受损，应立即更换。

3）接头至少每周更换 1 次。同时应注意定期对所有涉及置管、维护、使用血管通路的医护人员进行培训和考核，评估其相关知识掌握和执行情况。保证 ICU 适当的床护比，有研究表明，没有经验的护士或床护比减少会导致 CRBSI 发生率增加。

四、敷料的选择

敷料与导管穿刺处紧密接触，敷料的作用包括保护穿刺点、避免污染、固定导管等。敷料也是局部细菌生长和 CRBSI 的高危因素，故选好敷料、用好敷料可以有效减少 CRBSI 的发生。

1. 一般情况下建议使用半透膜敷料，便于局部观察，同时也能有效固定导管，更换时间为每周至少 1 次。但若敷料有渗血、渗液、潮湿、卷边应立即更换。

2. 对于穿刺点渗血、渗液明显者，无菌纱布敷料作为首选，更换时间为每 48 小时 1 次。有渗血、渗液、潮湿、卷边立即更换。待渗血、渗液问题解决后再使用半透膜敷料，以减少临床工作量及增加规范化敷料更换依从性。

3. 半透膜敷料下使用无菌纱布敷料者，应将其视为无菌纱布敷料管理。

4. 每天应评估患者穿刺处敷料，检查有无肿胀感。如果使用的是透明敷料，应首先肉眼观察。如果未发现任何临床感染的迹象，则继续使用原敷料。如果发现局部肿胀或任何其他 CRBSI 的迹象，则应拆开无菌纱布敷料或透明敷料进一步查明。

5. 除血液透析外，禁止在穿刺点使用含抗生素药膏等，因其可能提升潜在真菌感染的可能性，并可能导致抗生素耐药性的产生。

6. 年龄在 2 个月以上的患者，如果在坚持了基本的预防措施，如手卫生培训及教育、正确使用消毒液、合理使用抗生素的基础上，CRBSI 发生率仍无下降，可采用浸有氯己定的海绵作为敷料。

五、冲管与封管

为了维护血管通路的通畅，避免刺激局部血管，必须对导管进行定期冲洗、封管。正压脉冲式冲管是有效防止药物配伍禁忌的方法。封管是将稀释肝素液注入导管内，防止回血、堵塞导管。

1. 切勿暴力冲管。PICC 严禁使用 10mL 以下注射器静推药物或冲管。10mL 以下注射器会产生较大压强，可能会导致导管破裂或断裂。

2. 输液前冲管、抽回血是判断导管功能是否完好的重要方法。如遇有阻力或无回血，应进一步确认导管位置，切勿强行冲管。

3. 当所使用药物与生理盐水存在配伍禁忌时，可先使用 5% 葡萄糖注射液冲管，再用生理盐水进行冲管或稀释肝素生理盐水封管。必须将导管内葡萄糖注射液冲洗干净，以减少 CRBSI 的发生。

4. 冲管液的量不低于导管及其附加装置容积的 2 倍，在采血或输血后应使用更大量的冲管液冲管。

5. 封管肝素液浓度：PICC、中心静脉导管 10U/mL，输液港 100U/mL，血液透析导管 1000U/mL。

6. 肝素可导致肝素诱导性血小板减少症（heparin－induced thrombocytopenia，HIT）。按照 2011 年 INS 指南要求，凡使用肝素患者，无论浓度大小均应进行血小板计数监测（推荐使用的第 4~14 天或停止使用肝素期间，每 2~3 天监测 1 次）。目前国内暂时无法做到，但应密切监测有无血小板减少的症状和体征，并遵医嘱考虑使用鱼精蛋白中和。

7. 护士应收集本科室经常使用药物配伍禁忌信息，并及时更新。

8. 输液港在较长时间不使用时，应每 4 周维护、冲封管 1 次。

六、血管通路的移除

根据血管通路的类型、留置时间、治疗需求、并发症及患者经济状况决定血管通路的移除。

1. 外周短导管成年人患者 72~96 小时更换，儿童患者不常规更换，可以直到治疗结束。中长导管 1~4 周更换。

2. 非隧道式中心静脉导管 2~4 周更换。隧道式中心静脉导管、PICC、输液港暂无明确更换时间，可达 1 年以上。

3. 中心静脉导管置入者怀疑发生 CRBSI 时，应协助医生进行血培养和导管尖端培养，具体包括导管血需氧、厌氧各 1 套，对侧肢体外周血需氧、厌氧各 1 套，导管尖端 5cm 培养，共 5 个标本。

4. 每天对导管进行监测，如出现并发症应进行相应处理，以下情况应考虑拔除导管：静脉炎（红、肿、热，或静脉血管发硬可触及）、感染或导管功能不正常。

5. 每天评估导管保留必要性，如无必要应尽快拔除。

6. 中心静脉导管拔除后应局部按压止血，并在穿刺点处消毒后放置油纱，外贴无菌敷料，每天评估观察表皮细胞生长情况，以防空气栓塞。

7. 导管拔除后应查询有关穿刺置管记录，检查导管是否被完整拔除。

第七节　伤口造口小组管理

皮肤作为全身最大的器官，覆盖于身体表面，起到感觉、调节体温、吸收、屏障、分泌排泄、新陈代谢等作用。如果皮肤的完整性被破坏，则其功能将会受到严重的影响。ICU患者长期卧床、活动受限、低蛋白水肿、分泌物/排泄物长时间刺激等因素都可能造成皮肤的损害。ICU患者的皮肤护理就是使用一定的护理措施，保持ICU患者的皮肤完整性，避免皮肤并发症的发生，从而达到促进健康的目的。

一、防范与减少压力性损伤发生

（一）建立压力性损伤风险评估与报告制度和程序

1. 压力性损伤风险评估。

对瘫痪、意识不清、大小便失禁、营养不良、痴呆、病情危重、强迫体位者入院后当天内必须完成初次评估，病情严重者每天评估，病情稳定者当评估值达危险临界值时，应每48~72小时评估1次，直到评估值至正常范围；当患者病情发生变化时随时评估。

2. 压力性损伤风险报告制度和程序。

建立上报制度，一旦患者评估值达危险临界值，要逐一上报。轻度、中度风险向护士长上报，高度风险向护理部上报。

（二）认真实施有效的压力性损伤防范制度与措施

1. 制定明确的压力性损伤预防措施。

针对不同程度的压力性损伤风险，制定相应的预防措施，包括体位转换、减少摩擦力和剪切应力、压力减缓用具的使用、皮肤护理、营养支持、健康教育等。对高危患者实行重点预防，如使用气垫床等。

2. 压力性损伤预防措施的落实。

病区或科内组织护理查房，必要时请医生到床边指导制定个体化的预防措施；认真落实执行预防措施、压力性损伤预防效果的跟踪。

（三）有压力性损伤诊疗与护理规范实施措施

1. 压力性损伤监控与管理制度的建立。

完善的压力性损伤上报、会诊、处理制度，压力性损伤预防与治疗效果的跟踪。

2. 压力性损伤会诊制度的建立与落实。

3. 伤口疑难病例会诊。

对压力性损伤上报患者，必要时护理部成员到床边指导，制定个体化的预防和治疗措施，同时对疑难病例护理部组织讨论，提出建设性意见。

4. 不可避免压力性损伤（又称难免压力性损伤）定性会诊。

皮肤高危患者发生院内压力性损伤时，应组织会诊，对其压力性损伤进行定性，讨论并最终确定为难免压力性损伤或可避免压力性损伤。

5. 按照伤口处理原则处理压力性损伤，并规范记录。

1 期及 2 期压力性损伤由 ICU 责任护士在上级会诊护师的指导下处理，3 期及以上的压力性损伤由会诊成员跟踪处理。

二、降低伤口感染的发生率

1. 在进行换药过程中严格遵循无菌操作技术原则，确保临床操作的安全性。
2. 进行有创操作时，环境消毒应当遵循医院感染控制的基本要求。
3. 使用合格的消毒用品及伤口敷料。
4. 根据伤口评估情况，正确应用伤口敷料。
5. 根据伤口渗液情况掌握伤口敷料更换的频率。

三、提高清创的效果与安全性

1. 全面评估患者全身及局部情况，选用正确清创方法，掌握清创时机。
2. 注意保护肌腱、血管、神经等重要组织。
3. 掌握清创的适应证。
4. 清创过程中如出现出血应及时给予处理，必要时请医生处理。

四、预防医源性皮肤损伤的发生

1. 掌握医用胶布的粘贴与移除技巧。
2. 正确使用热水袋。
3. 加强输液患者的管理，预防渗漏；出现局部组织损伤或坏死应及时请伤口小组成员会诊处理，并做好上报。
4. 安全使用电极，电极潮湿后及时更换。
5. 正确使用各种消毒溶液，预防高浓度溶液的化学性皮肤损伤。
6. 正确使用便盆，避免因使用不当造成患者皮肤损伤。
7. 备皮过程中注意保护皮肤，以免手术野皮肤的损伤。

五、提高伤口敷料应用的准确性与安全性

1. 熟悉伤口湿性愈合的原理。
2. 正确的伤口评估。
3. 掌握敷料的特性，根据伤口情况选用合适的敷料。
4. 感染伤口不能使用密闭性敷料，如透明敷料、水胶体敷料等。

六、避免或减少失禁患者皮肤损伤

1. 保持皮肤清洁，使用温和的清洗液清洁皮肤，保护皮肤表面的弱酸性环境以保

持皮肤的保护功能。

2. 根据患者失禁和皮肤的具体情况选用恰当的皮肤保护方法。

1）对于持续大便失禁患者，可使用肛管接床边集尿袋等方法收集粪便。

2）肛周皮肤喷或涂上 1～2 层伤口保护膜或粘贴透明敷料，防止或减少大小便失禁对周围皮肤的浸渍。

3）当局部皮肤已发生皮炎或溃疡时，使用水胶体敷料。

4）非留置导尿管的失禁患者可使用吸湿性用品如纸尿裤、尿片等，男性尿失禁者可使用尿套来收集尿液，但避免使用不透气的尿片。

3. 避免因反复擦拭引起机械性皮肤损伤。

七、预防造口或造口周围皮肤并发症

1. 制定造口护理操作流程。

2. 加强培训：造口袋的换袋技巧，造口用品的特性及使用方法，常见并发症的预防和处理等。

3. 正确评估造口情况及患者自我护理能力，为患者提供针对性的护理指导。

4. 根据造口及其周围情况选用恰当的造口用品，预防或减少粪水性皮炎的发生。

5. 撕除造口底盘时，注意保护皮肤，避免引起周围皮肤的机械性损伤。

6. 指导患者及其家属掌握造口护理方法。

7. 做好造口患者的健康教育和出院指导。

八、提高造口清洁灌肠的安全性

1. 制定造口清洁灌肠的操作流程。

2. 培训护士掌握清洁灌肠的操作技能及注意事项。

3. 护士必须明确患者灌肠的目的。

4. 使用肛管或导尿管进行灌肠，注意肠穿孔的发生。

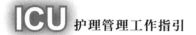

第八节 ICU新技术、新业务管理

凡是近年来在国内外医学领域具有发展趋势的新项目（即通过新手段取得的新成果），在本院尚未开展过的项目和尚未使用的临床医疗、护理新手段，均称为新技术、新业务。

一、新技术、新业务的准入

（一）新技术、新业务的必备条件

1. 拟开展的新技术、新业务应符合国家相关法律法规和各项规章制度。

2. 拟开展的新项目应具有科学性、有效性、安全性、创新性和效益性。

3. 拟开展的新技术、新业务所使用的医疗仪器须有《医疗仪器生产企业许可证》《医疗仪器经营企业许可证》《医疗仪器产品注册证》和产品合格证，并提供加盖本企业印章的复印件备查；使用资质证件不齐的医疗仪器开展新技术、新业务，一律拒绝。

4. 拟开展的新技术、新业务所使用的药品须有《药品生产许可证》《药品经营许可证》和产品合格证，进口药品须有《进口许可证》，并提供加盖本企业印章的复印件备查；使用资质证件不齐的药品开展新技术、新业务，一律不准。

（二）新技术、新业务的准入制度

1. 医院护理在开展新技术、新业务之前，应报医院伦理委员会批准，并经专科护理管理委员会和院内外专家鉴定准入。

2. 在开展护理新技术、新业务时，专科应制定完善的操作规程及护理常规。

3. 护理新技术、新业务的操作规程及护理常规以书面形式报护理部、医务及相关领导审批，同时制定相关培训内容、方式及效果，有完成的培训记录依据。

4. 做好新技术、新业务应用效果评价，效果评价中应有科学数据。

5. 建立新技术、新业务资料情报档案。

6. 护理新技术、新业务经审批后必须按计划实施，应包含确保患者安全的内容。凡增加或撤销项目必须经护理部同意并报主管院领导批准后方可进行。

7. 临床应用时要严格遵守患者知情同意原则并有记录。

8. 护理部应定期对护理新技术、新业务进行检查、考核与评价。在正式被批准临床应用后，护理部应及时制定操作规范及考核标准并列入质量考核范围内，对护士进行相关的培训，培训后由科室考核小组进行考核，并有培训、考核记录。

9. 护理部应建立新上岗人员、特殊护理技术岗位人员、实习进修护士的技术准入管理与人员执业许可的准入管理制度。

二、新技术、新业务的管理流程

（一）新技术、新业务的准入程序

1. 申报者应是具有主治医生或相当主治医生及以上专业技术职称的本院临床、医技、护士，须认真填写《新技术、新业务申请书》，经本科讨论审核，科室主任签署意见后报送医务处。

2. 医务处对《新技术、新业务申请书》审核合格后，报请医院技术委员会审核评估，经充分论证并同意准入后，报请院长审批。

（二）可行性论证

可行性论证内容包括新技术、新业务的来源，国内外开展本项目的现状，开展的目的、内容、方法、质量指标，保障条件及经费，预期结果与效益等。

（三）监察

1. 新技术、新业务经审批后必须按计划实施，凡增加或撤销项目需经医院技术委员会审核同意，报院领导批准后方可进行。

2. 医务处每半年对开展的新项目例行检查 1 次，项目负责人每半年向医务处书面报告新项目的实施情况。

3. 对不能按期完成的新技术、新业务，申请人须向技术委员会详细说明原因。医院技术委员会有权根据具体情况，对申请人提出质疑、批评或处罚意见。

4. 新技术、新业务准入实施后，应将有关技术材料妥善保存；新技术、新业务验收后，应将技术总结、论文复印件交医务处存档备案。

第八章 ICU 护理文书管理

保证护理文书质量，是医院护理质量管理的重要环节。护理管理者应加强管理，认真检查督促，及时纠正护理文书书写中的缺陷，把好终末质量关，充分体现护理文书的重要意义。

第一节 护理文书概述

护理文书是指护士在临床护理活动过程中形成的全部文字、符号、图表等资料的总称，是护士在观察、评估、判断患者护理问题，以及为解决患者问题而执行医嘱、护嘱或实施护理行为过程的记录。

一、护理文书的作用

护理文书的作用主要体现在以下几个方面。

1. 反映患者病情发展和动态变化。

2. 反映患者住院期间的医疗护理过程。

3. 在医疗护理团队内部各成员之间传递患者的重要信息，是医疗护理诊断、判断病情变化、制订医疗护理方案的重要依据。

4. 反映护士及相关人员的依法执业行为，护士及相关人员在某个时间点上为患者提供的护理技术、服务和实行某种患者安全管理的护理行为。

5. 提供医疗护理行为的法律凭证。2002 年国务院颁布的《医疗事故处理条例》、2010 年卫生部印发的《病例书写基本规范》，进一步明确了护理文书的法律地位，根据《医疗事故处理条例》规定，体温单、医嘱单、护理记录单等属于医疗事故技术鉴定所需的材料。

6. 体现护理工作核心制度、护理文书管理相关制度和临床护理技术规范的具体实施。

7. 评价临床医疗护理质量的依据。护理文书是评价病房护理管理质量、护理专业能力的依据。

二、护理文书书写的基本要求

1. 护理文书的书写应当客观、真实、准确、及时、完整。

2. 护理文书书写应当使用中文和医学术语。通用的外文缩写或无正式中文译名的症状、体征、疾病名称等可以使用外文。

3. 护理文书应当按照规定的格式和内容书写，文字工整、字迹清晰、表述正确、语句通顺、标点正确。书写过程中出现错别字时，应当画双线在错别字上（并签名），不得采用刮、粘、涂等方法掩盖或去除错别字。

4. 护理文书应由相应的护士签全名，签名应当清晰且容易辨认。实习期或试用期护士书写的护理记录，由持有护士执业资格证并注册的护士审阅签名后方可生效。进修护士由护理部根据其胜任本专业工作的实际情况做出认定后方可书写护理记录。认定前，进修护士书写的护理记录必须由本院执业护士审阅并签名。

5. 护理文书应当使用蓝黑墨水或碳素墨水笔书写，体温单中体温、脉搏曲线绘画用蓝色及红色墨水笔。

6. 为确保患者安全而设计的各种安全警示，如防药物过敏、防跌倒、防坠床、防烫伤、防自杀等，提供给患者时要在护理记录中注明起始时间。

7. 实施特殊护理技术前，有必要时签署患者知情同意书。

8. 因抢救危重症患者而未及时书写的记录，有关人员应在抢救后6小时内据实补记。

三、护理文书管理的基本原则

1. 护理部制定和完善本医院的护理文书质量评价标准，危重症患者护理记录随时检查，保证记录的真实性。

2. 护理文书质量管理实施分级管理制度。要重视护士的书写和表达能力的培养，重视护理文书书写过程质量控制。护理文书的质量控制权限下放到组长，高级责任护士、专科护士、护士长要及时审查和修改下级护士书写的护理记录。

3. 护士应熟悉首次护理记录单、护理记录单、专科护理单等各类护理文书的适用范围，使用护士级别（权限）、书写内容和方法。

4. 护理文书是解决医疗事故争议的重要依据，每位护士要重视自己的权利，做好住院病历的管理。病历车加锁，注意防止病历被偷窃、抢夺。

5. 护理文书是解决争议过程中的重要举证材料。护理文书必须按《医疗机构病历管理规定》的要求来严格管理，健全相关资料的保存制度，严禁任何人涂改、伪造、隐匿、销毁、抢夺、窃取护理文书。保持其准确性、完整性、真实性，纳入病案资料一并保存。

6. 提供法律凭证的护理文书的复印：可复印体温单、护理记录单、手术专科护理记录单，不可复印首次护理记录单、专科护理单、交班本等。

7. 各病区要妥善保管医嘱执行单，严格执行"谁执行谁签名"的规定，各种执行单保管时间为1年，按照时间顺序放置，以利于查询。

8. 各护理单元可根据专科特点，提出修改护理文书书写格式的要求，经过医院护理部护理质量管理委员会和专科护理委员会同意并备案后，方可在临床使用。

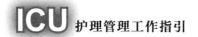

四、护理文书质量的分级管理

护理文书质量分级管理模式见图8-1，护理文书质量管理中各级人员的职责和评价要素见表8-1。

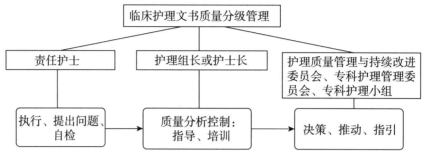

图8-1　护理文书质量分级管理模式

表8-1　护理文书质量管理中各级人员的职责和评价要素

分级	人员	职责	评价要素
第一级	责任护士	1. 认真学习、落实、执行护理文书书写规范及相关管理规定； 2. 执行专科护理指引； 3. 掌握本专业基础护理知识与技能，熟悉患者病情，实时、准确、动态记录护理观察和护理措施； 4. 确保护理记录的真实性，内容与患者的实际情况相符； 5. 掌握上一班护士交班情况，记录跟进情况，对需要关注的患者问题在护理文书中注明，提示下一班人员予以关注； 6. 碰到困难或发现护理文书书写中的质量问题要及时反馈	1. 接班时了解病情和上一班特别交待的问题，有目的及预见性地进行病情观察和护理； 2. 交班时应对本班的护理工作质量进行回顾，分析所分管的患者的关键护理质量和护理文书书写情况； 3. 自评各项护理观察和措施记录书写是否规范，是否真实、准确反映患者的情况

分级	人员	职责	评价要素
第二级	护理组长或护士长	护理组长： 1. 能及时发现护理文书质量问题，审核、修正、指导责任护士的护理文书书写； 2. 动态监测护理文书的书写质量并及时反馈； 3. 评估各项护理观察和措施落实情况，确保护理记录的完整和准确； 4. 解决本科护理文书书写疑难问题，监督落实护理文书书写要求 护士长： 1. 培养创新思维，引领护理团队改革临床护理管理模式及护理文书书写模式； 2. 启发护士的专业思维培养和提升本科室护士及轮转、新毕业、调入护士的专业核心能力；提高护士在护理文书中反映专业内涵的能力和书写能力； 3. 预见性地发现护理文书质量中存在的问题，组织科室专科小组梳理、制定本专科相关制度、流程和本专业相关护理文书质量指引； 4. 当护理文书质量出现缺陷时，制定整改措施	1. 评估本组（本病区）患者的护理文书能否体现护理专业内涵，满足患者的需求； 2. 评价护理记录是否实时、准确和动态； 3. 对重症患者和特殊患者（包括新入、出院、纠纷、疑难、抢救、终末、死亡患者）的护理文书质量进行重点监控； 4. 监控下级护士落实岗位职责，预防护理文书质量缺陷
第三级	护理质量管理与持续性改进委员会、专科护理管理委员会、专科护理小组（专科护士）	1. 分析全院护理文书质量存在的问题，提出改进的目标、策略，制订计划，组织实施； 2. 推动医院专科护理的发展及质量改进，建立和修订全院性的专科护理相关指引和护理文书质量的评价标准； 3. 对质量严重缺陷的护理文书进行现场查看和分析，并制定相应的流程指引；针对患者安全、护理质量管理、护理技术操作预见性地建立相关指引和防范措施，并监督护理文书的管理中各级人员认真履行岗位职责	1. 阶段性地评价医院专科护理质量、护理文书质量及专科指引中存在的缺陷并持续改进； 2. 分析护理文书质量严重缺陷发生的原因，进行系统风险评估，制定防范指引并抓落实

需要特别提醒的是，护理文书设置了使用权限，不同级别的护士使用不同的护理文书。专科护理单、健康教育单一般由高级责任护士岗位及以上的护士使用，使用前护理部要组织护理质量管理与持续改进委员会的护理文书管理小组和相应专科护理小组的人员学习，并对使用者进行培训，之后还要通过上述两个小组不断跟进、评价，根据反馈结果反复培训和学习，并将护理文书质量纳入护理质量评价体系。

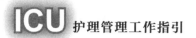

第二节　ICU 常见护理文书的书写

一、体温单

体温单是住院病历的首页，以曲线的形式动态地反映患者的体温、脉搏和呼吸，以数据和文字的形式记录患者的血压、体重、出入量，以及患者入院、手术、转科、出院的时间等，为诊疗和护理提供了准确的基本信息。

1. 眉栏各项：姓名、科别、床号、住院病历号、日期、手术（分娩）后天数，均用蓝黑墨水、碳素墨水笔填写。

2. 填写"日期"栏时，每页第一天应填写年、月、日，其余 6 天只填写日期。如在 6 天中遇到新的年度或月份开始时，则应填写年、月、日或月、日。

3. 填写"手术（分娩）后天数"时，以手术（分娩）次日为第 1 天，依次填写至第 14 天为止。如在 14 天内行第 2 次手术，则不需填完 14 天，而在第 2 次手术的次日用 1/2 表示第 2 次手术后第 1 天，再填写至第 14 天。第 3 次及以上手术以此类推。

4. 在 40～42℃间相应时间格内，用红墨水笔纵行顶格填写入院、出院、转入、手术、分娩、死亡，除手术外均写时间，如"入院于九时四十五分"。

5. 患者请假离院须经医生书面签名同意，由护士在体温单呼吸线 10～15 次处用蓝黑墨水、碳素墨水笔注明"请假"，在离院和来院时各测 1 次体温。测体温时，外出检查和未请假就离院的患者，原则上应补测，如不能补测，则在体温单呼吸线 10～15 次处用蓝黑墨水、碳素墨水笔注明"外出"，并在护理记录单上记录外出原因和时间。如患者拒测体温，则在体温单呼吸线 10～15 次处用蓝黑墨水、碳素墨水笔注明"拒测"，并在护理记录单上记录拒测的时间。请假、外出、拒测患者的体温、脉搏、呼吸前后不连线。

6. 呼吸线以下各栏包括住院周数均用蓝黑墨水、碳素墨水笔填写，用阿拉伯数字记数，可免记计量单位。

7. 每 24 小时记录 1 次前一天的大便次数和量。大便按"次/量"记录，如有灌肠按"次/E"记录，大便失禁或人工肛门者用"※"表示，无大便者用"0"表示。

8. 液体出入量应记录前一天 24 小时的出入总量，用 mL 表示，分别填写于相应栏内。

9. 体重应按医嘱或护理常规测量，用 kg 表示，每周至少记录 1 次。血压用 mmHg 表示，每天有 1～2 次血压记录。入院时或住院期间因病情不允许测体重时，分别用"平车""卧床"表示。

10. 空格作为机动，根据病情需要记录相关项目，如特殊用药、药物过敏、人工冬眠等。

二、体温曲线的绘制

1. 体温符号：口腔温度以蓝色"●"表示，腋下温度以蓝色"×"表示，直肠温度以蓝色"○"表示。

2. 按测量度数，绘制于体温单上，相邻的体温用蓝线相连，如在同一平行线上则不用连线。

3. ICU 患者、术后患者每天至少测量 4 次体温，根据病情变化随时测量。高热患者每天至少测量 6 次体温，体温正常后连续测量 3 天。

4. 体温高于 39℃，降温处理后 30 分钟至 2 小时测量降温体温。测量的温度以红色"○"表示，画在降温前温度的同一纵格内，并以红虚线与降温前的温度相连，若体温无改变，在原体温符号外画红色"○"；下次测得的温度应与降温前的温度相连；若患者高热经多次降温处理，应将体温变化情况记录于护理记录单上。

5. 体温上升或下降幅度较大者，应重复测试。无误者在原温度符号上方以蓝色"√"表示核实。

6. 体温低于 35℃，在 35℃线处画蓝色"●"，并画一向下蓝色箭头表示，箭头长度不超过 2 小格，并与相邻的温度相连。

7. 人工冬眠（冬眠降温、亚低温治疗）者的体温绘制，在 35℃线处画一蓝色箭头表示，长度不超过 2 小格，并与相邻的温度相连。同时，在体温单相应日期的空格内填写"人工冬眠"。

三、脉搏、心率曲线的绘制

1. 呼吸以蓝色"●"表示，相邻的呼吸用蓝线相连，如在同一平行线上则不用连线。

2. 呼吸少于 10 次/分者，在呼吸线 10 次处填写实际次数，并与相邻呼吸相连。

3. 呼吸与脉搏相重叠时，先画呼吸符号，再用红笔在其外画红色"○"表示。

4. 使用机械呼吸的患者，呼吸应以蓝色"R"表示，相邻的两次呼吸用蓝线相连。

四、医嘱单

医嘱是医生在医疗活动中下达的诊疗指令，是护士对患者施行治疗措施的依据，医嘱单是病历的重要组成部分。医嘱包括长期医嘱、临时医嘱、长期备用医嘱（prn 医嘱）、临时备用医嘱（sos 医嘱）。

1. 医嘱内容及起始、停止时间应当由医生直接书写在医嘱单上。护士须及时、准确地执行医嘱。对有疑问的医嘱，护士应与主管医生联系，确认无误后再执行。

2. 长期医嘱有效时间在 24 小时以上，医生注明停止时间后即失效。临时医嘱有效时间在 24 小时以内，护士应在短时间（5 分钟）内执行，对限定执行时间的临时医嘱，应在限定时间内执行。

3. 长期备用医嘱有效时间在 24 小时以上，医生注明停止时间后即失效。长期备用医嘱每次执行时应由医生在临时医嘱单上记录医嘱内容，护士每次执行后应在临时医单上记录执行日期、时间并签名。

4. 临时备用医嘱仅在 12 小时内有效，过期尚未执行则失效。护士执行后应及时在临时医嘱单上注明执行日期、时间并签名。过期未执行应由当班护士用红笔在医嘱上标注"未用"并签名。

5. 一般情况下，护士不得执行口头医嘱。因抢救危重症患者需要执行口头医嘱时，护士应当复述一遍，经医生核实后执行。抢救结束后，医生应当即刻据实补记医嘱，护士应当据实补记执行时间并签名。

6. 药物皮试结果记录在临时医嘱单上。阳性用红色"＋"表示，阴性用蓝色"－"表示。

7. 医生开具医嘱要求内容清楚、层次分明、准确无误，每项医嘱只包含一个内容。药物名称、剂量（包括单位）、用法必须符合标准。

8. 只有取得执业医生资格的医生才能开具医嘱，故实习医生开具的医嘱必须由取得执业医生资格的带教医生审阅和签名才能生效，护士执行医嘱时应监督执行。

9. 护士执行医嘱时，应认真核查，确认医嘱准确无误才执行。对可疑医嘱或错误医嘱应与主管医生联系，查清或纠正后再执行。

10. 医生无医嘱时，护士一般不得给患者进行对症处理。但在抢救危重症患者的紧急情况下，医生因工作不能脱身时，护士可针对病情临时给予必要紧急处理，但应做好记录，及时向经治医生或值班医生报告，由其补开医嘱。

五、ICU 护理记录单

ICU 护理记录单由护理病病历首页、重要生命参数、医嘱执行记录、出入量记录、病情文字记录、皮肤评估及交接班记录及护理计划组成。护理记录单记录了患者病情的动态变化和转归的详细情况，涵盖了危重症患者治疗、护理措施的全部内容，为临床诊断、治疗决策和护理程序的实施提供了原始、详细、完整的资料，也是具有高度法律效应的重要病案。通过重症监护系统书写的护理记录单相对于纸质版护理记录单具有以下优点：字迹清楚，无涂改痕迹；模板的使用使内容相对规范，观察、记录更加到位；医嘱执行及签名及时、准确；出入量计算准确；全病房联网便于医护人员查阅，便于各级管理人员质量控制，便于医院感染、计费人员资料收集等。

（一）护理记录首页

护理记录首页由基本资料、一般评估和专科评估组成，要求 ICU 护士在完成对新入 ICU 患者进行首次病情评估、压力性损伤危险因素评估、跌倒坠床危险因素评估后 4 小时内完成记录。

（二）护理计划

护理计划由 ICU 责任护士在对患者进行初始评估后制订，ICU 责任护士须每天根据病情变化对护理计划进行修改。ICU 护理计划由 ICU 护理常规和特殊专项护理组成。ICU 护理常规即每位 ICU 患者均需要执行的常规护理，ICU 护士只需在特殊专项护理部分选择适合患者个体的护理内容即可。

（三）医嘱执行及出入量记录

医生开具长期或临时医嘱后，ICU 护士点击重症监护系统的"执行医嘱栏"打开医嘱执行窗口，选择并双击需要执行的医嘱，医嘱便自动显示到护理记录上的相应窗口。注意出量中大小便、引流量、冲洗量、超滤量等需手工录入。

（四）重要生命参数记录

重要生命参数部分采用表格形式显示，一目了然地反映患者的基本情况。

1. 一般情况：生命体征、心律、血氧饱和度、呼吸机模式及参数、吸入氧浓度、镇静评分、格拉斯哥昏迷评分、瞳孔及对光反射等。要求每小时记录 1 次，病情变化随时记录。

2. 体温每 4 小时记录 1 次，39℃以上物理降温后 0.5 小时至 2 小时记录降温后体温。

3. CVP、床旁血糖值根据医嘱按时记录。

4. 中心静脉置管、气管插管、胃管、鼻肠管等管道置入刻度每班记录 1 次。

（五）病情文字记录

病情文字记录以 PIO 方式记录，即 problem（问题）、intervention（措施）、outcome（结果）。病情文字记录内容包括对患者入科的初始评估、实施的护理及观察到的病情（包括专科情况）、基本情况及护理、实施的治疗护理及反应与效果评价、病情变化及处理、患者的转归等。病情文字记录可在重症监护系统的书写模板上修改完成，书写模板使记录更便捷、规范，观察更到位。

1. 初始评估（入院、转入、次日接班后）：包括主要症状、治疗、护理、引流。

2. 患者因××（原因）入院或××麻醉下施行了××手术，于××时间入 ICU。

3. 患者的意识状态：使用××（镇静药），镇静水平；有无呼吸困难及血氧饱和度异常；有无气管插管或气管切开，是否带机，带机状况。

4. 血压是否稳定，用药情况，心率有无异常，有何心律失常，是否给予处理。

5. 各部位阳性体征，如头部、胸部、腹部、肢体等情况，伤口情况，有无牵引、固定等。

6. 引流情况，引流液性状、量等。

7. 清醒患者评估与病情有关的心理状态。

8. 实施的护理以及观察到的病情：记录气管切开护理、中心静脉导管护理、晨晚间护理等，以及护理过程中观察到的情况，如麻醉清醒时间、病情变化、局部情况（红、肿、热、痛、渗出等）。

9. 基本情况及护理：根据病情有针对性地记录患者的自觉症状、情绪、心理、饮食、睡眠、大小便性状等，以及实施的护理。要求至少每班记录 1 次引流物的性状（包括胃液、大小便、痰等），特殊情况随时记录。

（六）病情变化及处理

患者意识改变、心律失常、血压异常、呼吸困难、高热、血糖异常、血钾异常、CVP 异常、血氧饱和度下降等，通知医生，遵医嘱处理，记录效果。

患者出血：记录呕血、便血、咯血的时间、量、性状，出血时患者神志、颜面、生命体征、呼吸道是否通畅，止血措施、输血输液情况，效果评价等。

（七）专科情况评价及处理

1. 头部：有无破裂、出血、淤血、塌陷等。
2. 胸部：胸廓反常呼吸、饱满、塌陷、气肿，胸部疼痛，呼吸音等。
3. 腹部：膨隆、压痛、反跳痛、肌紧张等。
4. 肢体：肿胀、活动度、疼痛、颜色、温度、脉搏、牵引、固定位置等。
5. 伤口：红肿、疼痛、渗出、性状等。
6. 产科：腹部体征、胎位、胎心、恶露等。

（八）治疗、护理的反应及效果评价

输血液制品、输液、血透、输完全肠外营养、灌肠、导泻、止泻、用止血药后等有无不良反应及处理，效果如何。输血液制品需按规定在输入前说明"经双人核对输入××血型（血液制品）"，输血前、过程中、输血后分别记录生命体征、效果、不良反应及处理。

（九）患者的转归

患者病情好转，转到普通病房继续治疗或好转出院，记录需向患者及其家属交待的健康教育内容。患者抢救无效临床死亡，应描述死亡时临床特征，确定医生宣布临床死亡的确切时间，具体到分钟。

（十）皮肤评估及交接班记录

皮肤评估记录集中动态反映了患者的皮肤情况，对患者的皮肤问题及护理措施提供了重要依据。

1. 护士在交接班、翻身、护理时评估到的皮肤情况均应有描述，采取的措施均应有记录，每班至少记录 1 次，有变化随时记录。
2. 患者有伤口需按伤口护理专项评估方法记录，疑难伤口或皮肤问题应在伤口护理专项护士指导下进行评估。
3. 皮肤交接班（包括入科交接班）：经交接双方共同评估皮肤情况后，点击重症监护系统"交接班用户验证"栏，在弹出对话框内录入交接双方账号和密码，系统自动完成交接班双签名。

第九章　ICU 医院感染管理

第一节　ICU 建筑布局管理

ICU 作为一个独立的医疗单元，对危重症患者进行连续、全面的监测、护理和强化治疗。ICU 的建筑布局应该考虑到患者的安全和医护人员的操作便捷性。通常 ICU 需配备病床监护仪、呼吸机、药物柜、消毒器等仪器设备，同时还要有合适的功能分区。ICU 建筑布局要合理分区，根据不同的功能分配不同的区域，以提高工作效率和患者的治疗效果。

一、ICU 功能分区

ICU 是治疗重症患者的关键场所之一，其功能分区设计应该考虑以下几点。

1. 空间划分：根据 ICU 的功能需求，将空间划分为不同的区域，如重症治疗区、护理区、工作站、诊断区等。

2. 强化隔离措施：ICU 病房需要提供严格的隔离措施，以防止感染和传染病传播。因此，ICU 建筑布局应考虑空气过滤、负压隔离等技术的应用。

3. 供氧系统：给予 ICU 患者充足的氧气是 ICU 治疗的核心之一。因此，ICU 建筑布局应考虑供氧系统的优化，包括气体输送管线安装和气体储存设备等。

4. 监控设备：ICU 需要配备大量的监控仪器和设备，如呼吸机、心电图仪、血压计等。ICU 建筑布局应考虑这些设备的使用与布局。

5. 照明系统：ICU 需要 24 小时不间断的照明系统，ICU 建筑布局应考虑照明设备的种类、位置和灯光强度等。

6. 洁净环境：ICU 需要提供高度洁净的环境，以防感染和传染病传播。ICU 建筑布局应考虑洁净室的设计和布置。

7. 材料选择：ICU 的建筑材料需要选择高品质、易清洁、无辐射的材料，以保证空气和表面的卫生质量。

二、ICU 仪器设备布局

ICU 仪器设备布局应该合理、科学，既要考虑患者治疗的需要，也要考虑医护人员工作的便捷和安全。一般来说，ICU 仪器设备布局应注意以下几个方面。

1. 床单位仪器设备：ICU 的病床数量根据医院等级和实际收治患者的需要而设置，一般以医院病床总数的 2%～8% 为宜。每个 ICU 管理单元以 8～12 张床位为宜，最小规模不宜少于 4 张床；床位使用率以 75% 为宜，每天至少应保留 1 张空床以备应急使用。患者床单位应该设置在空气流通、光线明亮的位置，床位间要保持一定的间隔，便于医护人员进行观察和操作。床单位应该配备呼吸机、心电监护仪、气体供应系统、负压装置等必要的仪器设备。

2. 医护工作区仪器设备：医护工作区应该紧邻着患者床位区，方便医护人员随时了解患者的病情变化。医护工作区应设置医护的办公桌、电脑和电话等工作设备。

3. 洗手间仪器设备：ICU 的洗手间应该设置在医护工作区的附近，方便医护人员洗手消毒。洗手间应该配备肥皂、洗手液、乙醇凝胶等消毒用品，为医护人员提供充分的卫生保障。

4. 其他附属仪器设备：ICU 还应该配备应急处理设备、消防设备、感染控制设备等必要的仪器设备，例如，备用电源、灭火器、紫外线消毒灯、负压隔离等设施，以提高 ICU 的应急能力和安全性。

三、ICU 环境

ICU 是为治疗危重症患者而设计的特殊病房，其环境布局的要求较高，包括以下几个方面。

1. 病房面积：每个 ICU 单元至少配置 1 个单人间，有条件的设正压病房和负压病房各 1 个，每间使用面积不少于 $18m^2$，用于收治隔离患者。对感染患者，应当依据其传染途径实施相应的隔离措施，对经空气感染的患者应当安置在负压病房进行隔离治疗。ICU 病房是抢救危重症患者的场所，参与抢救工作的人员多，所需的仪器设备也多种多样，因此 ICU 病房应有足够的面积。一般来说，单人间的面积应在 16～20m²，通仓式大病房每床使用面积不少于 $15m^2$，床间距离最好在 2.5m 以上。

2. 照明：ICU 内需要有充足的照明设备，照明光线不应该刺眼，包括一般照明和局部照明。

3. 空气：ICU 的空气质量应该达到一定的标准，可以通过空气净化器等设备进行净化。

4. 温度：ICU 内需要保持恒定的温度，使患者的体温不会过高或过低。

5. 噪声：ICU 需要进行噪声控制，包括减少外界噪声干扰、减少内部仪器设施噪声等。

6. 通风：ICU 内需要有适当的通风设备，以保持空气流通和新鲜空气供应。

7. 防护措施：ICU 需要具备防护措施，包括门窗的隔绝和消毒等，以防止交叉感染和传染病的传播。

第二节　ICU 的消毒隔离管理

一、ICU 消毒隔离的重要性

ICU 是一个重要的医疗场所，用于治疗 ICU 患者，包括那些需要使用呼吸机、心脏监测等高级别技术支持的患者。由于这些患者的免疫功能一般较差，因此需要采取特殊的防护措施来保障其安全。在 ICU 中，消毒隔离制度是必不可少的，其重要性主要如下。

（一）预防交叉感染

ICU 患者通常有感染风险，因此预防交叉感染是至关重要的。通过实施严格的消毒隔离措施，如定期清洁、消毒设备和器械、实行有效的感染控制措施，可有效减少患者之间的交叉感染风险。

（二）保护 ICU 医护人员

由于 ICU 患者大多数需要长时间的治疗和监护，ICU 医护人员在接触患者时可能会接触患者的血液、体液、呼吸道分泌物等高风险物质。通过消毒隔离制度的实施，可以有效减少医护人员可能遭受的风险。

（三）提高 ICU 安全水平

由于 ICU 中的患者需要接受高水平的医疗设备和技术支持，因此 ICU 的安全水平必须达到高水平。实施消毒隔离制度可以确保 ICU 的环境和设备都能够保持高水平的清洁和卫生。ICU 消毒隔离制度的重要性在于提供一个安全、洁净和卫生的治疗环境，减少患者感染和医护人员受到感染的风险。这将有助于提高治疗质量和加快患者康复速度。

二、ICU 消毒隔离制度

1. 工作人员进入 ICU 应换专用工作服，换鞋，戴帽子、口罩，洗手，患有感染性疾病者不得进入。
2. 感染患者与非感染患者分开，特殊感染患者单独安置，诊疗活动应采取相应的隔离措施，预防交叉感染。
3. 保持室内清洁卫生，每天用消毒液拖地 2 次，对室内空气定期进行消毒、监测。
4. 严格遵循无菌操作技术原则，认真洗手或消毒双手，必要时戴手套。
5. 注意患者各种留置管道的观察、局部护理和消毒，加强医院感染监测。
6. 加强抗感染药物的使用管理，防止患者出现菌群失调，加强细菌耐药性监测。

7. 加强各种监测仪器设备、卫生用品和患者用品的消毒和管理。

8. 严格探视制度，限制探视人数，探视者应更换衣服、鞋子、帽子和口罩，并在接触患者前洗手。

9. 对特殊感染或多重耐药菌感染患者，应严格做好物品消毒和隔离。

第三节 ICU 多重耐药菌管理

一、多重耐药菌的概念

医院感染是指住院患者在医院内获得的感染，包括在住院期间发生的感染和在医院内获得出院后发生的感染，但不包括在入院前已开始或者入院时已存在的感染。医院感染会增加患者痛苦、延长住院时间、导致死亡率上升、增加医疗费用、加重社会经济负担，已成为全球性的公共卫生问题。

在引起医院感染的病原体中，多重耐药菌（multidrug－resistant organisms，MDRO）所占比例高，且呈逐年增加趋势。临床常见的多重耐药菌有耐甲氧西林金黄色葡萄球菌（methicillin resistant Staphylococcus aureus，MRSA）、耐万古霉素肠球菌（vancomycin resistant Enterococcus，VRE）、产超广谱 β－内酰胺酶（extended－spectrum β－lactamases，ESBL）的细菌、耐碳青霉烯类肠杆菌（carbapenem－resistant Enterobacteriaceae，CRE）、耐碳青霉烯类鲍曼不动杆菌（carbapenem－resistant Acinetobacter baumannii，CRAB）等。多重耐药菌感染的治疗方法有限，会延长患者的住院周期、增加住院费用，已成为全球的严重问题。

ICU 作为收治急危重症患者的科室，患者的病情严重、有创操作多、免疫功能低下，更易继发多重耐药菌感染。有研究显示，ICU 患者多重耐药菌感染发生率随着住院时间的延长而增加，住院时间超过 30 天的 ICU 患者，多重耐药菌感染发生率可达到71％。研究表明，在多重耐药菌感染中，革兰阴性菌约占 71.6％、革兰阳性菌约占21.6％、真菌约占 7％。我国耐碳青霉烯类肺炎克雷伯菌检出率逐年上升，大肠埃希菌及 MRSA 等多重耐药菌的感染率均超过 50％。因此，防控多重耐药菌感染已成为 ICU 医院感染防控中极其重要的部分，医务工作者应充分认识到多重耐药菌感染现状的严峻性，并有针对性地做好相关防控工作。

二、多重耐药菌感染的危险因素

（一）患者因素

ICU 患者通常生命体征不稳定，常伴有严重的合并症，需使用大剂量的血管活性药物、镇痛镇静药物及抗菌药物。患者年龄大、免疫功能低下、长时间持续使用呼吸机、留置导管等因素，会增加多重耐药菌感染风险。其中，长时间机械通气、留置导尿、深静脉置管是导致多重耐药菌血流感染的主要危险因素，而 ICU 患者护理的特殊性使得 ICU 的管理更加复杂。因此医护人员应重视三管监测，留意留置管道给患者带来的感染风险，以便早期识别、早期预防与干涉。

（二）医疗相关因素

1. 手卫生依从性不高。

对于住院患者，医护人员的双手是多重耐药菌在医院内传播的主要媒介，因此改善医护人员的手卫生依从性就显得尤为重要。研究数据显示，ICU 医护人员的手卫生依从性为 64.60%～78.87%，而清洁工人手卫生合格率只有 68.6%。因此，医疗相关人员应充分认识到手卫生的重要性，严格执行手卫生，做好科室护工及清洁工人的手卫生意识培养与监督，不能用戴手套来代替手卫生。

2. 抗菌药物的滥用。

滥用抗菌药物会导致多重耐药菌的出现和传播，不合理使用抗菌药物或者使用 3 种以上抗菌药物是多重耐药菌感染的危险因素。相关研究显示，81.6% 的患者在入住 ICU 期间接受过抗菌药物治疗，超过一半的患者接受了 2 种或 2 种以上的抗菌药物治疗。研究表明，约 31% 的 ICU 抗菌治疗方案是过度或不合适的。不加限制并且不合理地使用抗菌药物，会导致细菌的耐药性不断增强，甚至形成流行趋势。因此，合理使用抗生素、及时有效地调整治疗方案以减少感染扩散，对于 ICU 患者的治疗至关重要。

3. 消毒隔离不到位。

相关调查显示，医疗环境物体表面清洁和消毒合格率只有 51.89%。办公室电脑、键盘、鼠标、病历夹等处藏污纳垢，在消毒时容易被忽略；患者使用过的体温计、听诊器、约束带和血压计袖带等非一次性物品还存在未及时进行消毒的现象。此外，多重耐药菌感染患者床边隔离措施落实不到位，未挂醒目标志、未放置隔离衣等，容易导致其他非感染患者感染同种多重耐药菌。因此，严格消毒隔离是防止多重耐药菌感染扩散的重要手段。

4. 管理因素。

研究认为，医院管理者对医院感染防控不重视、医院感染管理人员监管不力会导致科室对多重耐药菌的防控水平不高。消毒隔离制度不健全、防护物品不充足、设施配备不合格均会影响多重耐药菌的防控效果。科室管理者对多重耐药菌感染防控的重视程度与医护人员的防控积极性正相关。目前，关于管理者对多重耐药菌感染防控重视程度的研究较少，有待进一步验证。

三、多重耐药菌感染的预防

（一）建立管理小组，制定标准化流程

1. 医院管理者重视是提高多重耐药菌感染防控质量的关键要素。医院管理者的支持包括提供人力支持和防护物资支持，设立多重耐药菌感染专职人员，监督各科室对防控措施的落实情况。同时，科室负责人应高度重视多重耐药菌感染防控工作，在防控工作中充分发挥带头作用。

2. 多学科协作，建立多重耐药菌感染管理小组，由院领导担任组长，医院感染管理科、护理部、药剂科、检验科、医务部及临床科室的负责人和业务骨干担任组员。

3. 明确各部门的职责，加强对多重耐药菌预防知识的宣传，并进行相应的培训，指导临床抗菌药物的合理使用，规范采集微生物标本及送检，规范对多重耐药菌感染患者隔离和防护。

4. 制定多重耐药菌感染患者标准化处理流程，由护理部制订组合式控制方案和质量考核标准，各临床科室组建防控小组，建立细节护理小组，挑选有丰富护理工作经验、沟通能力强的护士担任小组成员，利用管理工具，如 PDCA 循环法，提升科室护士对多重耐药菌感染患者的处理能力。

（二）加强相关人员培训

做好多重耐药菌感染防控知识宣传，让医护人员和工勤人员熟悉多重耐药菌感染的相关知识。医护人员和工勤人员在多重耐药菌感染的防控工作中起到重要作用，规范做好各自的工作至关重要。可利用晨交接班时间对医护人员进行手卫生、隔离标识、医疗器械处理与消毒、医疗废物处置等相关内容的培训，确保能落实到位。适当开展针对性培训，定期开展相关理论及操作考核。对于文化水平稍低、对交叉感染认识不够的工勤人员，需增强其消毒隔离意识，加强健康教育与培训，使其能够严格并且规范地执行消毒隔离制度。

（三）标准预防措施

对高危人群采取前期预防措施，综合考虑可能会导致多重耐药菌感染的危险因素，在接诊时应当特别注意加强隔离防护，以免发生交叉感染。

1. 病房安排。

尽量安排单人间，如没有单间，可将同类感染患者安置在同一病房，且做好床边隔离，保持室内空气流通、清洁。严格将感染患者与气管插管、深静脉留置导管、有开放性伤口或者免疫抑制患者安置在不同病房。

2. 物品处置。

指导患者家属将其个人物品合理归置，构建良好、安全的医疗环境，并且对医疗器械做好消毒工作，严格按照消毒时间、方法、要求及相关注意事项操作。若在护理和治疗的过程中产生输液管、注射器等医疗废物，需要用双层黄色垃圾袋密封包扎并进行集中处理。对患者的排泄物撒入适量消毒粉，放置 2 小时后处理。生活垃圾也必须喷洒过氧乙酸，并放置 2 小时后清理。

3. 侵袭性操作护理。

现代医院诊疗技术不断发展，各种侵袭性操作，如机械通气、留置胃管、留置导尿管、中心静脉置管等均可诱发医院感染，且在操作过程中器械污染和交叉感染也是发生多重耐药菌感染的重要因素。责任护士对该类患者进行导管护理时，一定要做好消毒隔离措施，科室应做好班次安排，对于负责多重耐药菌感染患者的医护人员应尽量安排在同一班次，将所有诊疗操作尽量安排在集中时间段操作。

4. 检查转运。

多重耐药菌的耐药质粒能够在 CT、MRI 室等各辅助检查科室的菌株间形成播撒，造成耐药菌株在院内流行。多重耐药菌感染的患者在外出进行医技检查和转运时，要做好消毒隔离措施；检查科室的仪器设备、诊查床，在该类患者使用后要使用消毒液进行处理；转运工具在使用后，也要进行相应处置。

5. 手卫生的执行。

手卫生被认为是预防感染最重要、最经济的行为。提高手卫生依从率和正确率是关键，持续督察是推力，除医护人员外，工勤人员、探视者等也要被列为手卫生督察对象。在接触患者使用过的物品、排泄物及分泌物前后均应当采用七步洗手法，注意使用流动水，并且利用干手纸擦拭。若患者的家属探访，也需要经过消毒隔离处理，避免出现交叉感染。

6. 做好警示标识。

在 ICU 患者被确诊为多重耐药菌感染之后，医生应立即开隔离医嘱，落实隔离与检测工作。在多重耐药菌感染患者的病历夹上、床边和病房外做好明确的标识，提醒医护人员落实消毒隔离措施。提高护士多重耐药菌感染防控水平，最大限度地降低多重耐药菌的交叉感染风险，有效降低医院感染发生率。隔离期间，对患者的多重耐药菌感染情况进行检测，原则上连续 2 次耐药菌培养阴性方可解除隔离。对于部分长期携带多重耐药菌的患者，待疾病症状消失后方能解除隔离。

7. 合理应用抗菌药物。

在改善感染控制措施时，应改进抗菌药物使用相关法规、政策、监测和管理方法。临床医生需严格掌握临床用药指征，重点关注发热及降钙素原指标异常的患者，及时送标本进行细菌培养，前移预防关口。选择性限制处方、限制抗菌药物的数量是调节细菌耐药性的最佳方式。采取联合药学部指导用药、将抗菌药物使用纳入绩效考核等措施，对合理使用抗菌药物有一定的促进作用。

第四节　ICU 手卫生管理

一、相关概念

1. 手卫生。

手卫生为医护人员在从事职业活动过程中的洗手、卫生手消毒和外科手消毒的总称。

2. 洗手。

洗手是医护人员用流动水和洗手液（肥皂）揉搓冲洗双手，去除手部皮肤污垢、碎屑和部分微生物的过程。

3. 卫生手消毒。

卫生手消毒是医护人员用手消毒液揉搓双手，以减少手部暂居菌的过程。

4. 外科手消毒。

外科手消毒是外科手术前医护人员用流动水和洗手液揉搓冲洗双手、前臂至上臂下 1/3，再用手消毒液清除或者杀灭手部、前臂至上臂下 1/3 暂居菌和减少常居菌的过程。

5. 常居菌。

常居菌是能从大部分人体皮肤上分离出来的微生物，是皮肤上持久的固有寄居菌，不易被机械摩擦清除，如凝固酶阴性葡萄球菌、棒状杆菌属、丙酸菌属、不动杆菌属等。一般情况下不致病，在一定条件下能引起导管相关感染和手术部位感染等。

6. 暂居菌。

暂居菌是寄居在皮肤表层，常规洗手容易被清除的微生物。直接接触患者或被污染的物体表面时可获得，可通过手传播，与医院感染密切相关。

7. 手消毒液。

手消毒液是应用于手消毒的化学制剂，分为速干手消毒液和免冲洗手消毒液。

1）速干手消毒液：含有醇类和护肤成分的手消毒液。

2）免冲洗手消毒液：使用后不需用水冲洗的手消毒液。

8. 手卫生设施。

用于洗手与手消毒的设施设备，包括洗手池、水龙头、流动水、洗手液（肥皂）、干手用品、手消毒液等。

二、手卫生设施的管理

（一）洗手与卫生手消毒设施

1. 医疗机构应设置与诊疗工作相匹配的流动水洗手和卫生手消毒设施，并方便医护人员使用。

2. ICU 在新建、改建时的手卫生设施应符合《重症监护病房医院感染预防与控制规范（WS/T509-2016）》的要求。

3. 手术部（室）、产房、导管室、洁净层流病区、骨髓移植病区、器官移植病区、新生儿室、母婴同室、血液透析中心（室）、烧伤病区、感染性疾病科、口腔科、消毒供应中心、检验科、内镜中心（室）等感染高风险部门和治疗室、换药室、注射室应配备非手触式水龙头。

4. 有条件的医疗机构在诊疗区域均宜配备非手触式水龙头。

5. 应配备洗手液（肥皂），并符合以下要求。

1）盛放洗手液的容器宜为一次性使用。

2）重复使用的洗手液容器应定期清洁与消毒。

3）洗手液发生浑浊或变色等变质情况时及时更换，并清洁、消毒容器。

4）使用的肥皂应保持清洁与干燥。

6. 应配备干手用品或设施。

7. 医护人员对选用的手消毒液有良好的接受性。

8. 手消毒液宜使用一次性包装。

（二）外科手消毒设施

1. 应配置专用洗手池。洗手池设置在手术室附近，水池大小、高度适宜，能防止冲洗水溅出，池面光滑无死角，易于清洁。洗手池应每天清洁与消毒。

2. 洗手池及水龙头数量应根据手术室的数量合理设置，每2~4间手术室宜独立设置1个洗手池，水龙头数量不少于手术室的数量，水龙头开关应为非手触式。

三、手卫生评估工具

1. 手卫生信念量表（hand hygiene beliefs scale，HHBS）。

HHBS重点关注手卫生信念对手卫生行为的影响，融合了健康信念模型与社会认知理论的维度，对于手卫生测量的维度较为全面，且有多国语言版本。但HHBS目前只完成了在医学生中的研究验证。

2. 手卫生实践量表（hand hygiene practices inventory，HHPI）。

HHPI侧重评估手卫生实践情况，运用HHPI可识别手卫生实践过程中影响手卫生的因素。通过HHPI测得的数据可为手卫生干预策略的制定提供参考，从而提高医护人员手卫生依从性。且也有多国语言版本便于推广使用。但HHPI也受到了样本量小的限制，并且只针对医学生进行了验证。此外，在HHPI的推广使用中，有医学生反映由于他们从未接触过量表所测量的部分内容，如气管内吸痰、侵入性操作、在隔离病房工作等，导致他们未完成填写，这将制约其在临床的应用。

3. 手卫生意识量表（hand hygiene awareness scale，HHAS）。

HHAS是基于国内研究编制与开发的，相较于其他量表而言，在国内具有较高的文化适应性。同时，HHAS中的心理学测量指标如Cronbach α系数、重测信度、调整卡方、拟合优度指数等，具有良好的信度和效度。此外，HHAS的3个维度具有针对性，主要聚焦于避免患者发生医源性感染造成病情加重、住院天数延长、医疗成本增加等问题，能为医院管理者分析护士手卫生意识提供科学依据，为医院感染管理策略的制订提供参考。但 HHAS 主要关注护士的手卫生意识，在一定程度上忽视了能力、信念等因素对手卫生行为的影响。同时，HHAS 只针对 ICU 护士，并未关注到其他医护人员，具有一定的使用局限性。

4. 患者参与医疗机构手卫生促进调查问卷。

可以作为医疗机构开展患者参与手卫生促进相关研究的测量工具，分析影响因素，从医患两方面共同探索患者参与手卫生促进的可行性，为国内开展相关研究提供测量工具，协助制定干预策略。该量表研发者在其研究的局限性中指出：就当前国内医患关系，推行患者参与医疗人员手卫生促进的可行性及潜在风险值得思考。所以该量表的可推广性受到了一定的限制。

5. 手卫生行为量表（hand hygiene behaviour questionnaire，HHBQ）。

HHBQ 条目适中、简单、易于理解，可以很容易由医护人员完成、管理、分析；同时 HHBQ 具有普适性，不仅适用于医生和护士，而且还适用于所有的医务工作者，有利于推广使用。但 HHBQ 开发的过程中也存在一些局限，如问卷的回收率较低，未检测量表的重测信度；同时，虽然自我报告问卷是手卫生相关知识、影响因素等的主要来源，但医护人员可能会因为社会期待等，高估自己的手卫生能力及手卫生行为。因此，未来在应用 HHBQ 时，应注意观察是否发生了社会期待反应。

四、手卫生依从性监测

医疗机构应每季度对手术部（室）、产房、导管室、洁净层流病区、骨髓移植病区、器官移植病区、ICU、新生儿室、母婴同室、血液透析中心（室）、烧伤病区、感染性疾病科病区、口腔科、内镜中心（室）等部门工作的医护人员进行手卫生消毒效果的监测。当怀疑医院感染暴发与医护人员手卫生有关时，应及时进行监测，并进行相应病原微生物的检测。

手卫生依从性监测方法如下。

1. 采用直接观察法。在日常医疗护理活动中，随机选择观察对象且不告知，观察并记录观察对象手卫生时机及执行的情况，计算手卫生依从率，以评估手卫生依从性。

2. 观察人员。由受过专门培训的人员进行观察。

3. 观察时间与范围。根据评价手卫生依从性的需要，选择具有代表性的观察区域和时间段，观察持续时间不宜超过 20 分钟。

4. 观察内容。观察前设计监测内容及表格，主要如下。

1）每次观察记录观察日期和起止时间、观察地点（医院名称、病区名称等）、观察人员。

2）记录观察的每个手卫生时机，包括观察对象类别（医生、护士、护工等）、手卫生指征、是否执行手卫生及手卫生的方法。

3）可同时观察其他内容，如手套佩戴情况、手卫生方法的正确性及错误原因。

4）观察人员可同时最多观察 3 名观察对象。每名观察对象的观察时间不宜超过 3 个手卫生时机。

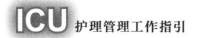

5. 计算手卫生依从率，并进行反馈。计算公式如下。

$$手卫生依从率＝\frac{手卫生执行时机数}{应执行手卫生时机数}×100\%$$

6. 优点：可观察详细信息，如洗手、卫生手消毒、手套的使用、揉搓方法和影响消毒效果的因素。

7. 缺点：工作量大、耗时，需要合格的观察人员，存在选择偏倚、霍桑效应和观察者偏倚。

五、加强手卫生依从性的措施

1. 开展手卫生宣传活动，进行手卫生教育培训。

加强手卫生教育培训，包括医护人员分层次的培训，以增强医护人员执行手卫生的意识。手卫生依从性的提高应该是渐进的，只有不断地提高知识水平、加强自身观念，通过实施多种措施提高医护人员手卫生依从性，才能使手卫生依从率保持在较高水平。

2. 选择合适的手卫生消毒液。

目前手卫生消毒液的剂型有固体、喷雾、凝胶、泡沫和乳液，在手卫生处理中，起主要消毒作用的是氯己定醇速干手消毒液。研究显示，使用液体型和泡沫型手卫生消毒液较使用其他剂型的手卫生消毒液依从性更高，医院在选择手卫生消毒液剂型时可以先以这两种剂型的手卫生消毒液为主。

3. 采用合适的管理模式。

目前临床采用的管理模式主要包括品管圈及 PDCA 循环法。

4. 选择合适的手卫生监测方法。

目前常用的手卫生监测方法有直接观察法、电子监测法、自我报告法及手卫生产品使用率计算。但与手卫生依从性有关的监测方法主要为直接观察法和电子监测法，且直接观察法被 WHO 称为"金标准"。

5. 鼓励患者参与监督。

有研究显示，患者参与监督医护人员执行手卫生，可提高医护人员手卫生依从性，但对于 ICU 患者而言，参与研究的前提是病情允许，因此这种方法并不能在整个 ICU 中适用，可以尝试应用于普通病房。

6. 临床工作中按规范操作。

不论是诊疗、护理还是与患者的沟通交流，只要能做好洗手及卫生手消毒，就能减少病原微生物的传播。分层次加强检查、监管的力度，多督导检查，结合绩效考核，持之以恒，落实医护人员手卫生的执行。

六、洗手与卫生手消毒

1. 洗手与卫生手消毒指征。

1）下列情况医护人员应洗手和/或使用手消毒液进行卫生手消毒。

（1）接触患者前。

（2）清洁、无菌操作前，包括进行侵入性操作前。

（3）暴露患者体液风险后，包括接触患者黏膜、破损皮肤或伤口、血液、体液、分泌物、排泄物、伤口敷料等之后。

（4）接触患者后。

（5）接触患者周围环境后，包括接触患者周围的医疗相关器械、用具等物体表面后。

2）下列情况应洗手。

（1）当手部有血液或其他体液等肉眼可见的污染时。

（2）可能接触艰难梭菌、肠道病毒等对速干手消毒液不敏感的病原微生物时。

3）手部没有肉眼可见污染时，宜使用手消毒液进行卫生手消毒。

4）下列情况医护人员应先洗手，然后进行卫生手消毒。

（1）接触传染病患者的血液、体液和分泌物以及被传染性病原微生物污染的物品后。

（2）直接为传染病患者进行检查、治疗、护理或处理传染病患者污物之后。

2. 洗手与卫生手消毒方法。

医护人员洗手方法（七步洗手法）见图 9-1。

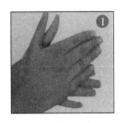 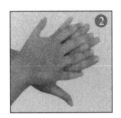 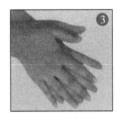 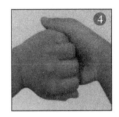

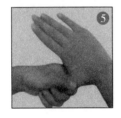 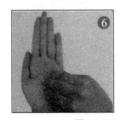 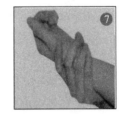

图 9-1 七步洗手法

七步洗手法是医护人员进行操作前和操作后的洗手方法，用来清洁自己的手，清除手部污物和细菌，预防接触感染，减少传染病的传播。有效的洗手是保持手卫生及预防病毒传播的重要措施之一。

环境要求：宽敞明亮、有非接触式自来水龙头和齐腰高的水槽。

洗手前准备：手部无伤口，剪平指甲；穿好洗手衣（或收好袖口），戴好口罩、帽子；备好洗手液（或肥皂）、干燥的无菌擦手巾。

第一步（内）：洗手掌，流动水湿润双手，涂抹洗手液（或肥皂），掌心相对，手指并拢相互揉搓。

第二步（外）：洗背侧指缝，手心对手背沿指缝相互揉搓，双手交换进行。

第三步（夹）：洗掌侧指缝，掌心相对，双手交叉沿指缝相互揉搓。

第四步（弓）：洗指背，弯曲各手指关节，半握拳把指背放在另一手掌心旋转揉搓，双手交换进行。

第五步（大）：洗拇指，一手握另一手大拇指旋转揉搓，双手交换进行。

第六步（立）：洗指尖，弯曲各手指关节，把指尖合拢在另一手掌心旋转揉搓，双手交换进行。

第七步（腕）：洗手腕、手臂，揉搓手腕、手臂，双手交换进行。

3. 手消毒液选择。

卫生手消毒时首选速干手消毒液，过敏人群可选用其他手消毒液；针对某些对乙醇不敏感的肠道病毒感染，应选择其他有效的手消毒液。

4. 注意事项。

戴手套不能代替手卫生，摘手套后应进行手卫生。

七、外科手消毒

（一）原则

1. 先洗手，后消毒。

2. 不同患者手术之间、手套破损或手被污染时，应重新进行外科手消毒。

（二）方法与要求

1. 洗手之前应先摘除手部饰物，修剪指甲，指甲长度不超过指尖。

2. 取适量的洗手液清洗双手、前臂和上臂下 1/3，并认真揉搓。清洁双手时，可使用清洁指甲用品清洁指甲下的污垢，使用揉搓用品清洁手部皮肤的皱褶处。

3. 流动水冲洗双手、前臂和上臂下 1/3。

4. 使用干手用品擦干双手、前臂和上臂下 1/3。

（三）外科冲洗手消毒

1. 按照外科冲洗手的方法与要求完成外科冲洗手。

2. 取适量的手消毒液涂抹至双手的每个部位、前臂和上臂下 1/3，并认真揉搓 3～5 分钟。

3. 在流动水下从指尖向手肘单一方向地冲净双手、前臂和上臂下 1/3，用经灭菌的布巾彻底擦干。

4. 冲洗水应符合《生活饮用水卫生标准》（GB5749－2022）的规定。冲洗水水质达不到要求时，手术人员在戴手套前应用速干手消毒液消毒双手。

5. 手消毒液的取液量、揉搓时间及使用方法遵循产品的使用说明。

（四）外科免冲洗手消毒

1. 按照外科冲洗手的方法与要求完成外科冲洗手。

2. 取适量的手消毒液放置在左手掌上。

3. 将右手手指尖浸泡在手消毒液中（≥5 秒）。

4. 将手消毒液涂抹在右手、前臂直至上臂下 1/3，确保通过环形运动环绕前臂至上臂下 1/3，将手消毒液完全覆盖皮肤区域，持续揉搓 10～15 秒，直至消毒液干燥。

5. 取适量的手消毒液放置在右手掌上。

6. 在左手重复 3、4 步骤。

7. 取适量的手消毒液放置在手掌上。

8. 揉搓双手直至手腕，揉搓方法按照医护人员洗手方法揉搓的步骤进行，揉搓至手部干燥。

9. 手消毒液的取液量、揉搓时间及使用方法遵循产品的使用说明。

（五）注意事项

1. 不得戴假指甲、装饰指甲，保持指甲和指甲周围组织的清洁。

2. 在外科手消毒过程中应保持双手位于胸前并高于肘部，使水由手部流向肘部。

3. 洗手与消毒可使用海绵、其他揉搓用品或双手相互揉搓。

4. 术后摘除手套后，应用洗手液清洁双手。

5. 用后的揉搓用品、清洁指甲用品如海绵、手刷等，放到指定的容器中；揉搓用品、清洁指甲用品应一人一用一消毒或者一次性使用。

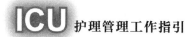

第五节　ICU 医疗废物管理

一、医疗废物的定义

医疗废物指医疗卫生机构在医疗、预防、保健及其他相关活动中产生的具有直接或间接感染性、毒性及其他危害性废物。据统计，医疗废物可以通过血液等体液传播超过30 种微生物疾病。医疗废物不规范处置，不仅会对公共环境产生巨大的健康风险，而且对于医疗废物处理的经济投入造成极大浪费。规范医疗废物的管理是防止疾病传播、保护患者和医护人员、保护环境的关键。

二、ICU 医疗废物的处理规定

ICU 患者病情危重、免疫功能低下，更易受病原微生物侵害，所以 ICU 医疗废物的处理应更规范与严谨。ICU 在处理医疗废物时，应严守以下相关规定。

1. 使用后的一次性医疗用品不得出售给个体商贩、废品回收站或交由其他任何单位收集处理。

2. 对产生的医疗废物按《医疗废物分类目录》分类收集。黄色垃圾袋：医疗废物，包括被患者血液、体液、排泄物污染的物品，如棉球、棉签、引流棉条、纱布及其他敷料，使用后的一次性卫生用品，一次性医疗用品，一次性医疗器械，废弃的被服，废弃的药品。黑色垃圾袋：生活废物。医疗废物要置于符合《医疗废物专用包装袋、容器的标准和警示标志标准》规定的包装物或容器内。

3. 盛装医疗废物前，认真检查医疗废物包装袋或容器有无破损、渗漏。盛装医疗废物达到包装袋或容器的 3/4 时，应当使用有效的封口方式使包装袋或容器的封口紧实、严密。

4. 病原体的培养基、标本等高危险医疗废物，在交医疗废物集中处理前，应进行消毒处理后按感染性医疗废物处理。

5. 放入包装袋内的感染性医疗废物、病理性医疗废物、损伤性医疗废物不得取出。包装袋或容器被感染性废物污染处要进行消毒处理或增加一层包装。

6. 使用过的一次性注射器、输液器和输血器等物品必须进行消毒毁形，放入专用收集袋进行集中处置

7. 锐器包括医用针头、缝合针、手术刀、备皮刀、玻璃安瓿，不与其他医疗废物混放，用后必须稳妥、安全地置入锐器盒中进行集中处置。

8. 特殊感染患者的生活垃圾按医疗废物处理。

9. 禁止将医疗废物混入其他废物和生活垃圾中。

第六节 ICU 医院感染的预防与控制

ICU 是医护人员应用现代化的医疗设施和复杂的临床监测技术，将人力、物力、危重症患者集中于一处，进行精细监测和强有力治疗与护理的部门。ICU 的发展无疑对挽救危重症患者的生命起到了不可替代的作用，但由于 ICU 的专业特点，客观上决定了它是一个众多医院感染危险因素高度集中的场所，在提高危重症患者抢救成功率的同时，必然存在相关的隐患——医院感染。2016 年颁布的《重症监护病房医院感染预防与控制规范》，明确规定了各级综合医院 ICU 在医院感染防控方面的各项要求，规范了各级综合医院开展 ICU 诊疗活动的工作准则，填补了国内 ICU 医院感染防控工作相关领域的空白。

一、范围

《重症监护病房医院感染预防与控制规范》规定医疗机构 ICU 医院感染防控的基本要求、建筑布局与必要设施及管理要求、人员管理、医院感染的监测、器械相关感染的防控措施、手术部位感染的防控措施、手卫生要求、环境清洁消毒方法与要求、床单位的清洁与消毒要求、便器的清洗与消毒要求、空气消毒方法与要求等。《重症监护病房医院感染预防与控制规范》适用于各级综合医院依据有关规定设置的 ICU。

二、相关术语和定义

1. 空气洁净技术：通过多级空气过滤系统清除空气中的悬浮微粒及微生物、创造洁净环境的手段。

2. 中央导管：末端位于或接近于心脏或下列大血管之一的，用于输液、输血、采血、血流动力学监测的血管导管。这些大血管包括主动脉、肺动脉、上腔静脉、下腔静脉、头臂静脉、颈内静脉、锁骨下静脉、髂外静脉、股静脉。

3. 目标性监测：针对感染高危人群、高发部位、高危因素等开展的医院感染监测，如 ICU 医院感染监测、血液净化相关感染监测、手术部位感染监测、抗菌药物临床应用与细菌耐药性监测等。

4. 器械相关感染：患者在使用某种相关器械期间或在停止使用某种器械（如呼吸机、导尿管、血管导管等）48 小时内出现的与该器械相关的感染。如果停止使用相关器械时间超过 48 小时后出现了相关感染，应有证据表明此感染与该器械使用相关，但对器械最短使用时间没有要求。

5. 中央导管相关血流感染（central line associated - bloodstream infection, CLABSI）：患者在留置中央导管期间或拔除中央导管 48 小时内发生的原发性且与其他部位存在的感染无关的血流感染。

6. 医院感染暴发：在医疗机构或其科室患者中，短时间内发生 3 例以上同种同源感染病例的现象。

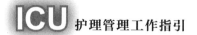

三、基本要求

1. ICU应建立由科室主任、护士长与兼职感控人员等组成的医院感染管理小组，全面负责本科室医院感染管理工作。

2. 应制定并不断完善ICU医院感染管理相关规章制度，并落实于诊疗、护理工作实践中。

3. 应定期研究ICU医院感染防控工作存在的问题和改进方案。

4. 医院感染管理专职人员应对ICU医院感染防控措施落实情况进行督查，做好相关记录，并及时反馈检查结果。

5. 应针对ICU感染特点建立人员岗位培训和继续教育制度。所有工作人员，包括医生、护士、进修人员、实习学生、清洁工人等，应接受医院感染防控相关知识和技能的培训。

6. 抗菌药物的应用和管理应遵循国家相关法规、文件及指导原则。

7. 医疗废物的处置应遵循《医疗废物管理条例》《医疗卫生机构医疗废物管理办法》和《医疗废物分类目录》的有关规定。

8. 医护人员应向患者家属宣讲医院感染防控的相关规定。

四、人员管理

（一）医护人员的管理要求

1. ICU应配备足够数量、受过专门训练、具备独立工作能力的专业医护人员。ICU专业医护人员应掌握重症医学的基本理论、基础知识和基本操作技术，掌握医院感染防控知识和技能。护士人数与实际床位数之比应不低于3∶1。

2. 护理多重耐药菌感染或定植患者时，宜分组进行，人员相对固定。

3. 患有呼吸道感染、腹泻等感染性疾病的医护人员，应避免直接接触患者。

（二）医护人员的职业防护

1. 医护人员应采取标准预防，防护措施应符合《医院隔离技术标准（WS/T311—2023）》的要求。

2. ICU应配备足量的、方便取用的个人防护用品，如医用口罩、帽子、手套、护目镜、防护面罩、隔离衣等。

3. 医护人员应掌握防护用品的正确使用方法。

4. 应保持工作服的清洁。

5. 进入ICU可不换鞋，必要时可穿鞋套或更换专用鞋。

6. 乙肝表面抗体阴性者，上岗前宜注射乙肝疫苗。

（三）患者的安置与隔离

患者的安置与隔离应遵循以下原则。

1. 应将感染、疑似感染与非感染患者分区安置。

2. 在标准预防的基础上，应根据疾病的传播途径（接触传播、飞沫传播、空气传播），采取相应的隔离与预防措施。

3. 多重耐药菌、泛耐药菌感染或定植患者，宜单间隔离。如隔离病房不足，可将同类耐药菌感染或定植患者集中安置，并设醒目的标识。

（四）探视者的管理

1. 应明示探视时间，限制探视者人数。

2. 探视者进入 ICU 宜穿专用探视服。探视服专床专用，探视日结束后清洗消毒。

3. 探视者进入 ICU 可不换鞋，必要时可穿鞋套或更换专用鞋。

4. 探视呼吸道感染患者时，探视者应遵循《医院隔离技术标准（WS/T311—2023)》的要求进行防护。

5. 应谢绝患有呼吸道感染性疾病的探视者。

五、医院感染的监测

1. 应常规监测 ICU 患者医院感染发生率、感染部位构成比、病原微生物等，做好医院感染监测相关信息的记录。监测内容与方法应遵循《医院感染监测规范（WS/T312—2023)》的要求。

2. 应积极开展目标性监测，包括 VAP、CRBSI、CAUTI、多重耐药菌监测。对于疑似感染患者，应采集相应标本做微生物检验和药敏试验，具体方法参照《医院感染监测规范（WS/T312—2023)》的要求。

3. 早期识别医院感染暴发，实施有效的干预措施。

1) 应制定医院感染暴发报告制度，医院感染暴发或疑似暴发时应及时报告相关部门。

2) 应通过收集病例资料、流行病学调查、微生物检验，分析确定可能的传播途径，据此制定并采取相应的控制措施。

3) 对疑有某种微生物感染的聚集性发生时，宜做菌种的同源性鉴定，以确定是否暴发。

4) 应每季度对物体表面、医护人员手和空气进行消毒效果监测，当怀疑医院感染暴发、ICU 新建或改建以及病房环境的消毒方法改变时，应随时进行监测，采样方法及判断标准应依照《医院消毒卫生标准（GB15982—2012)》相关规定。

5) 应对监测资料进行汇总，分析医院感染发病趋势、相关危险因素和防控工作存在的问题，及时采取积极的防控措施。

6) 宜采用信息系统进行监测。

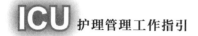

六、器械相关感染的防控措施

（一）中央导管相关性血流感染防控措施

1. 应严格掌握中央导管留置指征，每天评估留置导管的必要性，尽早拔除导管。

2. 操作时应严格遵循无菌操作技术原则，采取最大无菌屏障。

3. 宜使用有效含量>2g/L氯己定－乙醇消毒液局部擦拭2~3遍进行皮肤消毒，作用时间遵循产品的使用说明。

4. 应根据患者病情尽可能使用腔数较少的导管。

5. 置管部位不宜选择股静脉。

6. 应保持穿刺点干燥，密切观察穿刺部位有无感染征象。

7. 如无感染征象，不宜常规更换导管，不宜定期对穿刺点涂抹送微生物检测。

8. 当怀疑中央导管相关性血流感染时，如无禁忌应立即拔管，导管尖端送微生物检测，同时送静脉血进行微生物检测。

（二）CAUTI防控措施

CAUTI主要指患者留置导尿管后，或者拔除导尿管48小时内发生的泌尿系统感染。感染方式主要为逆行感染。临床诊断包括尿频、尿急、尿痛，下腹痛，肾区叩痛，伴或不伴发热，以及尿检白细胞男性≥5个/高倍视镜、女性≥10个高倍视镜。针对留置导尿管患者，应结合尿培养结果诊断。

1. 应严格掌握留置导尿指征，每天评估留置导尿管的必要性，尽早拔除导尿管。

2. 操作时应严格遵循无菌操作技术原则。

3. 置管时间大于3天者，宜持续夹闭，定时开放。

4. 应保持尿液引流系统的密闭性，不应常规进行膀胱冲洗。

5. 应做好导尿管的日常维护，防止滑脱，保持尿道口及会阴部清洁。

6. 应保持集尿袋低于膀胱水平，防止返流。

7. 长期留置导尿管宜定期更换，普通导尿管每7~10天更换，特殊类型导尿管按说明书更换。

8. 更换导尿管时应将集尿袋同时更换。

9. 采集尿标本做微生物检测时应在导尿管侧面以无菌操作方法针刺抽取尿液，因其他目的采集尿标本时应从集尿袋开口采集。

（三）VAP防控措施

VAP指建立人工气道（气管插管或气管切开置管）并接受机械通气时所发生的肺炎，包括发生肺炎48小时内曾经使用人工气道进行机械通气者。

1. 应每天评估呼吸机及气管插管的必要性，尽早脱机或拔管。

2. 若无禁忌证应将患者头胸部抬高30°~45°，并应协助患者翻身拍背及震动排痰。

3. 应使用有消毒作用的口腔含漱液进行口腔护理，每6~8小时1次。

4. 在进行与气道相关的操作时应严格遵循无菌操作技术原则。

5. 宜选择经口气管插管。

6. 应保持气管切开部位清洁、干燥。

7. 宜使用气囊上方带侧腔的气管插管，及时清除声门下分泌物。

8. 气囊放气或拔出气管插管前应确认气囊上方的分泌物已被清除。

9. 呼吸机管路湿化液应使用无菌水。

10. 呼吸机内外管路应按照规定做好清洁消毒。

11. 应每天评估镇静药使用的必要性，尽早停用。

七、手术部位感染防控措施

1. 应严格掌握患者出入 ICU 的指征，缩短 ICU 入住天数。

2. 应符合国家关于外科手术部位医院感染防控的相关要求。

八、环境清洁消毒方法与要求

1. 物体表面清洁消毒。

1）物体表面应保持清洁，被患者血液、体液、排泄物、分泌物等污染时，应随时清洁并消毒。

2）医疗区域的物体表面应每天清洁消毒 1~2 次，达到中水平消毒。

3）计算机键盘宜使用键盘保护膜覆盖，表面每天清洁消毒 1~2 次。

4）一般性诊疗器械（如听诊器、叩诊锤、手电筒、软尺等）宜专床专用。

5）一般性诊疗器械（如听诊器、叩诊锤、手电筒、软尺等）如交叉使用应一用一消毒。

6）普通患者持续使用的医疗设备（如监护仪、输液泵、氧气流量表等）表面，应每天清洁消毒 1~2 次。

7）普通患者交叉使用的医疗设备（如超声诊断仪、除颤仪、心电图机等）表面，直接接触患者的部分应每位患者使用后立即清洁消毒，不直接接触患者的部分应每周清洁消毒 1~2 次。

8）多重耐药菌感染或定植患者使用的医疗器械、设备应专人专用，或一用一消毒。

2. 地面应每天清洁消毒 1~2 次。

3. 安装空气净化系统的 ICU，空气净化系统出风口、回风口应每周清洁消毒 1~2 次。

4. 呼吸机及附属物品的清洁消毒。

1）呼吸机外壳及面板应每天清洁消毒 1~2 次。

2）呼吸机外部管路及配件应一人一用一消毒或灭菌，长期使用者应每周更换。

3）呼吸机内部管路的消毒按照产品说明书进行。

九、床单位的清洁与消毒要求

1. 床栏、床旁桌、床头柜等应每天清洁消毒 1~2 次，达到中水平消毒。

2. 床单、被罩、枕套、床帘应保持清洁，定期更换，如有血液、体液或排泄物等污染，应随时更换。

3. 枕芯、被褥等使用时应保持清洁，防止体液浸湿污染，定期更换，如有血液、体液或排泄物等污染，应随时更换。

十、便器的清洗与消毒要求

1. 便盆及尿壶应专人专用，每天清洗、消毒。

2. 腹泻患者的便盆应一用一消毒。

3. 有条件的医院宜使用专用便盆清洗消毒机处理，一用一消毒。

十一、空气消毒方法与要求

1. ICU 内空气应达到《医院消毒卫生标准（GB15982—2012）》的要求。

2. 空气消毒可采用以下方法之一，并符合相应的技术要求。

1）医疗区域定时开窗通风。

2）安装具备空气净化消毒装置的集中空调通风系统。

3）空气洁净技术：应做好空气洁净设备的维护与监测，保持洁净设备的有效性。

4）空气消毒器：应符合《消毒管理办法》要求。使用者应按照产品说明书正确使用并定期维护，保证空气消毒器的消毒效果。

5）紫外线灯照射消毒：应遵循《医疗机构消毒技术规范（WS/T367—2012）》的规定。

6）能够使空气达到卫生标准值要求的合法有效的其他空气消毒产品。

第十章 ICU护理质量控制与持续改进

第一节 ICU护理质量控制

临床护理管理中，对护理工作质量检查和评价是管理控制的一项重要内容。护士的职业决定了护士既是护理工作者又是护理管理者。人人参与质量管理，是现代管理活动的出发点和归宿点，也是提升团队绩效的方法之一。健全三级护理质量控制体系，体现分级管理，使护士自觉投入护理质量管理中，从而使护理质量不断提高。

护理质量控制指护理管理者对所管辖范围内的护士的工作成效进行测量、衡量、评价并采取相应纠正措施的过程。护理质量控制具有环境适应性、目的整体性、动态性、客观性（指标性）。护理质量控制在护理管理中起关键作用，对计划执行起保障作用。

一、护理质量控制小组职责

护理质量管理的目的是通过对护理工作的监控，使护士在业务行为、思想、职业道德等方面都符合客观的要求和患者需要，使护理工作能够以最短的时间、最好的技术、最低的成本，产生最优化的治疗护理效果，最终实现为患者提供优质护理服务的目的。

护理质量管理的原则是患者第一、预防为主、事实和数据化、以人为本、全员参与。护理质量管理按三级护理质量控制体系落实护理质量控制，由护理部护理质量控制小组（院质量控制组）—科室护理质量控制小组（专科质量控制组）—病区护理质量控制小组（护理单元质量控制组）组成三级护理质量控制体系。各级护理质量控制小组有相应的工作职责。以下主要介绍科室护理质量控制小组和病区护理质量控制小组的职责。

（一）科室护理质量控制小组职责

科室护理质量控制小组是护理质量管理的中层质量控制组织，重点是监控病房各项护理工作完成的质量与效率达标情况。

1. 参照护理部的护理质量控制内容和标准成立科室护理质量控制小组，组员主要由护士长、护理骨干组成。小组按照护理部护理质量控制计划，结合科室具体情况，制订相应的、操作性强的科内护理质量控制方案，并进行自查，主要负责对各专科护理质量进行监控。

2. 每月召开小组会议，讨论监控范围内的护理质量状况，确定下一步护理工作的重点。

3. 在科护理质量控制环节中，护士长重点检查各项护理工作运行机制是否畅通，按护理质量考核办法和标准，对负责范围内护理单元定期进行考核和评价。

4. 按护士长工作职责对其进行考核与评价。

5. 每月向护理部报告本科室护理质量监控结果。

（二）病区护理质量控制小组职责

护士是护理质量控制的基础，是各项护理工作直接完成者，因此护士是护理质量控制的核心人员，也是护理质量的直接控制者。护士的质量控制管理意识、责任心对护理质量控制起着重要作用，成立病区护理质量控制小组的主要目的是提高护士的自控能力。作为基层护理管理组织，病区护理质量控制小组的成员必须严格执行各项规章制度、遵循护理工作程序及工作规范。

1. 每位成员负责本病区一项护理工作的质量控制，如患者安全目标、危重症及基础护理、护理文书、药物与急救物品管理、医院感染控制、优质护理服务等。

2. 每位成员每周按监控范围对本病区护理质量考评一次，并做好记录，把存在问题通知责任人及时进行整改，同时向护士长汇报，评价改进情况。

3. 每位成员每月按护理质量标准对所负责的项目进行质量控制，并根据发现的问题及时向科室护理质量控制小组提出建议与意见。

4. 采取随时检查、随时记录的检查方法，对病区日常护理工作中发现的问题随时记录。

5. 组长定期召开小组会议、总结段落工作。每月向科室护理质量控制小组报告本病区护理质量监控结果。

二、护理质量控制工作方案的制订

护理质量控制工作方案的制订是护理管理职能中基本的职能，是其他护理管理职能的基础。

护理质量控制工作方案就是要预先决定要做些什么，即方案的内容；为什么要这样做，即方案的目的；什么时候开始做，即方案的落实时间；在什么地方做，即方案的落实部门；由何人做，即落实方案的责任人；如何去做，即落实方案的方法或措施。

（一）护理质量控制工作方案的目的

1. 有利于护理组织管理目标的最终实现。

1）护理管理者明确护理组织目标，对护理管理工作进行统筹安排。

2）护士了解护理管理组织目标，以及为达到目标应承担的职责，从而更加协调合作。

3）减少临床护理工作中的盲目性，有利于实现护理管理目标。

2. 有利于减少护理工作中的失误。

通过预测临床护理工作中的不确定、不稳定因素，针对其可能会带来的问题，制订相应解决问题的预案，从而降低不确定、不稳定因素可能造成的风险，做到心中有数，避免失误。

3. 有利于提高护理管理效率和效益。

为护理管理者及其他护士提供年护理工作的目标和达到目标的途径、目的及护士的分工，使人、财、物合理分配，减少不必要的重复和投入。

4. 有利于实现护理质量的有效控制。

1）确立护理管理与临床护理工作目标、内容、方法、步骤和预期成效。

2）协助护士明确既定方向，使其在临床护理工作中自觉履行、自我控制。

3）有助于护理管理者按既定方向执行检查控制，从而使护理质量控制方案和控制措施相互制约、相互促进。

（二）护理质量控制工作方案的作用

1. 护理管理者开展临床护理工作的有力依据。

2. 护理管理者降低风险、掌握一线临床护理工作主动性的手段。

3. 护理管理者提高护理工作效益的重要方法。

4. 护理管理者进行护理质量控制的标准。

5. 有效的护理质量控制方案可以促使临床护理工作更有规则、秩序，更加高效率。

（三）护理质量控制工作方案的种类

护理质量控制工作方案有不同种类，包括长期的如5年护理质量控制工作规划、年度护理质量控制工作方案，专项的如安全管理工作方案。

（四）护理质量控制工作方案的范围

1. 人员的计划、各级护士的工作岗位职责和制度、各级护士的考核制度等方案，主要用于加强对护士的管理和培养。

2. 护理质量控制及护理质量持续改进工作方案，是确保为患者提供优质、高效、低耗的医疗服务所制订的工作方案。主要用于加强行政运行和服务经营的管理，包括日常护理工作方案（月计划、周重点、日重点），提高服务品质的计划、改善护理工作流程、改进护理技术、提高护理质量等的工作方案。

（五）制订护理质量控制工作方案的过程

1. 收集相关资料。

收集有关护理服务对象的需求、护理组织自身的管理服务需求、护理技术水平及人力资源情况等。通过对护理管理组织或管理系统所处的内外环境进行综合分析，做出科学评估，预测可能出现的问题，明确自己的优势与不足。

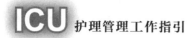
2. 设立目标。

在收集相关资料的基础上，根据调查和预测的有关数据、资料制定护理管理组织、护理管理者或护士个人的目标，包括时间、空间、数量三方面的内容。

3. 分析前提条件。

评估护理管理组织执行方案所需要的潜能和资源，即明确工作所需要的预期内外部前提条件。外部前提条件（外部环境）包括社会环境、技术、伦理道德、药品、器械、设备等。内部前提条件（内部环境）包括护理管理组织内部的现行政策、条例、人力、技术能力等。

分析前提条件实际上是对内外部环境进行分析评估的过程，如对护理组织内部的优势与劣势，护理组织外部可能存在的机遇、不利因素或威胁进行分析评估。

4. 确定护理质量控制总体方案。

通过对前提条件的分析，制订护理质量控制总体方案，并对制订的总体方案进行分析。分析时应注意总体方案与护理管理组织目标的相关程度；各科室、各病区对总体方案的接受程度，总体方案依据的可靠性、科学性、可行性；总体方案效应的显著性等。选择可行性、满意性综合最佳的总体方案。

5. 制订辅助方案。

对已确定的总体方案进行分解，从而制订为实现总体方案而派生出来的辅助方案，以支持总体方案的贯彻和落实。如护理质量控制工作年度工作方案制订后制订安全管理计划、防差错计划、防压力性损伤计划等辅助方案。

6. 设定方案落实及评价。

横条目有项目、内容、责任人（科室）、计划时间及目标等。

（六）制订护理质量控制工作方案的注意事项

1. 对上负责的原则。要贯彻上级的方针、政策精神。

2. 切实可行的原则。要从实际情况出发定目标、定任务、定标准，既不要因循守旧，也不要盲目冒进。应当保证可行，能基本做到，其目标要明确，其措施要可行，其要求也是可以达到的。

3. 集思广益的原则。要深入调查研究，广泛听取一线 ICU 护士的意见。

4. 突出重点的原则。要分清轻重缓急，突出重点，以点带面。

5. 防患未然的原则。要预先想到施行中可能发生的偏差、可能出现的故障，有必要的防范措施或补充办法。

6. 设定合理的目标。方案合理，但要具挑战性。

7. 制订方案时要想到自己存在的问题。

8. 在制订护理质量控制工作方案的同时，根据工作方案制定具体考核办法。

9. 按护理质量控制工作方案及考核办法检查、指导临床护理工作，重点检查实施及落实情况。

10. 由护理部及科室护士长共同完成 ICU 护理工作质量检查。

11. 将检查结果及时汇总、反馈给科室人员。

12. 针对检查发现的问题及时制定整改措施,并将此措施告知全体ICU护士。

13. 护理工作质量检查结果作为科室进一步质量改进的参考,并作为护士长管理考核重点。

14. 护士长对拟开展的新技术、新业务做好相关人员培训并登记,制定相应护理常规,报护理部审批、备案。

三、ICU护理质量控制的常用方法

护理质量控制措施必须符合客观性,也就是说在落实护理质量控制时先确定标准,并根据实际情况灵活处理,使各项措施具有有效性。护理质量控制的基本方法包括预先控制(前馈控制)、现场控制(过程/环节控制)、反馈控制(结果/事后控制)等。

(一)预先控制(前馈控制)

预先控制(前馈控制)指通过观察患者情况、整理收集到的病情信息,掌握事情发生规律,预测患者在住院期间可能出现的问题,提前采取应对措施,将可能发生的风险消除在萌芽状态中。预先控制(前馈控制)发生在实际工作前,在护理活动开始之前对可能出现的结果进行预分析、研究、预测,采取防范措施,事先控制可能出现的偏差,是护理工作的导向。

如新收患者时,责任护士应对新入院患者进行压力性损伤风险评估,评估疾病严重程度、自主活动能力因素、营养状况因素等有无导致患者发生压力性损伤的风险。对可能发生压力性损伤风险的高危患者进行预干预,如对可能导致压力性损伤的风险因素的预处理、加强巡视、提高对患者的关注程度,对发生压力性损伤的风险提前进行防范。

护理质量控制的预先控制(前馈控制)贯穿于患者的整个护理过程,措施随着患者的病情变化而呈动态性。如前述压力性损伤案例的预先控制(前馈控制)中,当对患者入院时的评估风险预处理后,患者发生压力性损伤的风险系数降低,但随着诊疗方案的实施,也可能出现新的压力性损伤风险因素,如病情加重、自主活动受限、营养状况得不到改善等,对这类患者应做好压力性损伤的预先控制(前馈控制),将患者发生压力性损伤的风险降到最低。

预先控制(前馈控制)实施的具体要求如下。

1. 要收集患者大量的、准确的、有代表性的信息以便准确预测护理风险。

2. 要充分了解护理质量控制过程,并具有较强的风险预判能力。

3. 对护理过程中的细微变化高度敏感。

4. 在落实护理质量预先控制(前馈控制)时应保持预先控制(前馈控制)的动态特性。在落实护理质量预先控制(前馈控制)时应防范过度控制的风险,使护理质量预先控制(前馈控制)既能满足对护理活动的监督和检查需要,又不与被监控对象发生冲突,做到既能全面控制,又能分清主次,对重点环节进行重点控制。

(二)现场控制(过程/环节控制)

现场控制(过程/环节控制)是护理管理者对正在进行的护理工作或护理行为给予

必要的指导、监督、纠正,以保证护理工作和护理行为按照规定的程序和要求进行的管理活动。现场控制(过程/环节控制)是一种主要为基层护理管理者所采用的控制方法,是护理质量控制方法中最能发现各项护理工作是否规范、护理措施是否落实、护理带教工作是否规范等的方法。

如在新护士到岗后、独立上班前均有带教导师,带教导师的责任心及工作规范性、工作习惯等影响着新护士以后的工作质量。对带教过程实行现场控制(过程/环节控制),定期到护理工作现场进行巡查,及时发现问题、解决问题,提高带教质量。在带教阶段及新护士刚独立上岗阶段实行现场控制(过程/环节控制),有利于新护士形成规范工作的习惯及意识,提高护理质量。

护理管理者进行现场控制(过程/环节控制)时,应亲临临床护理工作一线环境,对临床一线护士的护理工作与护理行为进行认真仔细的观察和监督,以计划或标准为依据,逐级实施控制,应避免单凭主观意志进行工作。

(三)反馈控制(结果/事后控制)

反馈控制(结果/事后控制)是护理管理者分析以前的护理工作执行情况与结果,并将它与护理质量控制标准相比较,发现护理工作中偏差并找出发生偏差的原因,拟定整改措施以防止偏差继续向不好的方向发展或继续存在,最终带来不良后果。

反馈控制(结果/事后控制)是护理工作输出信息和输入信息相互作用,使护理管理活动趋向一个目标,反馈控制(结果/事后控制)必须重视信息工作。实行反馈控制(结果/事后控制)应首先确立标准,也就是明确护理质量控制的对象、建立护理质量标准,包括护理质量指标体系、程序标准、质量标准、行为标准等。其次是确定衡量成效指标,对护理质量反馈控制(结果/事后控制)的效果进行定性或定量描述,将成效与标准进行比较,找出偏差,分析偏差的原因,纠正偏差,将成效与标准比较,调整目标,提高护理管理系统的控制力。

反馈控制(结果/事后控制)是在调查研究的基础上实施的。在调查研究的基础上对收集到的信息进行综合分析,对信息的分析应由粗到细、由表及里、由此及彼、去伪存真,需要执行者有敏锐的观察力与较强的分析能力。在实现反馈控制(结果/事后控制)时应注意的问题是及时获取实时信息,提高质量控制时效,同时应具有全局观念,面向未来。护理质量实行反馈控制(结果/事后控制)的优点是为护理管理者提供了关于计划执行的效果的真实信息,同时可以增强员工的积极性。

反馈控制(结果/事后控制)的主要缺点是时间滞后的问题,即从发现工作或行为偏差到采取改正措施之间可能有时间延迟的现象,在进行更正的时候,实际情况可能已经有了很大的变化,而且往往已造成了损失。

(四)其他护理质量控制方法

1. 加强护理质量控制的组织管理,提高护理质量管理的有效性与效率。

1)建立各级护理质量控制体系,实行全面质量管理,落实持续护理质量改进。

2)落实分级控制,加强三级检控,即自我检控、逐级检控与监督检控。

3）落实护理质量全面管理，实行护理质量数据化，量化护理质量细节评分标准，最终达到量化护理质量控制结果。

2. 注重护理质量促进，追求护理质量零缺陷。

加强细则管理，重视护理风险防范，追求护理质量零缺陷。定期针对可能会对患者、护士产生伤害的潜在问题进行检查。

3. 建立护理紧急风险预案，保障护理质量与患者安全。

建立各种突发事件的应急预案，如紧急状态下对护理人力资源调配方案，针对环境安全、患者安全、各种仪器故障及职业暴露时的应急预案，提高护士应急能力及保障患者安全。

4. 强化护理质量安全管理，关注护理工作关键流程与关键环节。

1）ICU患者安全管理：加强ICU患者跌倒危险因素评估，落实ICU患者防跌倒措施等。

2）建立护理质量安全管理关键流程：规范护理安全工作的相关要求、提高护士对患者识别准确性的相关要求、提高ICU患者外出检查/转运的要求及高危皮肤患者皮肤护理要求等，以保证患者安全。

3）落实健康教育制度：根据各专科疾病特点，制定专科疾病健康教育路径，规范落实健康教育措施，提高健康教育水平。

5. 建立有效的奖惩机制。

1）惩罚项目：每月护理质量控制检查总分未达标，发生差错、护理纠纷、投诉并经核实，发生护理并发症隐瞒不报，患者满意度调查中被点名批评。

2）奖励项目：预防了护理差错的发生；年终将质量控制总分进行量化统计、排序，综合成绩前三名病区给予集体奖励；管理规范的病区护士长给予奖励，并作为评选优秀护士长的主要条件；特殊事件受表扬的人或事；患者满意度调查中点名表扬的突出者等。

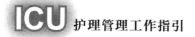
第二节 ICU 护理质量持续改进

一、护理质量持续改进的内涵

护理质量是护理安全的重要保证，是护理管理永恒的主题和核心。以患者为中心、以质量求发展是护理质量管理必须遵循的原则。护理质量持续改进是在原有质量基础上不断定位更高的标准，是在全面护理质量管理基础上注重环节质量控制的质量管理理论，是护理质量持续提高、增强满足要求能力的循环活动，是一种持续性的研究，以探索更有效的方法，使护理质量达到更高的水平，护理质量管理始终处在一个良性循环的轨道中，是新时期医院质量管理发展的重点。

护理质量持续改进是在全面护理质量管理基础上发展起来的，更注重过程管理、环节质量管理，因此护理质量持续改进应抓住重点。全面护理质量管理包括基础质量管理、环节质量管理、终末质量管理三部分。

（一）基础质量管理

基础护理质量管理是对护理工作需求的各要素进行质量管理，包括护士数量、护士素质、护理设施、工作环境、护理技术、物资和信息七个方面，通过思想政治教育、质量教育、管理规章制度的落实和奖惩来进行。

（二）环节质量管理

环节质量管理是对各环节的具体工作实践所进行的质量管理，也就是对运行中的质量进行管理，如住院病历、各种操作的过程等。环节质量管理主要体现在以下几方面。

1. 对关键环节的质量管理，如高危环节、高危人群、高危时段、高危操作等环节的质量管理。

2. 对重点患者的管理，如大手术患者、急危重症患者等。

3. 对问题工作人员的管理。

4. 对各项护理文书质量的管理。

5. 对新技术、新业务的管理。

6. 质量与安全的整体护理管理。

对关键环节和重点对象要采取全面检查、抽样检查或定期检查，也可采用数据统计方法进行分析并采取相应控制措施。一般环节质量管理可采用现场控制的方法，发现问题及时纠正。

（三）终末质量管理

终末质量管理主要是以数据为依据综合评价护理工作终末效果的优劣，如患者对护理工作的满意程度、是否发生了护理差错。

护理质量持续改进需要护理队伍内所有人员参加，人员间的分工是否合理、协作是否有利、职权是否到位，这些问题都将直接影响护理质量持续改进的效果。

二、护理质量持续改进的管理

护理质量直接关系患者的生命与健康，以患者为中心不断提高护理质量，是护理管理的中心任务。在全面护理质量管理基础上注重过程管理和环节质量管理的重点是建立三级护理质量持续改进体系（院级护理质量持续改进小组—科室护理质量持续改进小组—病区护理质量持续改进小组），对各级人员、各项护理工作进行全面控制，提升护理服务水平与护理工作质量，提高患者的满意度。

（一）护理质量持续改进小组职责

三级护理质量持续改进体系的各级护理质量持续改进小组均有其相应的工作职责与工作重点。

1. 院级护理质量持续改进小组工作职责。

1）在医院护理质量管理委员会的指导下工作。

2）根据护理质量控制计划落实各项护理工作。

3）每季度召开工作会议，对护理部组织的护理质量检查存在的问题进行分析讨论，对检查中发现的问题与临床科室共同研讨，提出改进措施并限时整改，每月在护士长会上汇报、讲评当月质量控制结果，对全院护理质量存在的共性问题、安全隐患问题等进行讲评，以供借鉴，对共性问题制定可行的改进措施，跟进整改措施的落实情况及整改效果。

4）协助督促检查各项制度、规范、临床的落实情况，并对现有制度、规范、流程等的合理性进行分析，对工作中发现的各项护理流程存在的问题提出修改意见，参与各项制度、标准规范、临床的修订。

5）根据护理质量控制管理委员会要求定期到临床一线巡查，定期对巡查发现的问题进行质量评价、分析、反馈，提出整改措施，跟踪整改效果，持续提高护理质量。

6）落实护理质量讲评制度，每季度组织护士大会，主要对季度上报的护理事件（安全隐患、护理差错、护理投诉、特殊案例、特殊事件、媒体上报道的医疗事件等）发生原因、结果或后果进行分析，提出正确的处理方法，让护士在案例分析中吸取经验、教训，提高护士安全意识。

7）对护理缺陷、事故进行分析、讨论、鉴定，提出处理意见，对科室出现的护理缺陷、差错与纠纷及时组织讨论分析会，并向分管院长提交讨论与处理结果。

2. 科室护理质量持续改进小组职责。

科室护理质量持续改进小组是护理质量管理的中层组织，起到承上启下的作用，监督院级护理质量持续改进小组对护理质量问题的整改建议的落实情况，也负责本科室护理质量持续改进措施的制定与督促落实。

1）按照院级护理质量持续改进小组工作要求落实各项工作，组员主要包括科护士长、区护士长及病房护理组长。按照护理部护理质量持续改进工作计划，结合本科室实际情况，制订针对性、操作性强的科内护理质量持续改进工作计划，主要负责落实各专科护理质量持续改进。

2）每月召开小组会议，总结每月护理质量检查存在的问题，以及整改措施是否有效，对改进情况进行评价；定期进行护理质量分析，制定改进措施；每月针对院级护理质量持续改进小组检查中发现的问题，结合本科室实际情况，提出改进措施，并在全科护士会上反馈。

3）定期组织科室护士学习护理常规、操作规程等，强化质量意识和安全意识。

4）每天对安全隐患较大、较长时间无改进的问题落实有针对性的重点监控，真正实现护理质量持续改进。

3. 病区护理质量持续改进小组职责。

护士是护理质量持续改进措施落实的执行者，病区护理质量的维持，关键是 ICU 责任护士对各项措施的执行力。病区护理质量持续改进小组的工作职责是直接对 ICU 责任护士的执行力进行监控，因此其组员为基础护理管理者，即护理组长及责任护士。

由高级责任护士、初级责任护士组成，负责落实各项护理质量持续改进计划及改进目标。组员之间互相监督，检查各自负责的质量控制项目的质量与整改措施的落实情况，对整改效果欠佳的问题互相提醒。每周利用晨会集体交接班的时间，由科护士长组织，对本病区护理质量持续改进效果进行考评，并做好记录，把存在的问题通知责任人及时进行整改，以自控为主、互控为辅、结合组控的模式落实护理质量持续改进。

（二）护理质量持续改进程序

护理质量持续改进是护理管理的一个永恒的目标，是护理质量管理的根本。护理质量持续改进程序分为四步。

1. 了解护理服务与护理工作质量现状。

1）从患者角度了解护理服务与护理工作质量现状。以患者为关注焦点，以"始于患者需要，终于患者满意，以患者为中心，服务从我做起"的护理服务理念，全面了解患者的需求和期望值，包括当前的和未来的。通过发放住院患者及出院患者满意度调查表、出院患者电话随访、住院患者家属座谈会及患者投诉处理反馈等途径，了解患者对护理服务的需求和期望值。同时了解基础护理及特级护理措施、一级护理措施的核心制度，如腕带查对制度、派发口服药核对制度、输液时的查对制度的落实情况，护理工作的效率及护士理论与技术水平等，以确定护理服务目标及护理管理方向。

2）从护士角度了解护理服务与护理工作质量现状。在落实自我控制、两两互相控制、他人控制相结合的护理质量控制过程中，日常护理工作巡查过程中，季度检查过程中及专项检查过程中了解护理服务与护理工作质量现状，了解影响护理服务与护理质量的关键点，分析判断护理质量持续改进的必要性。从护士角度了解护理管理者工作效率、工作方式方法、培训内容、培训时间安排及护理人力资源合理运用情况，以确定护理质量目标及护理管理方向。

3）从医生及其他医护人员的角度了解护理服务与护理工作质量现状。通过医生及其他医护人员对护理服务与护理质量的满意度调查，了解护士工作责任心、与医患沟通能力、护理技术水平、病情观察能力、发现患者问题和处理问题的能力、医嘱执行情况等方面的满意度，与现实护理工作现状进行比较，从医生及其他医护人员的角度了解影响护理服务与护理质量的关键点，为制定具有可追求性目标提供依据。

2. 确立持续质量改进应达到的目标。

根据从医护患三方了解到的护理服务与护理质量现状及患者需求，结合实际情况确定护理服务与护理质量目标定位，确立护理质量持续改进的目标或改进后护理服务与护理质量应达到的深度。将开展的护理服务活动及所需护理人力资源作为过程进行管理，对影响护理服务与护理质量的关键过程加以管理与控制。

例如，患者住院流程中，涉及的流程包括患者入院前先准备好床单位及住院患者所需物品，患者到达病区后安排病床、测量生命体征、询问一般病情及做好体格检查、进行入院宣教等，最后通知主管医生收治患者、准确执行医嘱等。在收治患者过程中，应注意的关键问题是患者对环境的不熟悉及对病情的不了解使他们存在明显的焦虑心理，期待得到更多的关怀，了解病情、治疗方案等信息。

有研究表明，在医疗环境、服务态度、服务质量、医疗信息和医疗费用五方面，患者期望值最高的是服务态度，其次是服务质量，然后是医院环境，最后是合理收费和提供足够的医疗信息。

要在入院初期取得患者的信任，让患者在入院时有安全感，就应了解患者需求，明确在患者期望值高的关键护理方面存在什么问题，根据患者的需求结合护理工作存在的问题制定护理质量持续改进措施并落实到位，通过以点促面、点面结合，使整个护理服务活动可以更高效地得到期望的结果。

3. 制定护理质量持续改进措施并有效实施。

制定护理质量持续改进措施时应明确要加强管理与控制的护理服务关键点，确定护理活动过程需控制的每个关键环节及关键环节存在的问题，在落实护理质量持续改进措施时加强控制，以达到或超越患者的期望值。

大部分患者入院时对环境不熟悉、对就医流程不熟悉等，期待在入院时得到更多的关怀与关注，因此患者入院时，护理工作应做到八个一：在患者入院时给予一张真诚的笑脸、一声亲切的称呼、一句热情的问候、一张整洁的病床、一杯温热的开水、一次耐心周到的入院介绍、一次明确规范的入院评估、一次详细全面的健康教育。让患者在每个环节接触护士时均产生亲切感，满足了其就医的期望值，取得患者的信任。

护士是护理质量持续改进措施的具体实施者，工作质量与护理质量息息相关，因此需要全体护士积极参与。这就要求全体护士转变质量意识，通过多宣传、多教育、多沟通，使护士充分认识自身对护理质量的影响及作用，正确认识影响护理工作的制约条件，客观对待护理工作中出现的压力与挫折；加强培训力度，全面提高护士的整体素质、工作能力、知识水平和临床经验。在工作落实时分解目标、落实责任，使设定的目标更贴近ICU护士的目标，才能督促他们努力采取有效手段去实现。

4. 对护理质量持续改进的效果进行评价。

保证效果达到预期目标，如效果不肯定要进一步追溯原因，加以改进，直至达到预期目标。对关键活动实施结果进行分析，采取措施解决存在的问题，持续提高护理质量，形成完善的监督机制。例如，每月对实施情况进行质量检查、效果评价，如发现某一个护理活动中的某个过程做得不够完善，只有采取有力的、针对性强的措施纠正，不断优化，才能缩小护理服务质量与患者的期望值之间的差距。

（三）护理质量持续改进工作方案的制订

护理质量持续改进是在全面护理质量管理的基础上，注重过程管理和环节质量管理的质量管理理论，因此在制订护理质量持续改进工作方案时，应与护理质量控制工作方案相结合，在护理质量控制的基础上，注重对护理工作过程与工作环节的质量控制与存在问题的改进。因此在制订护理质量持续改进工作方案前，护理管理者必须对目前的护理质量现状进行调查研究，收集有关资料。

资料来自各级护理质量控制小组的综合检查、日常护理工作巡查及夜班检查。对收集到的资料进行分析，找出问题原因，列出影响护理质量的因素。对所列影响护理质量的各种因素进行判断分析，找出主要的影响因素加以研究，找出各个护理工作及护理行为的薄弱环节，为制订明确的护理质量持续改进工作方案和措施提供依据。

护理质量持续改进工作方案包括实施方案、预期效果、进度安排、责任人、执行者和具体方法等，并提出时间、数量、质量等要求，责任落实到各个护理单元和护士。

（四）护理质量持续改进技巧及注意事项

护理质量持续改进注重对护理风险的防范，对患者、护士可能产生伤害的潜在问题进行识别、评估、采取正确的护理行为，排除护理工作中的风险因素，对一切影响护理质量管理的因素和现象都应主动估计，将预见行为贯穿于临床护理工作的各个环节，体现了全员、全过程、全部门护理质量控制的全面质量管理思想。

1. 注重患者安全环节的质量控制。

1）通过护士长晨间业务查房的方式，了解护士对病情及护理问题的掌握管况，护理措施的落实及效果，发现护理工作不足之处，纠正及指导；发现患者安全隐患，指导护理措施。在实施过程中应注意把握时间，为了减少晨间业务查房的时间并达到目标，可以采取分组查房的方式，同时可以在参与查房的护士选择、查房病例选择、查房方式上进行创新，重点是解决一些突出问题，进行指导及质量控制。

2）对疑难危重症患者、新入院患者、术后患者、特殊检查和治疗的患者、有自杀倾向的患者等加强监管。

3）加强对特殊药物使用患者的安全管理，涉及使用仪器选择（输液泵、注射泵、输液控制器等）、滴速的控制、使用中的安全监控。同时加强高危药物存放环节管理及护士安全隐患意识的培训等。

2. 注重护理工作关键环节的质量控制。

1）注重交接班的落实，如术前、术后的交接，白班与夜班交接。

2）注重查对制度的落实，如药物查对、床边二人核对、参与医嘱核对等。

3）护士长、组长注重早、中、晚对治疗落实情况的检查。

3. 注重对关键护士的针对性指导。

1）对工作能力薄弱者，排班时注意人员搭配，及时指导培训。

2）对工作责任心不强者，采取不定期巡查，注重检查。

3）对新上岗护士、进修护士、实习护士采取由导师进行质量控制的方式。

4. 注重日常护理工作的计划管理。

1）每周有重点地安排检查各项护理质量，以周为单位循环落实。

2）充分利用重点管理方法，利用 A、B、C 分析法，抓住关键，保证重点工作按计划完成，在完成计划内工作外，兼顾一般工作。

5. 加强时段管理意识。

1）护士时段：加强对新入职、新转科、职称晋升、从繁忙时段突然转换到清闲及交接班等时段的监控。

2）患者时段：加强对新入院、新转入、急危重症患者抢救时段的监控。

6. 加强对特殊患者的关注与沟通。

1）对于需使用贵重自费药品或材料、低收入阶层的自费患者、孤寡老年人或虽有子女但家庭不和睦者，在各项治疗、护理前告知每天治疗护理所需的大概费用。

2）对于在与医护人员接触中已有不满情绪者，注意沟通技巧，避免模棱两可的话语，最好由主管医生统一答复病情。

3）对于病情复杂，预计手术等治疗效果不佳或预后难以预料，可能发生纠纷者，加强病情观察，及时告知家属病情变化。

4）对于治疗期望值过高，而且在交代病情过程中表示难以理解者，或情绪偏激者，在沟通时不能将话说得过于绝对，以免在发生纠纷时没有回旋的余地。

5）对于具有一定医学知识者，在履行告知义务时应准确，最好由医生统一解释病情及治疗。

6）对于经本院医护人员介绍者，一切护理行为都应严格遵守规范执行，切忌为了友情而做出违反规定的事情。

7. 注重对护理管理者管理工作与沟通技巧的培养。

加强对全体护士的职业管理，合理使用护理人力资源。在对护士的管理中，不能只看到下属的缺点，也不能总是盯着下属的缺点。护理管理者应把焦点放在护士的优点上，让不同的护士在各自的岗位上发挥特长，最大化地发挥每个护士的潜能，让全员参与到护理管理中来，提高护理管理效率。

8. 在护理质量持续改进工作中落实"分级管理，分线负责"的系统管理体系。

将"分级管理，分线负责"的系统管理体系落实于护理质量持续改进工作始终，并将护理质量安全性评价贯穿于全程护理工作中，做到管理思路清晰、条理清楚、责任落实。在落实"分级管理，分线负责"的系统管理体系时，应不断修改、补充、完善各种规章制度。按照"分级管理，分线负责"的原则全面地修改、补充和完善有关的规章制度，落实护理安全管理责任制。

在制定各项规章制度时应考虑护理工作中的关键环节。对于患者安全管理中的特殊患者、护士管理中的关键人员、时段管理中的关键时段等，进行"全员、全面、全过程"评价，按照"整理、整顿、整改"的方针开展评价工作。

在落实"分级管理，分线负责"的系统管理体系时，要求各级护士掌握各工护理质量标准，提高全体护士对各项护理质量标准的认识与理解，只有掌握了各项护理质量标准并自觉地将其运用到临床中，在临床工作中自觉按标准落实各项工作，才能规范护理行为，确保各项护理工作均能规范落实。

（五）护理质量持续改进常用方法

护理质量持续改进常用方法包括以下几种。

1. 建立护理质量实时控制的管理模式。

通过护理过程的前馈控制、反馈控制和现场控制来实时控制系统，实现护理部决策层、管理层和执行层对护理质量实时信息的有效监测和控制，建立一个可"治"可"防"的护理质量控制体系。在临床护理工作中通过加强过程管理，及时发现安全隐患，落实护理质量持续改进，发挥"预防"作用。

2. 建立护理质量讲评制度。

1）成立院级、科级、区级护理质量讲评小组，小组成员由相关护理质量持续改进小组成员组成。

2）护理质量讲评内容：重症基础护理、患者安全目标、急救及药物管理、院感染控制、整体护理、护理文书，ICU、手术室、供应室、产房、门诊、急诊等特殊科室护理质量管理要点及存在问题等。

3）护理质量讲评资料来源：每季度质检发现的存在问题、护士长日夜查发现的问题、各科及病区每季度及每天检查发现的安全隐患，各科的特殊案例、特殊事件、防差错案例等。

4）收集信息：每季度质检资料由护理部下发。科级、区级护理质量讲评小组成员在平时工作中收集并记录自己分管工作的护理信息，重点是易造成差错事故及引发护理纠纷的隐患，如查对不严、观察病情不及时、患者病情急剧变化未发现、责任心不强、语言不规范、缺乏沟通技巧等问题。

5）护理部每季度、科室每月、病区每周组织相应级别护理质量讲评小组成员碰头会，将各自收集的信息和护士长观察的问题进行汇总，大家充分讨论。从纠纷发生原因的量变到质变进行认真分析研究，综合评价找出原因，制定切实可行的预防措施。

6）召开月护理质量讲评会：建议病区安排在晨会集体交接班后，科室安排在每月固定的某个下午，参与人员为除值班人员外的其他护士（值班人员另定时间讲评）。

3. 建立护理质量信息反馈制度。

护理部与护理质量持续改进小组将每次检查出的问题及时向科护士长及当班护士反馈，分析产生的原因，提出解决的办法。每月将全院存在的共性及个性问题在护士长会上进行反馈。有严重问题、差错事故隐患、患者投诉现象随时进行反馈，以便全院能够引起高度重视。

在反馈过程中把患者不满意的工作作为重点，使科室工作既有常规工作、又有重点工作。在落实护理质量信息反馈制度时要抓住三个要素：一是结果要准，二是信息要灵，三是反馈要及时，因为有效的控制是在有限的时间内完成的。

4. 建立规范的临床护理操作巡查制度。

1）目的：通过巡查日常护理工作、操作规范情况，加强现场管理，规范临床护理操作；及时发现潜在的护理安全隐患，提高护理工作的安全性和有效性。

2）具体要求：由护理部及科、区护士长组成规范化巡查小组，每周不定期到科室巡查。将巡查中发现的问题认真详细地记录。如在巡查中发现有好的、值得表扬推广的做法，填写在巡查本备注栏内。

3）巡查人员安排：每次由 1 名科护士长带领 1 名病区护士长巡查。

4）巡查内容：护士日常护理操作的规范情况，工作的计划性、条理性；温馨入院介绍，应铃及应铃后服务规范，护士长的日常管理、护士的带教情况及护生的规范操作情况等。

5）每天巡查结束后，于检查当天或第二天上午 8：30 以前将巡查本交到护理部。护理部定期将巡查中发现的问题汇总下发至各病区，各病区根据反馈意见整改。

5. 建立病区护士一人一职护理质量管理制度。

落实病区全员参与的护理质量持续改进工作体系，制定病区一人一职护理质量管理职责。每月对所负责的护理质检项目进行自查，并将检查结果登记在记录本上。每年将护士所分管的项目进行调整，通过对所管项目的轮换，使每个护士都能熟悉所有护理质量检查标准，如药品的管理、急救物资的管理等。

6. 建立防差错案例上报与分析制度。

将 ICU 护士在护理工作中防差错的案例每月进行汇总分析，上报至护理部。护理部每季度对防差错案例进行分析并组织护士研讨，将安全隐患消灭在萌芽状态。

7. 应用 PDCA 循环落实护理质量持续改进。

制订护理质量持续改进工作方案，应确定护理质量管理目标，在执行中以实施管理目标及计划为目的。在执行计划中全面检查计划及措施的落实情况；及时发现、改正问题，总结经验；不断循环、改进，不断提高。使护士在临床护理工作时能自觉严格要求自己，护理行为逐步规范，护理质量问题重复发生率明显降低。从经验型和控制服从型的护理管理转变为积极参与、努力发挥创造力的护理管理，从而使护士自我管理能力得到加强，提高护理质量，保障患者安全。

PDCA 循环在临床护理管理实践的应用，使护理管理有的放矢、有始有终；既有基于现状的科学调查，又有具体的改进措施；并强化措施的追踪落实与效果评价；真正将护理质量"软指标"转变为"硬指标"。使临床护理质量监控更具有计划性和系统性，环环相扣、层层落实、反复循环，促进了管理效能的快速提高。

8. 建立患者参与护理安全管理的制度。

护理服务的对象是只有一次生命的人，除具有生物特点外，更具有社会和心理特点。护理服务对象的特殊性决定了护理质量的重要性，护理工作需体现人性化，以患者的护理需求和医嘱为基础，护患双方共同参与。如在提供护理服务前明确告知患者，尊重患者知情同意与隐私保护权，患者及其家属的配合及支持使各项护理工作更顺利地落实。

1）实施任何护理活动前，ICU 责任护士应亲自与患者或家属沟通，取得患者或家属的确认；其中特殊检查、治疗、护理，创伤性护理活动前需知情同意签字确认，作为最后确认手段，以确保实施操作等护理行为的顺利进行。

2）引导患者就诊时提供真实病情和真实信息，并讲解其对保障诊疗服务质量与安全的重要性。

3）针对患者的疾病和诊疗信息，为其提供相关疾病和健康知识的教育，协助患者及其家属对诊疗方案进行理解与选择。

4）主动邀请和鼓励患者参与护理安全管理，尤其是患者在接受手术、介入、有创操作与护理前告知其目的和风险，并请患者参与手术部位的确认。

5）需要使用设备或耗材的，为患者提供设备与材料的相关信息，让患者对操作有所了解，确认设备及耗材和患者身份具有唯一对应性，以及和相应费用的对应性。

6）药物治疗时，告知患者用药目的与需引起注意的不良反应。鼓励患者主动获取安全用药知识，充分体现患者知情权，并邀请患者参与用药时的查对。

7）对儿童、老年、孕妇、行动不便或残疾患者，用语言提醒、搀扶、请人帮助和使用警示标识等办法，邀请患方主动参与，防止患者跌倒事件的发生。

8）各级护理管理部门定期进行护士业务能力和安全护理培训，以实例举行安全教育，如护理案例、风险事件讨论。

9）定期向患者宣传参与护理安全活动，如新住院患者的入院介绍、签署住院患者告知书，邀请患者共同参与病房安全管理。

10）制定并发放患者安全指引：内容包括防跌倒、防坠床、防烫伤、防火安全、用氧安全、防盗安全、防压力性损伤、防感染、防二手烟吸入、勤洗手的原因等。

11）患者参与护理核心制度的落实：患者参与用药、抽血等的查对。

12）患者参与护理安全大行动：将压力性损伤管理和防跌倒、防坠床作为护理持续质量改进项目。设计压力性损伤护理指南时，要求患者和家属参与教育培训；设计预防跌倒护理指导单时，告知患者和家属配合方法；手术室在核实腕带等身份识别的基础上实施医护患三方核查制度，防止手术患者、手术部位及术式出现错误。

在护理质量控制与护理质量持续改进工作中，病区护士长既是检查者，又是被检查者。其对待检查中发现问题的正确态度直接影响着本病区护士的情绪，间接对护理质量的影响起着不可估量的作用。

对于护理质量控制检查中的某些现象及问题，每个人有独到的见解，同时也具有局限性。在发生这种情况时应引导护士正确对待检查中发现的问题，做到能虚心接受检查者的意见，客观看待问题、处理问题、解决问题。对检查者提出的问题有不同意见时能客观看待，做到有则改之、无则加勉，只有这样才能真正落实护理质量持续改进。

第三节 护理质量持续改进案例分析

一、案例介绍

2 床，女性，年龄 68 岁。诊断：一氧化碳中毒。入院时间：2023 年 3 月 20 日。过敏史：无。主诉：患者一人在家，夜间洗澡时晕倒在卫生间，患者家属回家后发现时已经呼之不应，拨打 120 送至我院急诊科后转入 ICU。患者呈谵妄状，留置胃管 2 天。夜班时患者自行拔出留置胃管。

二、原因分析

（一）患者因素

1. 置管不适，舒适度改变。留置胃管是临床常用的治疗手段之一。咽喉部有咽上神经分布，对刺激较敏感，声门裂下有喉返神经分布，是患者对鼻胃管耐受性较差的原因。

2. 年龄因素：老年人情绪不稳定、固执、缺乏适用性等，在置管不适、难以忍受时就自行拔管。

3. 意识状态：因患者神志不清，处于浅昏迷或者谵妄状态，不配合治疗或者在不耐受鼻胃管所带来的咽痛、恶心等不适时，会将胃管强行拔出。

4. 医学知识的缺乏和不良心理：患者对留置胃管的必要性缺乏了解，对自行拔管的危险性认识不足。

（二）医护因素

1. 护士缺乏相关经验。
2. 巡视患者不及时。
3. 健康教育不到位，和患者缺乏沟通。
4. 操作不当，胃管固定方式不妥。
5. 肢体约束不当。

三、应落实的护理质量持续改进环节

1. 合理使用镇静药。
2. 及时评估、及时拔管。
3. 加强沟通与健康教育。
4. 加强理论知识学习和临床个案积累。
5. 合理约束肢体。
6. 管道的妥善固定。

7. 合理安排人力资源。

四、效果评价

2023 年第一季度的非计划拔管率为 1.136%，按照改进计划学习执行后，第二季度非计划拔管率降至 0.378%。

第十一章　重症过渡病房的建设与管理

重症过渡病房（high dependency unit，HDU）又称为亚重症监护病房，为"相对稳定的急危重症"病房。重症过渡病房可以为特定患者群体提供监护，与 ICU 相同，监护仪器、抢救设备需要一应俱全，可随时进行抢救。

第一节　重症过渡病房的建设

一、重症过渡病房的建设需求

重症过渡病房的需求是建设重症过渡病房的关键。需要全面了解患者的数量和病情严重程度，以及医疗资源的供需情况，还需了解医疗机构的床位利用率、医护人员的数量和工作负荷、医疗设备和药品的供应情况等，通过与相关部门、专家和医疗机构的沟通，获得准确的数据和信息，从而确定重症过渡病房的建设需求。

通过了解医疗资源的供需状况，可以更好地规划重症过渡病房的建设和运营，确保资源的合理配置和利用。

二、确定重症过渡病房的规模和布局

根据重症过渡病房的建设需求确定重症过渡病房的规模和布局。

规模的确定需要考虑患者的数量、床位的需求及医疗资源的供给能力。同时，还需要考虑患者的病情严重程度，以确保重症过渡病房能够提供适当的医疗服务。

重症过渡病房的布局需要考虑到不同病种的分区、医疗设备的摆放位置及医护人员的工作流程等因素。通过科学合理的规划和设计，可以提高重症过渡病房的工作效率和服务质量。在重症过渡病房的布局中，可以根据病情的严重程度将患者分区，以便更好地管理和治疗患者。同时，还需要合理安排医疗仪器设备的摆放位置，以便医护人员能够方便地使用和操作仪器设备。此外，还需要考虑医护人员的工作流程，确保他们能够高效地开展工作。

三、确保重症过渡病房的基础设施和环境符合卫生标准

1. 确保供水、供电、排水等基础设施的正常运行。

1）检查和维护供水管道、电力设备和排水系统，以确保其正常运行和安全可靠。

2）确保供水的质量符合卫生标准，以保证患者和医护人员的用水安全。

2. 确保重症过渡病房的清洁和卫生。

1）定期进行清洁和消毒工作，以保持重症过渡病房的整洁和卫生。

2）制定清洁和消毒的标准操作规范，明确清洁和消毒的频率、方法和要求。

3）加强对清洁工人的培训，确保他们掌握正确的清洁和消毒技巧，提高清洁工作的质量和效果。

4）根据卫生标准，对重症过渡病房进行消毒和防疫工作，包括定期对重症过渡病房进行消毒，特别是对高风险区域和设备进行重点消毒。

5）加强对医护人员的培训，提高他们的防护意识和操作技能，以确保患者和医护人员的安全。

四、重症过渡病房的安全性和隔离措施

1. 确保重症过渡病房的防火设施完善。

1）安装火灾报警器、灭火器等消防设备，定期检查和维护，保证设备的正常运行。

2）制定火灾应急预案，明确火灾发生时的应急措施和责任分工，以确保患者和医护人员的安全。

2. 确保重症过渡病房的防盗措施有效，包括安装门禁系统、监控设备等，加强对重症过渡病房的安全监控和管理。同时，加强对医护人员的安全培训，提高他们的安全意识和应对能力，以防止不法分子的侵入和破坏。

3. 设置隔离区域，防止交叉感染的发生。在重症过渡病房中，根据患者的病情和传染性，设置相应的隔离区域，确保感染患者与非感染患者的有效隔离。同时，加强对医护人员的防护培训，提供足够的个人防护用品，确保医护人员的安全和健康。

五、重症过渡病房的通风和空气净化系统

良好的通风和空气净化系统对于重症过渡病房的建设至关重要，需要确保重症过渡病房的通风和空气净化系统正常运行，提供新鲜空气，并考虑使用空气净化设备，提高空气质量。

1. 确保重症过渡病房的通风系统正常运行，包括定期检查和维护通风设备，确保其正常运行和通风效果。同时，还需要合理设置通风口和排风口，以保证空气流通和新鲜空气的进入。

2. 考虑使用空气净化系统，提高重症过渡病房的空气质量。空气净化设备可以去除空气中的细菌、病毒、灰尘等有害物质，净化空气，提供更加清洁和健康的环境。选择合适的空气净化系统，根据重症过渡病房的规模和需求，确保其正常运行和有效净化空气。

3. 加强重症过渡病房的卫生管理，定期清洁和消毒重症过渡病房，保持室内环境的清洁和卫生。同时，加强对医护人员的防护培训，提高他们的防护意识和操作技能，以减少病原体的传播。

第二节 重症过渡病房仪器设备管理

一、确定重症过渡病房所需的仪器设备清单

在重症过渡病房建设之前，确定重症过渡病房所需的仪器设备清单。这需要根据重症过渡病房的功能和服务需求进行评估。可以参考相关的医疗标准和指南，与专业人士进行讨论，以确保仪器设备清单的准确性和完整性。

1. 确定重症过渡病房所需的医疗设备，包括基础的医疗设备，如血压计、体温计、心电图机等，以及特定病种所需的专业设备，如呼吸机、监护仪等。根据重症过渡病房的规模和服务需求，确定所需仪器设备的数量和型号。

2. 确定重症过渡病房所需的监测设备，包括生命体征监测设备，如血氧仪、血糖仪等，以及病情监测设备，如心电监护仪、呼吸监测仪等。这些设备可以帮助医护人员及时监测患者的生命体征和病情变化，提供及时的医疗干预。同时还需要考虑重症过渡病房所需的辅助设备，包括输液泵、吸引器、氧气供应设备等，以及床位、轮椅、担架等患者护理设备。这些设备可以提供患者的基本护理和舒适性支持。

二、确保仪器设备的正常运行和维护

为了确保重症过渡病房的正常运行，需要对仪器设备进行定期的检查和维护，包括仪器设备的清洁、校准、维修和更换等工作。

1. 制订仪器设备维护计划，明确维护的频率和内容。根据仪器设备的使用频率和特点，制订相应的维护计划，并建立相应的维护记录。定期对仪器设备进行清洁、校准和维修，确保其正常运行和准确性。

2. 培训医护人员正确使用仪器设备，并提供设备操作手册和常见故障处理指南。通过培训，医护人员可以掌握仪器设备的正确使用方法和操作技巧，提高仪器设备的使用效率和准确性。同时，还可以建立仪器设备使用的监测和反馈机制，及时了解仪器设备的使用情况和问题，以便及时处理和解决。

三、建立仪器设备的使用和维修记录

为了管理和追溯仪器设备的使用情况和维修历史，需要建立仪器设备的使用和维修记录。这可以帮助我们及时了解仪器设备的使用情况、维修历史和维护费用，为仪器设备的维护和更新提供依据。

1. 建立仪器设备的基本信息记录，包括设备的名称、型号、规格、购买日期、安装日期等信息。通过建立设备的基本信息记录，可以清楚地了解每台仪器设备的基本情况。

2. 建立仪器设备的使用记录，包括设备的使用日期、使用人员、使用时长等信息。通过记录仪器设备的使用情况，可以了解仪器设备的使用频率和使用情况，及时发现仪

器设备的异常情况。同时还需要建立仪器设备的维修记录，包括仪器设备的维修日期、维修内容、维修人员等信息。通过记录仪器设备的维修历史，可以了解设备的维修情况和维修频率，及时进行仪器设备的维护和维修。

3. 记录仪器设备的维护费用，包括设备的维护费用、维修费用、耗材费用等。通过记录仪器设备的维护费用，可以了解设备的维护成本，为仪器设备的预算和费用控制提供参考。

第三节 重症过渡病房的医院感染管理

一、制定医院感染管理政策和流程

重症过渡病房的医院感染管理是确保患者和医护人员安全的重要环节。为此，需要制定医院感染管理政策和流程，明确医院感染防控的目标、原则和具体措施。

1. 政策和流程应包括感染预防、控制和报告等方面的要求，以确保重症过渡病房的医院感染管理工作有章可循。

2. 需要明确医院感染管理的目标和原则。医院感染管理的目标是降低医院感染的发生率，保障患者和医护人员的安全。医院感染管理的原则包括科学、规范、全员参与、持续改进等，以确保医院感染管理工作的有效性和可持续性。

3. 需要制定具体的医院感染管理措施，包括感染防控的各项措施，如手卫生、消毒灭菌、个人防护、环境清洁等。

4. 需要明确医院感染报告的要求，包括感染病例的报告、监测数据的收集和分析等。

5. 需要明确医院感染管理的责任和分工，包括指定医院感染管理的责任部门和人员，明确各级管理人员和医护人员在医院感染管理中的职责和任务。

6. 需要加强对医护人员的培训，提高他们的医院感染防控意识和操作技能。

二、加强重症过渡病房的清洁和消毒

重症过渡病房的清洁和消毒是医院感染管理的重要环节。为了确保重症过渡病房的清洁和消毒工作有效进行，需要制定清洁和消毒的标准操作规范，明确清洁和消毒的频率、方法和要求。

1. 需要制定清洁的标准操作规范，包括清洁的频率、清洁的范围、清洁的方法等。根据重症过渡病房的特点和需求，制定相应的清洁标准，确保重症过渡病房的环境清洁和卫生。

2. 需要制定消毒的标准操作规范，包括消毒的频率、消毒的范围、消毒的方法等。根据重症过渡病房的特点和需求，制定相应的消毒标准，确保重症过渡病房的设备、表面和空气等得到有效的消毒。

3. 需要加强对清洁工人的培训。培训内容包括清洁和消毒的操作技巧、使用清洁剂和消毒液的正确方法、个人防护的要求等。通过培训，提高清洁工人的操作技能和卫生意识，确保清洁和消毒工作的质量和效果。

三、建立医院感染监测和报告机制

建立医院感染监测和报告机制是及时发现和控制医院感染的重要手段。为此，需要建立医院感染监测系统，定期对重症过渡病房进行感染监测，包括患者感染率、细菌耐

药性等指标的监测。同时，还需要建立医院感染报告机制，要求医护人员及时报告医院感染病例，以便采取相应的控制措施。

1. 建立医院感染监测系统，包括建立感染监测的指标体系，明确监测的内容和方法。根据重症过渡病房的特点和需求，选择合适的监测指标，如感染发生率、细菌耐药率等，定期进行监测和分析。

2. 建立医院感染报告机制，包括明确感染病例的报告要求和流程，建立感染病例的报告表格和报告系统。要求医护人员及时报告医院感染病例，包括确诊病例和疑似病例，以便及时采取相应的控制措施。

3. 需要建立感染病例的调查和分析机制。对于报告的感染病例，进行详细的调查和分析，了解感染的原因和传播途径，采取相应的控制措施，防止感染的扩散和再次发生。

四、提供充足的医护人员个人防护用品

为了保护医护人员的安全，需要提供充足的个人防护用品，包括口罩、手套、防护服等。需要确保这些个人防护用品的质量和供应充足，以满足医护人员的需求。

1. 确保个人防护用品的质量，包括选择符合标准的口罩、手套、防护服等，确保其具备防护效果。可以与可靠的供应商合作，选择质量可靠的个人防护用品，并进行必要的质量检测和认证。

2. 确保个人防护用品的供应充足，包括合理的采购计划和库存管理，以确保个人防护用品的及时供应。可以与供应商建立稳定的合作关系，确保供应链的畅通和供应的可靠性。

3. 加强对医护人员的培训，确保他们正确使用个人防护用品，避免感染的风险。培训内容包括正确佩戴口罩、手套和防护服的方法，正确处理和处置使用过的个人防护用品，以及个人卫生的重要性等。通过培训，提高医护人员的防护意识和操作技能，确保他们的个人安全和健康。

五、加强患者和访客的教育和宣传

患者和访客的教育和宣传是医院感染管理的重要环节。需要加强对患者和访客的教育，提高他们对医院感染防控的认识和配合度。

首先，可以通过宣传栏、宣传册、宣传视频等方式，向患者和访客传达医院感染防控的知识。这包括宣传医院感染防控的基本原则、个人卫生的重要性、手卫生的正确方法、就诊流程和注意事项等。通过宣传，提高患者和访客对医院感染防控的认识和重视程度。

其次，可以通过就诊指南、宣传海报等方式，向患者和访客介绍就诊流程和注意事项。这包括预约挂号、就诊前的自我评估、就诊时的个人防护措施等。通过提前告知和宣传，引导患者和访客正确使用个人防护用品，减少医院感染的风险。还可以通过医护人员的口头宣传，向患者和访客解释医院感染防控的重要性和具体措施。医护人员可以与患者和访客进行沟通，回答他们的疑问，提供相关的建议和指导。

第四节 重症过渡病房人力资源管理

一、确定重症过渡病房所需的医护人员数量和岗位职责

为了确保重症过渡病房的正常运行，需要确定重症过渡病房所需的人员数量和岗位职责。根据重症过渡病房的规模、服务需求和工作流程进行评估，同时参考相关的医疗标准和指南，与专业人士进行讨论，以确保人员配置的合理性和科学性。

首先，需要确定重症过渡病房所需的医护人员数量，包括医生、护士、护工、药师等不同岗位的人员。根据重症过渡病房的床位数、患者需求和服务水平，评估所需的医护人员数量，并确保人员的合理配置。

其次，需要明确各个岗位的职责和工作要求。医生负责患者的诊断和治疗，制定治疗方案和医嘱；护士负责患者的护理工作，包括监测生命体征、给药、换药等；护工负责协助护士的工作，如患者转移、清洁卫生等；药师负责药物管理和药物咨询等。通过明确岗位职责，确保医护人员能够清楚地知道自己的工作职责，提高工作效率和质量。

二、招聘和培训合适的医护人员

为了确保重症过渡病房的人员配备，需要进行医护人员的招聘和培训工作。在招聘过程中，需要根据重症过渡病房的需求，制定招聘标准和流程，选择合适的候选人。招聘时，可以发布招聘信息、进行面试和考核，选择具备相关专业背景和经验的人员。

在培训过程中，需要为新员工提供必要的培训。培训内容包括重症过渡病房的工作流程、操作规范、医院感染防控知识等。通过培训，可以帮助新员工快速适应重症过渡病房的工作环境，掌握必要的技能和知识，提高工作效率和质量。

三、建立人员排班和考勤管理制度

为了合理安排医护人员的工作时间和确保工作纪律，需要建立人员排班和考勤管理制度。在排班过程中，需要根据重症过渡病房的工作量和人员需求，制订合理的排班计划，确保重症过渡病房有足够的人员覆盖各个时间段。排班计划可以根据员工的工作时间偏好、休假需求等因素进行调整，以提高员工的工作积极性和满意度。

在考勤管理方面，需要建立考勤制度，明确考勤规则和要求。这包括员工的签到、签退、请假、加班等情况的记录和管理。通过建立考勤制度，可以及时了解员工的出勤情况，并及时处理考勤异常情况，确保工作纪律的执行和工作效率的提高。

确定重症过渡病房所需的人员数量和岗位职责，招聘和培训合适的医护人员，建立人员排班和考勤管理制度，是重症过渡病房人员管理的重要环节。通过科学合理的人员配置和管理，可以确保重症过渡病房有足够的合格人员提供服务，并提高工作效率和质量。

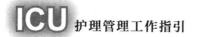

四、提供福利和奖励机制

为了激励医护人员的工作积极性和提高工作满意度，需要制定医护人员的福利和奖励机制。福利可以包括薪资待遇、社会保险、住房补贴、职业培训等方面的福利。奖励机制可以包括绩效奖金、荣誉表彰、晋升机会等。

首先，确保医护人员的薪资待遇合理和公平。根据重症过渡病房的工作性质和市场情况，制定合理的薪资标准，并根据工作表现和贡献进行薪资调整。同时，还需要为医护人员提供完善的社会保险和福利待遇，确保他们的基本生活和工作权益。

其次，可以建立绩效奖金和荣誉表彰制度。通过设立绩效考核指标和评价体系，根据工作表现和贡献，给予相应的绩效奖金和荣誉表彰。这可以提高医护人员的工作积极性，提高工作质量和效率，还可以提供职业培训和晋升机会。通过组织内部或外部的培训课程，提供医护人员的职业发展和提升机会。这可以帮助医护人员不断提升自己的专业技能和知识水平，提高工作能力和竞争力。

五、加强团队合作和沟通

重症过渡病房的人力资源管理还需要加强团队合作和沟通。需要建立良好的团队合作氛围，鼓励医护人员之间的合作和协作。通过团队合作，可以充分发挥每个人的优势，提高工作效率和质量。同时，还需要加强内部沟通，建立定期的团队会议和交流机制。通过团队会议，可以及时了解工作进展和问题，协调解决工作中的困难。通过交流机制，可以促进信息的共享和沟通的畅通，提高团队协作和工作效率。此外，还可以组织团队建设活动和培训，加强团队凝聚力和合作意识。通过团队建设活动，可以增进团队成员之间的了解和信任，提高团队的凝聚力。通过培训，可以提升团队成员的沟通和协作能力，促进团队的协同工作。

第五节　重症过渡病房各项工作制度

一、制定重症过渡病房的工作流程和标准操作规范

为了确保重症过渡病房的工作有序进行，需要制定重症过渡病房的工作流程和标准操作规范。工作流程应包括患者接待、入住、治疗、护理、出院等环节的具体步骤和责任分工。标准操作规范应明确各项工作的操作要求和质量标准，以确保医护人员的工作符合规范，提高工作效率和质量。

明确患者接待的工作流程。这包括患者的登记、基本信息的收集、初步评估等环节。通过明确患者接待的工作流程，可以确保患者的信息准确记录，为后续的治疗和护理提供基础。

制定患者入住的工作流程。这包括床位安排、入住手续办理、病历建立等环节。通过明确患者入住的工作流程，可以确保患者能够及时入住，并顺利完成相关手续。

制定患者治疗和护理的工作流程。这包括医生的诊断和治疗计划制订、护士的护理操作、药物的使用和管理等环节。通过明确治疗和护理的工作流程，可以确保医护人员按照规范进行工作，提高治疗和护理的质量和效果。

制定患者出院的工作流程。这包括医嘱执行、病历整理、费用结算等环节。通过明确患者出院的工作流程，可以确保患者能够顺利出院，并完成相关手续。

在制定工作流程的同时，还需要制定相应的标准操作规范。这包括各项工作的操作要求、质量标准和安全注意事项等。通过制定标准操作规范，可以确保医护人员的工作符合规范，提高工作效率和质量。

二、建立患者入住和出院的管理流程

为了确保患者的顺利入住和出院，需要建立患者入住和出院的管理流程。入住管理流程应包括患者登记、初步评估、床位安排等环节，以确保患者能够及时入住并得到适当的床位安排。出院管理流程应包括医嘱执行、病历整理、费用结算等环节，以确保患者能够顺利出院并完成相关手续。

建立患者入住的管理流程。这包括患者的登记、基本信息的收集、初步评估、床位安排等环节。通过建立入住管理流程，可以确保患者的信息准确记录，为后续的治疗和护理提供基础。

建立患者出院的管理流程。这包括医嘱执行、病历整理、费用结算等环节。通过建立出院管理流程，可以确保患者能够顺利出院，并完成相关手续。

在建立管理流程的过程中，需要明确各个环节的责任人和工作要求。每个环节的责任人应负责相应的工作，并确保工作按照规定的流程进行。同时，还需要建立相应的记录和反馈机制，及时了解和解决工作中的问题和困难。

通过建立患者入住和出院的管理流程，可以确保患者在重症过渡病房的入住和出院

过程中得到规范的管理和服务。这有助于提高患者的满意度，保障医护人员的工作效率和质量。

三、确定重症过渡病房的医疗服务和护理标准

为了提供规范的医疗服务和护理，需要确定重症过渡病房的医疗服务和护理标准。医疗服务标准应包括诊断、治疗、药物使用等方面的要求，以确保医疗服务的安全和有效性。护理标准应包括基础护理、特殊护理、病情观察等方面的要求，以确保护理工作的规范和质量。

制定医疗服务的标准。这包括医生的诊断和治疗计划制订、医疗操作的规范要求、药物的使用和管理等。通过制定医疗服务的标准，可以确保医疗服务的安全和有效性，提高患者的治疗效果和满意度。

制定护理的标准。这包括基础护理、特殊护理、病情观察等方面的要求。通过制定护理的标准，可以确保护理工作的规范和质量，提高患者的护理效果和满意度。

在制定医疗服务和护理标准的过程中，需要参考相关的医疗标准和指南，与专业人士进行讨论，确保标准的科学性和可行性。同时，还需要加强对医护人员的培训，使其熟悉并遵守医疗服务和护理标准，提高工作质量和效率。

四、建立患者信息管理和隐私保护制度

为了保护患者的隐私和信息安全，需要建立患者信息管理和隐私保护制度。这包括建立患者信息管理系统，确保患者信息的安全和保密；制定患者信息使用和披露的规定，明确医护人员对患者信息的使用权限和责任；加强对患者信息的保护培训，提高医护人员的信息安全意识。

建立患者信息管理系统。这包括建立信息收集、存储和传输的规范和流程，确保患者信息的安全和保密。可以采用安全的信息技术和加密措施，防止患者信息的泄露和滥用。

制定患者信息使用和披露的规定。这包括明确医护人员对患者信息的使用权限和责任，规定医护人员在处理患者信息时应遵守的规则和要求。可以建立访问控制机制，限制医护人员对患者信息的访问权限，确保信息的安全和隐私。

还需要加强对患者信息的保护培训。通过培训，提高医护人员对患者信息保护的重要性和敏感性的认识，加强他们的信息安全意识和操作技能。培训内容可以包括患者隐私保护的法律法规、信息安全的基本知识、信息处理的规范要求等。

五、定期评估和改进重症过渡病房的工作质量和效果

为了不断提高重症过渡病房的工作质量和效果，需要定期评估和改进重症过渡病房的工作。评估可以包括患者满意度调查、工作质量评估、医院感染监测等方面的内容，以了解重症过渡病房的工作情况和存在的问题。根据评估结果，可以制定改进措施、优化工作流程、提升服务质量，以不断满足患者和医护人员的需求。

首先，可以进行患者满意度调查，了解患者对重症过渡病房的服务和护理的评价和

意见。通过患者的反馈，可以了解他们的需求和期望，发现问题并及时改进。其次，可以进行工作质量评估，对重症过渡病房的各项工作进行评估和监测。这可以包括医疗服务的质量、护理工作的规范性、医院感染防控的效果等方面的评估。通过评估结果，可以发现问题和不足，并制定相应的改进措施。

还可以进行医院感染监测，定期对重症过渡病房进行医院感染的监测和分析。通过监测，可以及时发现和控制医院感染的风险，保障患者和医护人员的安全。

第十二章　ICU 护理管理新趋势

第一节　流程管理在 ICU 护理管理中的应用

一、流程概述

流程是将输入转化为输出的一系列活动，这些活动是相互关联和相互作用的，为了实现特定的目标或任务。流程是医院运作的基础，医院所有的业务都需要流程来驱动，流程把相关的信息数据根据一定的条件从一个人（部门）输送到其他人员（部门），得到相应的结果后再返回相关的人（部门）。流程在流转过程可能会带着相应的数据（文档、产品、财务、项目、任务、人员、患者等信息）进行流转，信息流转不畅一定会导致医院运作不畅。

二、流程的基本特征

（一）活动

流程是一系列将输入转化为输出的相互关联或相互作用的活动。这些活动由不同岗位的人员按照一定规则共同完成，以达到特定的工作目标。

（二）结构

流程具有明确的结构和顺序，活动之间存在先后关系和依赖关系。

（三）对象

流程具有特定的输入和输出对象。这些对象可以是物质的，也可以是非物质的，如信息或知识。

（四）价值

流程的目的是创造一定的价值，这个价值可以是经济价值，也可以是社会价值或其他形式的价值。

（五）资源

流程的运行需要消耗一定的资源，包括人力、物力、财力等。

（六）结果

流程运行的结果应该是可以预期和控制的。

此外，好的流程还应具备完整性和可靠性。完整性指流程是否包括完整的 5W2H（即 What、Why、Who、When、Where、How、How much），流程相关的要素是否全面到位。可靠性指当岗位上的人不在时，是否有其他人员可以接手其工作。

三、流程管理的五大乐章

（一）流程梳理

流程梳理又称为业务流程梳理，是一种系统性、结构化的方法，用于理解和分析一个组织或系统的工作流程。它涉及识别和记录所有的步骤、决策点、资源需求和输出，以及这些元素如何相互关联。流程梳理的目标是提高组织的工作效率、减少浪费、提高客户满意度，以及改进产品和服务的质量。

（二）流程规范

流程规范主要指对各项管理业务的范围、内容、程序和处理方法进行规定，即制定业务标准，从而把企业中千头万绪的工作同相应的部门及人员联系起来。在流程设计阶段，需要把握规范化和优化两个原则，具体可以从以下几个方面入手：流程体系规划设计、流程输入和输出的明确。

（三）流程执行

流程执行是将已经制订好的流程方案转化为实际操作的过程，是实现组织目标的重要环节。这一阶段需要确保所有相关人员理解并遵循流程规范，同时对流程执行情况进行监督和评估。

在流程执行过程中，可能会遇到各种问题，如员工对新流程的理解和接受程度低、流程变更对日常工作的影响等。因此，流程培训和推广是非常关键的一环。对于新员工，需要提供详细的流程培训制度，帮助他们快速熟悉和掌握新的工作流程。

此外，监督小组也起着重要的作用。他们负责定期或在特定事件上进行流程审计、检查流程的执行情况，分析哪些部门执行得好，哪些部门执行得差，找出原因并提出改进措施。这样既可以及时发现和解决问题，也可以不断优化和完善流程，提高组织的工作效率和质量。

总的来说，流程执行的成功与否直接影响到组织目标的实现。因此，组织需要通过建立有效的流程管理体系，加强流程培训和监督，以及持续优化流程设计，来保障流程的有效执行。

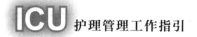

（四）流程监控

流程监控是管理流程的重要环节，涉及对流程执行情况的持续跟踪和评估。在流程监控阶段，管理者需要通过设定相应的流程绩效指标，定期收集数据并计算绩效表现，以确定绩效目标达成情况、变化趋势及对比情况。

此外，流程审计也是流程监控的一部分，它是对流程的一次全面评审和评估，可能包括流程架构设计、详细流程设计、流程执行、与流程配套的机制、流程治理、流程文化等内容。在这个过程中，可能会用到"流程成熟度"的指标来整体衡量，并呈现问题及改进计划。

（五）流程改进

流程改进指对现有流程进行优化和提升，以提高组织的效率、质量和客户满意度。流程改进通常包括以下几个步骤。

1. 定义问题：明确需要改进的流程和目标，确定改进的重点和方向。

2. 分析现状：对现有流程进行详细的分析和评估，找出存在的问题和瓶颈。

3. 设计解决方案：根据分析结果，制订具体的改进方案，包括流程优化、技术升级、人员培训等。

4. 实施改进：按照设计方案，逐步实施改进措施，确保每个环节都得到有效的落实。

5. 监控效果：对改进后的流程进行监控和评估，及时发现问题并进行调整。

6. 持续改进：将改进作为一项持续的工作，不断寻找新的优化点和机会，提高组织的竞争力和创新能力。

四、流程的衡量指标

流程的衡量指标通常包括质量、成本、效率等方面，主要是衡量业务流程目标是否达成，有无明确的数据收集、分析渠道，以及统计频率和计算公式。具体来说，可以从"多、快、好、省、稳"几个维度选取适合本流程的主要指标。

多：主要关注的是流程的效率和吞吐量，如流程的处理能力、处理时间等。

快：主要关注的是流程的速度和响应时间，如流程的运行周期、流程的驳回率或者流程的重复运行次数等。

好：主要关注的是流程的质量，如流程的错误率、退货率等。

省：主要关注的是流程的成本，如流程的人力成本、物力成本等。

稳：主要关注的是流程的稳定性和可靠性，如流程的中断次数、故障时间等。

五、流程管理

流程管理，顾名思义是对流程进行管理。流程是流程管理的核心，通过一系列的管理制度和有效措施，确保流程生命周期的各个环节都符合管理要求。

流程管理体系有四个阶段：流程规划、流程建设、流程执行、流程运营。四个阶段形成一个闭环。

首先，需要明确什么是流程管理。流程管理是一种系统性的方法，用于规划、执行和控制一个组织或部门的工作流程，以实现预定的目标和提高效率。医院流程管理是公立医院运营管理的重要组成部分，它以全面预算管理和业务流程管理为核心，利用全成本管理和绩效管理工具，对医院内部运营各环节的设计、计划、组织、实施、控制和评价等进行管理。由于公立医院规模通常较大，科室设置全面，且各业务科室的运营模式可能存在差异，因此梳理和优化现有的运营流程对于这些医院来说是一项艰巨的任务。

完善医院的流程管理首先需要进行全面的诊断和详尽的分析，然后在此基础上进一步实现标准化、规范化和高效协同的系统运作。具体的方法和工具包括鱼骨图、流程图、调查问卷、统计分析和查检表等。

此外，合理的医院流程管理还可以通过对流程中各环节的精确把控与梳理，有效提升医院的服务质量和服务效率，同时降低医院的运营成本，增加经济效益。这样不仅可以提供低成本、高质量和高效率的医疗服务，满足患者的需求，也有利于医院的长期发展。

（一）医院流程管理的九大原则

1. 以患者为中心：医院的服务对象是患者，因此，所有工作流程都应围绕患者的需求和利益来设计和优化。

2. 与患者关系最密切的流程优先：包括门诊流程、急诊流程、入出院流程等，这些直接关系患者的体验和满意度。

3. 组织结构应该以产出为中心：由一个人或一个小组来完成流程中的所有步骤，员工的工作应该围绕着目标或产出，而不是围绕着单个任务。

4. 合理布局科室功能和空间：对整个流程优化阻碍最大的流程，如科室的功能设置、空间布局等，需要得到足够的重视和改进。

5. 最容易成功、最能获得员工支持和参与的流程优先：如后勤仓储物流支持系统，这类流程的成功实施能带来显著的效果并提升员工的工作积极性。

6. 标准化执行时间：为流程设置标准的执行时间，以确保流程的效率。

7. 运用技术手段：利用现代信息技术手段，如医院信息系统等，来支持流程管理的实施。

8. 全员参与：流程管理需要全员参与，每个人都应理解和遵守流程规定，以确保流程的顺利实施。

9. 持续改进：流程管理是一个持续改进的过程，需要不断地调整和优化，以适应医院的发展和变化。

（二）ICU流程管理

ICU是医院中负责治疗危重症患者的特殊科室，在ICU中，流程管理的应用尤为重要，因为ICU是一个高度专业化、技术密集型的工作环境，需要精确的协调和高效的运作，其流程管理需要高度的专业技能和严格的操作规范。在ICU中，流程管理主要体现在以下几个方面。

1. 患者接收：当患者被送入 ICU 时，需要进行一系列的评估和处理，包括生命体征监测、病情评估、护理计划制订等。这些步骤需要按照严格的流程进行，以确保患者的安全和护理质量。

2. 监测与记录：密切监测患者的生命体征，如心率、血压、呼吸频率等，并及时记录和反馈给医生。

3. 药物管理：严格执行医嘱，确保药物的正确使用和剂量控制，防止药物误用和过量。

4. 护理操作：ICU 中的护理操作往往涉及高风险的医疗技术，如心肺复苏、机械通气、中心静脉穿刺等。因此，这些操作必须按照标准化的流程进行，以防止医疗差错和提高护理效率。

5. 患者转运：ICU 的患者经常需要进行转运，如转出 ICU、转入其他科室、进行手术等。这些转运过程需要有明确的流程指导，以确保患者的安全和护理连续性。

6. 交接班：严格执行交接班制度，确保信息的准确传递和工作的连续性。

7. 感染控制：严格执行感染控制措施，防止交叉感染的发生。

8. 质量改进：定期进行质量评估和改进，提高医疗服务的质量和效率。

9. 家属沟通：定期向家属报告患者的病情和治疗进展，解答他们的疑问和担忧。

10. 信息管理：ICU 中产生了大量的医疗信息，如病历、护理记录、检查结果等。对这些信息需要进行有效的管理，以保证其准确性和可用性。

以上各项流程需要 ICU 全体医护人员的共同参与和努力，以确保患者的安全和顺利康复。

可以看到，流程管理在 ICU 中的应用是多方面的，它有助于提高 ICU 的工作效率、保证患者的安全、提升护理质量。然而，流程管理并不是一蹴而就的，它需要持续的努力和改进，需要继续探索和实践流程管理的理念和方法，以提高工作水平。

第二节　组织文化建设在 ICU 护理管理中的应用

一、组织文化的概念

组织文化（organization culture）是影响组织成员行动，将不同组织区分开的共享价值观、原则、传统和行事方式。护理组织文化（organization culture in nursing）指在一定社会文化的基础上，全体护士在长期护理实践活动中由其价值观、信念、处事方式等组成的特有的文化形象。护理组织文化以共同的价值标准、道德标准和文化信念为核心，以护理活动中所形成的物质和精神成果为集中体现，能将护理组织内各种力量聚集于共同的宗旨和目标之下，约束护士思想和行为，并由全体护士共同遵守、共同奉行。

二、护理组织文化的基本内容

（一）显性内容

显性内容指通过视听器官能直观感受到的组织文化，具体如下。

1. 护理组织目标：既包括一定时期内护理服务数量和质量的预期指标，也包括护理服务的最佳效益和护理组织文化的预期结果。

2. 护理组织环境：包括内环境（如护士的人际关系）和外环境（如医院所处的社会政治、经济文化环境等）。

3. 护理组织制度：各项护理工作应遵循的法则，包括各项管理制度和管理程序，反映了护理工作的基本信念、价值观念和道德规范，也体现了护理管理的民主化和科学化程度。

4. 护理组织形象：社会公众和工作人员对护理组织中护士的整体素质、服务质量、公共关系等方面的整体印象与评价。

（二）隐性内容

隐性内容是组织文化中根本且重要的部分，直接表现为精神活动的组织文化。

1. 护理组织理念：护理组织在提供护理服务的过程中形成并信奉的基本哲理，是护理组织最高层次的文化，主导并制约护理文化中其他内容的发展方向，决定着护理工作的价值取向与护士的奋斗目标。

2. 护理组织价值观念：护理组织在运行过程中为使自身获得成功而形成的基本信念和行为准则，是护理组织文化的核心和基石，是维系组织生存发展的精神支柱。

3. 护理组织精神：护士对医院护理发展方向、命运、未来趋势所抱有的理想和希望，由管理者倡导，并得到全体护士认同，是护理组织文化的象征，可达到规范护士的行为、提高护理组织凝聚力的目的。

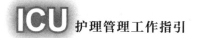

三、组织文化建设在护理管理中的应用

医院护理组织系统的凝聚力、指挥力、执行力等与护理组织文化建设密切相关。护理组织文化是在护理活动过程中形成的特定的文化观念和历史传统，以共同的价值标准、道德标准和文化信念为核心，最大限度地调动护士的积极性，将护理组织内各种力量聚集于共同的宗旨和哲理之下，齐心协力地实现护理组织的目标。

对于新的护理组织系统需要建立与之相适应的组织文化，但对于一个老的护理组织系统来说，一般在长期的运行中已构建自己的组织文化，但随着护理组织系统内外环境的变化，需要进一步建设、调整和发展护理组织文化，与时俱进，使之与不断变化的护理组织系统相适应和发展。如何将组织文化建设有效地应用于护理管理中，构建一个有利于护理组织系统内的个体和群体认同和践行的护理组织文化十分重要。

（一）成立组织

成立护理组织文化建设与发展委员会，由主管护理副院长或护理部主任负责。有条件者与专业咨询机构合作组建组织文化执行小组。

（二）调查分析

全面收集资料，对现有组织文化进行现状分析，自我诊断。确定组织已经形成的传统作风、行为模式和工作特点；弄清现有的文化中哪些是积极向上的、哪些是保守落后的，哪些是要发扬的、哪些是应该摒弃的；明确护理事业发展趋势、竞争状况、组织最终目标等。

（三）归纳总结

在调查分析的基础上，进一步归纳总结，把优秀的文化内容加以完善和条理化，用富于哲理的语言表达出来，形成护理事业发展远景，以及护理服务宗旨、理念、口号、守则、制度、规范等。

（四）内容设计

在对现有组织文化进行归纳总结的基础上，根据护理组织的特色和实际需求，进行组织文化的再设计，包括护理事业发展远景，以及护理服务宗旨、理念、守则、口号、制度、规范、典礼、仪式等，发动组织全体成员参与组织文化的设计。通过各种设计方案的归纳、比较、融合、提炼，集组织成员的信念、意识和行为准则于一身，融共同理想、组织目标、社会责任和职业道德于一体，设计具有特色的组织文化。

（五）形象塑造

将组织文化的内容用视觉形象显现出来，如院徽、护理团队标识、护士职业形象。可以请专业设计机构协助，以便更好地体现艺术性、国际化、高识别性，并符合行业要求等。

（六）倡导、强化

通过各种途径大力提倡新文化，使新观念人人皆知。在组织管理过程中，管理者要通过各种手段强化新的价值观念，使之约定俗成，为广大成员接受和认可，成为行为习惯。

（七）实践、提高

用新的价值观指导实践，在活动中进一步把感性认识上升为理性认识，从实践上升到理论，把少数人的看法变成全员的概念，不断提高组织文化的层次。

（八）巩固维持

将已构建好的组织文化在组织成员中形成鲜明的、刻骨铭心的组织文化特征，全体组织成员自觉遵循和坚持，不轻易受外界组织文化的干扰和影响。

（九）适时发展

在组织发展的不同阶段，组织文化应有不同的内容、不同的风格，应根据形势的发展和需要，使组织文化在不断更新中塑造和优化。

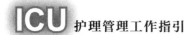

第三节 品管圈在 ICU 护理管理中的应用

品管圈（quality control circle）指由同一工作现场内、工作性质相类似的基层人员所组成工作小组，在自我和相互启发下，使用各种质量控制手法，全员参与，对自己的工作现场不断地进行维持与改善的活动。品管圈是全面品质管理的一个环节，强调自我启发，相互启发；强调自我检讨，自主管理，解决自己工作现场的问题；中层以上干部扮演支持、鼓励、关心者等角色；强调全员参与，共同讨论，集思广益的效果。

一、品管圈的主要内容

（一）组圈

由工作目标相同、场所相同、性质相同的 3~10 人组成，品管圈选出圈长。圈长通常由组长或科室护理骨干担任。圈名由圈员共同商讨决定，最好选择富有持久性及象征性的、代表工作性质和意义的圈名。

（二）选定主题

在充分了解掌握部门工作现场问题的基础上选定主题，工作现场的问题大致有效率问题、服务问题、品质问题等。选定主题应该慎重，要考虑其共通性是圈能力可以解决的，可以数据量化，可以收到预期效果并且符合主要目标方针的主题。

（三）拟定活动计划

主题选定后，应拟定活动计划。事先拟定活动计划对品管圈活动能否顺利推行并取得显著成效具有十分重要的作用。活动计划可以周为单位来拟定。在实施过程中，如发现实际与计划有出入或停滞不前，应立即找出问题所在并及时加以改进。在拟定活动计划时应明确各步骤具体负责人；在活动推进过程中，需明确标注实施线，且计划线应在实施线之上。

（四）现况把握与分析

对工作现场进行调查分析，分析需用数据说话，这种数据具有客观性、可比性、时限性。通过数据整理，分层分析，找到问题的症结。针对存在的问题进行原因分析，对诸多原因进行鉴别，找到主要原因，为制定策略提供依据。

（五）制定活动目标

制定与主题对应的活动目标，目标要明确，最好用数据表示目标值并说明制定目标值的依据。

（六）检查对策

用 5W2H 法讨论的对策内容应包括改善项目主题、发生原因、对策措施、责任人、预定完成时间。

（七）实施对策

拟定具体的实施对策，实施前召集相关人员进行适当培训。实施过程中，负责专项责任的圈员应该担起责任，并执行正确的做法。圈员严格按照对策表列出的改进措施计划加以实施。每条对策实施完毕后，应再次收集数据，与对策表中锁定的目标进行比较，检查对策是否彻底实施并达到要求。

（八）确认成效

把对策实施后的数据与实施前的现状，以及品管圈制定的目标进行比较，观察效果、鼓舞士气、增加成就感、调动积极性。

（九）标准化评价活动效果

优秀或良好者应保持下去，并将实施方案标准化，写成标准操作程序，并经有关部门确定。已经标准化的方法要进行认真培训，并确定遵守，确保活动收获成效。

（十）检讨与改进

据实评价活动开展过程中每个步骤的实施效果，分析其优缺点，总结经验，探讨今后应努力的方向，为下一圈活动的顺利推行提供经验。

二、品管圈使用方法及注意事项

1. 品管圈已广泛应用于病房管理、专科护理、健康教育等护理质量管理的层面，实现了护理质量管理从以物为中心的传统管理模式，向以患者为中心的现代管理模式的转化，体现并强调了全员、全过程、全部门质量控制的全面质量管理理念，对促进护理人才队伍发展亦有重要实践意义。

2. 推行以单位为主的品管圈是改善护理工作问题的常用策略，通过活动的不断改进提升医疗护理水平。品管圈的应用提高了全员质量意识，充分调动了基层护士的积极性，开发了他们的管理潜能，引导他们在临床工作中以护理质量为核心，以满足患者需求为导向，发现及寻求方法解决工作中的一些实际问题，包括工作流程的改进、相关制度的落实、质量监控的方法、护理程序的应用、护理表格的制作等。通过使用品管圈，提高管理效益和执行力，提高护理质量。

3. 在护理质量管理过程中成功推行品管圈活动的关键是准确把握问题点。来自临床一线工作现场的问题点很多，以 ICU 护理质量管理为例，常见的护理质量相关问题包括提高 ICU 人员素质能力、制定并执行严格的消毒灭菌措施等。当圈员从不同角度提出问题后，如何准确把握关键问题，确保品管圈活动能顺利推行并收获实效？首先，需要把问题整理分类，从各个角度加以分析，确定上述哪些是将来可能解决的、哪些是当下需要解决的、哪些是潜在问题。其次，要考虑问题的共通性，同时要兼顾圈能力，对上述问题的把握能定量化，可用数据表示。只有准确把握好关键问题点才能为品管圈活动顺利推行打下坚实基础。

品管圈在 ICU 护理质量管理中具有广泛的应用。通过品管圈的实施，可以提高 ICU 护士的素质和能力，制定并执行严格的消毒灭菌措施，建立完善的护理工作流程和制度，加强医护人员的沟通和协作，提高患者对护理工作的满意度，及时发现和解决护理安全隐患，优化护理资源的配置和使用。这些方面的改进将有助于提高 ICU 护理质量，为患者提供更优质、更专业的医疗服务。

第四节　情境领导理论在 ICU 护理管理中的应用

情境领导模式是行为学家保罗·赫塞（Paul Hersey）于 20 世纪 60 年代早期创立的。1969 年，保罗·赫塞与肯尼斯·布兰查德（Kenneth Blanchard）共同提出了情景领导理论。情境领导是以被领导者为中心的领导实用技能，它根据情境的不同，通过对被领导者准备度的判断，使领导者适时地调整自己的领导风格，达到实施影响的最佳效果，从而使领导者带领被领导者取得良好的工作绩效，提高被领导者的满意度，并实现团队成长。

一、情景领导理论的内涵

（一）被领导者准备度

情景领导理论将被领导者的准备度分为 4 个阶段。第一阶段为 R1，被领导者没能力、没信心；第二阶段为 R2，被领导者没能力，但有意愿并自信；第三阶段为 R3，被领导者有能力、没信心；第四阶段为 R4，被领导者有能力、有意愿并自信。

（二）领导者的行为

对 R1、R2 被领导者，领导者要通过两个步骤来促使他们成长和发展。第一步是随着被领导者技能的提高，适量减少对他们的指示或监督；然后观察被领导者的情况，如果他们的表现达到了领导者的预期，第二步就要增加关系行为的数量。这两个步骤不能颠倒，必须确定领导者的工作行为减少后，被领导者对此反应良好，才能进一步增加关系行为。在这里，领导者的关系行为可以看作一种对被领导者成长的奖励，奖励当然要在有令人满意的表现之后才给予。

对 R3、R4 被领导者，领导者行为微调的方向不同。随着被领导者的成长，需求会发生变化，当然就需要不同的激励方法。对低准备度水平的被领导者来说，增加关系行为是一种奖励；而对于高准备度水平的被领导者来说，让他们独立承担责任的信任才是奖励。如果领导者对高准备度被领导者强化关系行为，反而有可能被认为是对其不放心。所以，促进高准备度水平被领导者的方法也分两步，第一步是适量减少领导者的工作行为，第二步则是根据被领导者表现来减少领导者的关系行为。在这里，高准备度被领导者同低准备度被领导者的需求恰恰相反，关系行为的减少可视为一种奖励。

（三）领导的有效性

情境领导理论认为领导的有效性是领导者、被领导者、环境相互作用的函数，它可用下列公式来表达：

$$领导的有效性 = f（领导者、被领导者、情境）$$

这个公式告诉我们，有效的领导取决于情境、被领导者和领导者三者的相互作用。

1. 情境：包括组织的历史、规模、价值标准和传统，工作要求，作业集体的协作经验，决策所需的时间及可利用的时间、社会环境及社会压力等。

2. 被领导者：包括被领导者的文化期望和独立性需要程度、责任感、对有关问题的关心程度、对不确定情况的安全感、对组织目标是否理解，在参与决策方面的知识、经验、能力等。

3. 领导者：包括领导者的职位类别、年龄和经验、价值观念体系、对下属的信任程度、领导个性（是倾向于专制还是倾向于民主）、对于不确定情况的安全感等。

二、情景领导理论的应用

情境领导理论可有两方面的应用。一方面，领导者要分析情境要素的不同状况，只有采取不同的领导行为，才能激励被领导者，实现有效管理。比如，在军队中，领导者有较高的权力，有严格的组织纪律约束和高涨的士气，有效的领导方式就是层层发布命令使被领导者明确任务目标。而在一个合作式的组织团体当中，以命令下达工作任务的方式就不一定奏效，领导者应注重与被领导者的沟通与协商一致，以保持良好的合作气氛。另一方面，组织绩效的提高不仅有赖于领导者一方的努力，还要力争培育一个使领导者能顺利工作的环境，比如，给领导者以相应的职权、进行必要的信息沟通、对决策时间的保证等。

三、情境领导理论的目标

1. 帮助被领导者发展工作能力和工作意愿。
2. 阐明完成特定的目标和任务的能力水平和领导者所表现出来的领导风格的关系。
3. 展开充分沟通，彼此了解。
4. 帮助被领导者成为自我激励及自我导向的个体。
5. 使被领导者能够维持完成某个特定任务及目标的最好的表现状态。

四、情境领导理论的三大基石

1. 每个人都希望发展并且能够发展。
2. 每个人都重视参与沟通。
3. 领导者需强调伙伴关系。

五、情境领导理论的三项技能

1. 诊断：评估被领导者在目前发展阶段的需求。
2. 灵活匹配：能轻松自在地使用不同的领导风格。
3. 建立伙伴关系：与被领导者协议他所需要的领导风格。

六、情境领导理论的注意事项

1. 领导者需要把自己的领导风格与在完成一个特定目标或任务过程中的不同准备度匹配起来。

2. 当被领导者准备度改变了，领导者的领导风格也要变，换言之，领导者必须同时具备四种不同的领导风格。

3. 不存在最好的领导风格。

情境领导的优点在于它可以帮助领导者在不同情境下选择最佳的领导风格和技巧，提高工作效率和工作满意度。此外，情境领导还可以提高被领导者的工作表现和工作满意度，增强他们的自信心和责任感。

然而，情境领导也存在一些限制和挑战。首先，情境领导需要领导者具备较高的认知能力和情商，能够准确识别不同情境下的要求和挑战。其次，情境领导需要领导者具备多样化的领导风格和技巧，能够在不同情境下灵活应变。最后，情境领导需要领导者具备良好的沟通和反馈能力，能够及时调整和改进自己的领导风格。

总之，情境领导是一种基于情境适应性的领导方式，它强调领导者应根据不同情境选择最佳的领导风格和技巧，以提高领导效能和影响力。情境领导可以帮助领导者更好地理解和适应不同情境下的要求和挑战，提高工作效率和工作满意度。然而，情境领导也需要领导者具备较高的认知能力、多样化的领导风格和技巧及良好的沟通和反馈能力，只有这样才能够充分发挥其优势。

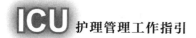

第五节 危机管理与风险管理在 ICU 护理管理中的应用

一、危机管理

（一）危机管理的概念

危机管理指为避免或者减轻危机所带来的严重损害和威胁，从而有组织、有计划地学习、制定和实施一系列管理措施和因应策略，包括危机的规避、危机的控制、危机的解决与危机解决后的复兴等不断学习和适应的动态过程。在某种意义上，任何防止危机发生的措施、任何消除危机产生的风险的努力，都是危机管理。但我们更强调危机管理的组织性、学习性、适应性和连续性。危机管理就是要在偶然性中发现必然性，在危机中发现有利因素，把握危机发生的规律性，掌握处理危机的方法与艺术，尽力避免危机所造成的危害和损失，并且能够缓解矛盾，变害为利，推动健康发展。

危机管理是企业、政府部门或其他组织为应对各种危机情境所进行的规划决策、动态调整、化解处理及员工培训等活动过程，其目的在于消除或降低危机所带来的威胁和损失。通常可将危机管理分为两大部分：危机爆发前的预防管理和危机爆发后的应急善后管理。

（二）危机管理的 6C 理念

1. 全面化（comprehensive）。

全面化可归纳为三个"确保"：一是确保企业危机管理目标与业务发展目标相一致，二是确保企业危机管理能够涵盖所有业务和所有环节中的一切危机，三是确保危机管理能够识别企业面临的一切危机。

2. 价值观的一致性（consistent value）。

危机管理有道亦有术。危机管理的"道"根植于企业的价值观与社会责任感，是企业得到社会尊敬的根基。危机管理的"术"是危机管理的操作技巧与方法。危机管理之"道"是企业危机之术的"纲"。

3. 关联化（correlative）。

有效的危机管理体系是一个由不同子系统组成的有机整体，企业危机管理有效与否，在很大程度上取决于它所包含的各个子系统是否健全和有效运作。

4. 集权化（centralized）。

集权化的实质是在企业内部建立起一个职责清晰、权责明确的危机管理机构。同时，企业应确保危机管理机构具有高度权威性，并尽可能不受外部因素的干扰，以保持其客观性和公正性。

5. 互通化（communicating）。

危机战略能否被正确执行受制于企业内部是否有一个畅通的信息沟通渠道，如果信息传达渠道不畅通，执行部门很可能会曲解上面的意图，进而做出与危机战略背道而驰的行动。

6. 创新化（creative）。

危机管理既要充分借鉴成功的经验，也要根据危机的实际情况，尤其要借助新技术、新信息和新思维，进行大胆创新。

（三）危机管理的五个步骤

1. 风险识别。

风险识别是危机处理的第一步，它是识别威胁、机遇和不确定性的过程。危机处理人员可以通过调查、观察和听取其他人的意见来识别危机点，以便采取措施应对危机。

2. 危机评估。

危机评估是危机处理的第二步，它是评估威胁、机遇和不确定性的过程，在危机评估中，危机处理人员可以根据风险识别的结果，对危机进行分析和研究，从而了解危机的性质和影响，采取措施应对危机。

3. 危机解决。

危机解决是危机处理的第三步，它是制定应对危机的策略和措施的过程。在危机处理中，危机处理人员可以根据危机评估的结果，制定有效的应急预案，从而解决危机并防止危机发生。

4. 资源分配。

资源分配是危机处理的第四步，它是将资源合理分配到危机处理中的过程。在危机处理中，危机处理人员可以根据危机解决的策略和措施，合理分配资源，以促进危机处理和危机管理的进行。

5. 危机评价。

危机评价是危机处理的第五步，它是对危机处理结果进行评估的过程。危机处理人员可以根据危机处理的结果，评估危机处理的效果，以及危机处理过程中所涉及的各种因素，以指导未来的危机处理和危机管理。

（四）危机管理的具体措施

1. 政策制定。

政府可以根据危机评估结果，对不同类型的危机采取不同的应对措施，制定有效的政策，以有效地应对危机。

2. 建立应急预案。

危机处理人员可以根据危机评估结果，建立有效的应急预案，以便有效应对危机突发情况。

3. 组织训练。

危机处理人员可以根据应急预案，定期对危机处理人员进行组织训练，以提高危机处理人员的应对能力。

4. 保障资源。

危机处理人员可以根据危机解决的策略和措施，合理分配资源，以保证危机处理的顺利进行。

5. 开展宣传。

危机处理人员可以采取多种渠道，向公众发布有关危机处理的信息，引导公众采取有效的危机应对措施，以达到危机处理的最佳效果。

二、风险管理

（一）风险管理的概念

风险管理（risk management）是在降低风险的收益与成本之间进行权衡并决定采取何种措施的过程。风险管理是社会组织或者个人用以降低风险的消极结果的决策过程，通过风险识别、风险估测、风险评价，并在此基础上选择、优化、组合各种风险管理技术，对风险实施有效控制和妥善处理风险所致损失的后果，从而以最小的成本收获最大的安全保障。

风险管理含义的具体内容：①风险管理的对象是风险。②风险管理的主体可以是任何组织和个人，包括个人、家庭、组织（包括营利性组织和非营利性组织）。③风险管理的过程包括风险识别、风险估测、风险评价、选择风险管理技术和评估风险管理效果等。④风险管理的基本目标是以最小的成本收获最大的安全保障。⑤风险管理成为一个独立的管理系统，并成为一门新兴学科。

风险管理是一项有目的的管理活动，只有目标明确，才能起到有效的作用。否则，风险管理就会流于形式，没有实际意义，也无法评价其效果。

（二）风险管理的目标

风险管理的目标是要以最小的成本获取最大的安全保障。因此，它不仅仅只是一个安全生产问题，还包括识别风险、评估风险和处理风险，涉及财务、安全、生产、设备、物流、技术等多个方面，是一套完整的方案，也是一个系统工程。

风险管理目标的确定一般要满足以下几个基本要求。

1. 目标的一致性，风险管理目标与风险管理主体（如生产企业或建设工程的业主）总体目标的一致性。

2. 目标的现实性，即确定目标要充分考虑其实现的客观可能性。

3. 目标的明确性，即正确选择和实施各种方案，并对其效果进行客观的评价。

4. 目标的层次性，从总体目标出发，根据目标的重要程度，区分风险管理目标的主次，以利于提高风险管理的综合效果。

（三）医院风险管理

医院风险管理指医院通过对现有和潜在医疗风险的识别、评价和处理，有组织地、有系统地减少医疗风险事件的发生，以及评估医疗风险事件对患者和医院的危害及经济损失，不断提高医疗质量，提高医疗工作的社会效益和经济效益的管理活动。

医疗风险指存在医疗机构内部的，可能会导致医院和患者各种损失和伤害的不确定性。除了具有一般风险的特征，由于医疗服务对象的特殊性，还具有风险性高、类型复杂、危害严重等特点。

美国哈佛大学于 1991 年在纽约进行的一项医疗风险的调查表明，有约 4％的患者在住院期间受到伤害，从而导致住院时间延长和伤残。在这些受伤害的患者中，有 14％因此而死亡。1995 年的一项澳大利亚相关研究显示，澳大利亚 28 家医院的住院患者中有 16.6％遭受严重医疗事故，这些事故中有 51％是可以避免的。无论医学技术怎样发展，医疗风险总是存在的，这与医疗风险的性质和诸多原因有着密切关系。

医疗服务行业具有明显的社会性，其根本任务是保障广大人民的健康，因此医院实施风险管理的首要目的是尽可能地减少医疗服务过程中的各类风险因素，确保诊疗服务的安全性和治疗的有效性。为了医院自身的生存和发展，医疗风险管理者也必须尽可能地降低风险事件对医院造成的经济损失，减少医院经营管理中的风险成本。同时，医疗风险管理还应该充分考虑不必要的医疗纠纷对医院造成的间接损失，要通过不断提高医疗质量和积极改善服务态度，加强风险防范，减少纠纷的发生。

（四）风险管理五步法

优秀的管理者应在问题产生之前识别所有的风险，从而将风险降到最低。风险管理包括风险识别、风险评估、风险应对、风险监控、风险系统管理五个方面。

1. 风险识别。

风险识别的目的是帮助管理者和管理团队为自己的风险管理工作划清管理边界，确定风险管理的范围和侧重，根据这些信息制定项目风险管理的整体指导性文件，用来指导管理者和管理团队在整个项目生命周期中开展风险管理活动。

2. 风险评估。

当识别出来很多风险之后，接下来要评估风险记录单中的每个风险，这个过程称为风险评估。在风险评估的过程中，需要仔细地分析风险记录单中每个风险发生的概率和可能造成的影响，并尽量做到量化。当评估风险概率和风险影响的时候，一定要对所有的风险进行优先级划分，确定哪些风险是要优先处理的、哪些可以先放一放。在进行风险优先级划分时，还要考虑风险临近度这个因素，确保优先处理即将发生的风险。

3. 风险应对。

分析和选择风险的应对策略是风险计划的前提。把风险找出来的目的不仅是给大家预警，更重要的是分析和选择风险应对措施，最大限度地降低风险对项目目标的消极影响，提升积极影响。

4. 风险监控。

每个风险的应对行动都必须落实到人，而且必须至少落实到两个角色身上：一个角色是风险负责人，通常是手握资源和权利的领导；另一个角色是风险执行人，通常是一个职级不高但是有足够的时间和精力实施应对措施的管理成员。

需要注意的是，针对同一个风险，负责人和执行人最好不是同一个人，因为负责人负责提供所需资源、做决策并监督执行人实施风险应对计划，而监督和被监督这两个角色不应该集成到同一个人身上，否则容易出现问题。

5. 风险系统管理。

在风险管理的整个生命周期过程中，在管理团队内部，管理团队与外部的利益相关方之间建立及时、有效的沟通机制是至关重要的。

第六节　精细化管理在 ICU 护理管理中的应用

精细化管理是一种由上至下共同追求极致的管理方式,其目标是将管理的每个环节精细化、数据化,更加适应现代医院管理的发展要求,整体提高管理水平。

临床护理工作中存在较大风险,而且涉及范围较广,复杂性高,加强管理对于提高护理工作质量具有重要意义。精细化管理在实施过程中,可采用各种管理措施,使得管理工作中的每个环节在执行过程中均可达到精细化、数据化程度,可使护理执行力、有效率明显提高。精细化管理在实施过程中,需对护理服务质量予以精细化,建立良好护理管理体制,对整体流程进行细化,并实施严格监督,使得护理管理水平得到有效提高。在管理中,应确保态度、过程、成果均体现出精细化的优势,使得人人均参与管理中,处处体现出管理,而且事事均于管理下完成。

近些年来,人们对于护理服务具有越来越高的要求,导致护理工作量明显增加。为了保证医院护理工作质量,采用精细化管理具有重要意义,可确保护理服务质量得到不断改进与完善,而且通过对工作流程的细化,严格执行各个环节的精细化措施,可使服务质量得到明显提高。精细化管理实施步骤如下。

一、成立精细化管理小组

由院内经验丰富、资历较深的护理临床管理人员、护士长、责任护士成立精细化管理小组。精细化管理小组通过查阅文献资料,基于精细化管理知识,结合患者疾病特点、临床经验,制订精细化管理计划。精细化管理工作中,执行护士长—护士组长—责任护士分级管理的模式,护士长对各科室护理管理工作进行监督,若发现问题及时提出,并及时修订、完善措施,确保精细化管理措施的落实。护士组长对病区的患者进行评估,并指导、督促责任护士完成护理管理工作,确保工作的落实。责任护士各司其职、互相协助,工作中若发现问题及时告知上级负责人,确保患者的护理安全。

二、实施精细化管理内容

(一)建立精细化管理制度

根据临床护理中涉及的区域、护士、职责、患者情况等建立精细化管理制度,确保护士能够明确自身职责,养成良好护理行为习惯,熟练掌握护理技巧与护理流程,使得护士能够在正确时间点进行正确的护理操作。

(二)加强护理培训

不断提高护士的护理水平及专业素质,使之能够在对患者护理过程中,可根据患者病情变化实施针对性护理干预,评估患者在接受护理过程中可能出现的护理隐患。采用记录、课件等方式,加强护士的认知,使之能够在护理过程中进行有效防控。为了缓解护士负担，且保证其具有较高技术，通常需要每位护士熟练掌握 3~4 项技术技巧，使得每位护士能够具有自身的护理强项。

（三）流程精细化

按照各个科室实际特点，制定相应护理工作流程，确保其科学化、规范化，且于护理工作中及时发现缺陷、问题，并予以改正、完善。采用弹性排班方式，提高科室排班质量，尽可能减少交班次数，确保患者得到的护理服务更具有连续性、高效性。

（四）执行精细化

在执行时应对各个环节进行严格督查，确保各项制度措施得到有效执行。护士可按照五常法完成相关管理与工作。

常组织：所用物品均由专人管理，对数量品种、存放地点进行规定，整理、检查均定期开展，物品在用后需归还至原地。

常整顿：将日常用品进行规范摆放，在取放时保持有序性，遵照先进后出原则进行管理。

常清洁：需定时对物品进行清洁。

常规范：在交接班时，应确保其准备工作的规范性。

常自律：对护士班组进行合理配置，新老搭配，使得薄弱环节得到有效补足，鼓励相关人员加强团队协作。对临床护理工作实施精细化管理时，应采用合理纠正措施，及时发现薄弱环节，且实施动态监测，以便护士能够及时发现管理制度与护理流程中的盲点，及时消除护理缺陷，有效预防护理纠纷。

（五）护理安全精细化

1. 加强护理风险评估，对 ICU 患者应先对其护理风险进行评估，按照评估风险实施合理护理干预措施，对高风险患者予以重点观察。

2. 采用安全警示标识：对 ICU 患者病情进行动态性评估，依据评估结果采用不同的安全警示标识，确保患者护理期间的安全性。

3. 安全用药管理：保证 ICU 病区用物统一摆放，对于特殊药品，应单独存放，谨慎交接，避免出现用药错误的情况。对于出现不良反应的药物，应及时上报，规避用药风险，确保用药安全。

4. 提高护士风险意识，加强其应急能力，使之能够在紧急情况下采用合理护理措施。

5. 于护理临床管理工作中实施精细化管理，有助于提高护理质量。分析原因，建立精细化的管理制度，可使护士明确自身职责，于正确时间点进行正确护理操作，使护理内容更具有针对性，提高护理服务质量。

6. 加强对护士的培训有助于保证护理工作的科学性，提高护理质量。

7. 护理临床管理工作中采用弹性排班方式，可减少交班次数，提高科室工作质量，有助于保证护理服务的连续性、高效性，提高护理质量。

8. 对护理工作各个环节进行严格督查，护理工作做到常组织、常整顿、常清洁、常规范、常自律，可保证医疗用品的安全、整洁、无菌，保证护理质量。

精细化管理的实施是医学模式的转变和服务质量细节化对现代护理管理的必然要求。精细化管理是围绕以患者为中心的服务理念，通过实施精细化护理措施，优化护理工作流程，加强质量控制，及时发现问题、分析问题、解决问题，为患者提供安全、高效、优质的护理服务，提升了护理工作效率和质量。护理质量对于医院工作具有重要意义，可直接影响医院医疗水平，且在一定程度上反映了医院护理管理水平，护理技术在合理管理下才可得到有效发挥，并通过科学管理，有效提高护理质量。将"精细"理念引入护理管理中，全面实施精细化管理，可有效提高护理质量。精细化管理主要以刚性的制度、柔性的管理规范人的行为，可强化责任的落实，从而实现人人均管理、处处有管理、事事有管理的管理目标，且精细化管理要求事事做到精益求精，严谨对待护理管理工作中的每个环节，可使护理管理工作深入人心，从而减少护患纠纷，提高护理管理水平。

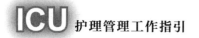

第七节　科研与创新管理

一、护理科研创新能力培养

科研创新能力培养是素质教育的重要组成部分，是开发学生思维、提高学生创新能力的重要手段。随着对知识创新与成果转化的日益重视，培养具有高素质科研创新能力的人才是高等教育发展的必然趋势。目前国际医学教育的趋势是将科研能力培养整合到本科教育中，我国对于本科生创新意识和科研能力的培养也越来越重视。《国家中长期教育改革和发展规划纲要（2010—2020 年）》明确指出高等教育要提高人才培养质量，应着力提高学生的学习能力、实践能力和创新能力。2011 年，国务院学位办颁布的新的学科目录设置中护理学成为一级学科，这为护理学科的发展提供了更大空间。护理科研是推动护理学科发展、提高临床护理质量的重要手段。

科研能力的提高，首先是科研思维的提高。科研思维是在科研过程中具备的一种主动发现问题、解决问题的科学思维方式，是科研能力中核心的部分。因此需重视学生科研创新能力的培养，探索适应中国国情的护理生科研教学模式，采用比较完整、系统的科研训练"三阶段培养体系"，该体系贯穿全学程，多层次和多途径培养学生的科学思维和科研能力。

（一）科研启蒙阶段

早期培养学生的科研意识对拓宽学生的知识面、激发其科研兴趣和科研探索精神都有着深远的意义。"解决问题，促进健康"项目（problem solving for better health，PSBH）是带领学生跨入科研大门的第一步。PSBH 强调利用能获得的现有资源去解决小型的、力所能及的与健康相关的问题。虽然不同于科研，但其强调的是能够发现身边的健康问题并且找出解决问题的方案，这些与科研实践有相似之处。PSBH 内容包括基本概念及理念、如何选择并确定健康问题、设计解决问题的方案、制订行动计划、明确评价指标和方法以及采取行动。例如 1 名学生发现自己家乡的乡村医生存在急救知识缺乏的问题，在和指导老师讨论后设计了可行的解决方案，利用假期时间，编制培训手册及宣传海报，对 40 名乡村医生开展急救相关知识的讲座以及技能培训，起到了良好的效果。PSBH 项目培养学生善于发现问题、分析问题以及解决问题的能力，激发学生探索健康相关问题的兴趣，它用浅显易懂的方法教会并引导学生完成一个小项目的完整步骤，而不是一开始用高深的科研方法将学生拒之门外。在学生尚未接触科研之前，PSBH 的培训起到了科研思维启蒙的作用。

（二）科研知识讲授及初步尝试实践阶段

为学生开设"护理研究"课程。通过课程的学习，学生系统地掌握护理研究的基本原理和具体的方法，为后期开展科学研究奠定了扎实的理论基础。课程结束后，要求学生围绕一个研究问题，初步形成研究计划。在学习科研理论知识的同时，鼓励并引导学生将所学科研知识在实践中进一步应用和巩固，并完整地经历自主选题、科研设计、课题申报、项目实施、数据分析处理及总结报告撰写等工作。

（三）科研实践阶段

科研能力的培养，在于科研的知识与理论学习，更在于科研实践本身。从撰写开题报告、收集资料到论文撰写都应严格要求。除此之外，还强化科研过程的管理，对于科研训练过程中课题进展、与导师讨论课题的次数以及质量等亦有评价标准以及评价表，从而有效保证了科研质量。严格的制度一方面使科研训练指导工作有章可循，另一方面还解决了学生科研训练过程中不重视、拖沓应付等问题。

21 世纪是一个具有挑战的世纪，只有培养具有创新意识、实践能力和科研能力的护理人才，才能符合医学行业对人才创新思维和能力的特殊要求，也是适应社会发展的需要。提高学生的科研创新能力不是靠一两期的科研课程就可以的，需要在整个工作学习期间一点一滴地培养，需要在日常的教学和科研中开展持续性工作。循序渐进、连贯系统的 3 阶段科研培养体系可激发学生的科研创新兴趣和积极性，激活护理学生的科研创新思维，推动科研创新活动开展，最终培养护理学生的科研创新能力。

二、ICU 护士知识共享行为与组织信任、创新能力的关系

促进护士间更合理地、最大化地知识共享，也可提高护士组织信任及创新能力。共享行为指知识拥有者通过各种形式互相交换知识，促使双方知识的扩展与创新，运用集体的智慧提高组织和个人核心能力的行为。医院是典型的知识技能型组织，知识是其核心能力最基础、最关键的成分，而知识的共享和创新是组织和个人核心能力最主要的来源。如何更好地提升医院知识管理水平，增强护士组织信任及创新能力，完善临床护理工作及科室建设，是护理管理者面对的重要课题。知识共享是获得知识很重要的途径，创新需要知识和技能作为理论支撑，良好的组织氛围有利于提高成员间知识传递，激发成员间的创新潜能，而组织人际信任关系是衡量组织氛围好坏的重要评判标准。目前知识共享在很多领域拥有健全的理论基础和框架，但在医疗领域特别是护理领域，对护士间信任、创新能力与知识共享水平之间的关系缺乏足够的学术关注。

现如今护士知识共享、组织信任和创新能力处于中等水平，组织信任与创新能力对 ICU 护士知识共享水平具有显著的正向影响。建议护理管理者通过鼓励沟通和互动、改进学习方法、建立内部激励机制和知识共享平台等多种形式，推动护理核心能力的提升。

三、基于交叉融合的护理学学科发展思路

随着当今学科之间表现出既高度细化又高度综合的趋势，推动跨学科交叉，并通过不同学科之间的交融占领学术制高点和科研创新点，为我国高校学科未来的发展指明了方向。经过几代人的努力，"护理学"在 2011 年被列为一级学科，这是我国护理发展史上的里程碑事件。十多年来护理学在高校发展迅速，日益成为一门备受瞩目的学科。新

时期，护理学也亟待通过与其他学科的交叉融合来提高学科建设水平，促进学科进一步发展，探索出适合护理学科的发展之路。

（一）学科交叉融合的意义

1. 扩大护理研究的视野。

由于人类生命活动的复杂性和临床问题的多因性，单一学科的理论和方法无法满足护理学科发展的需求。因此，护理学科作为维护和促进人类健康的基础和重点学科必须通过与众多医学分支学科的融合，如基础医学与工学学科（材料学）等的交叉，开展跨学科、多背景的研究，助推传统思维方式的转变，迸发新的思路和灵感，与前沿的学科碰撞出思想火花。而且，通过学科交叉可以整合传统护理学知识，充分利用交叉学科的特点，在科学研究方面开阔视野，拓宽护理学科发展空间。

2. 推动护理研究层次的深入。

以单一学科来解决的研究问题基本上都是属于同一物质层次事物之间的关系，具有很大的局限性，不可能完全揭示其本质和把握其全部规律。护理学科以人为主要研究对象，人体包含许多层次，如系统、器官、组织、细胞、分子等不同层次，人具有生理、精神、社会等不同需求，这些不同层次和不同需求之间本身就存在交互关系。因此，面对精准医疗时代的巨大挑战，护理研究需从"经验交流"向"机制分析"转化，护理学必然需要与其他学科进行交叉融合，才能推动护理研究层次的深入。例如，护理学与基础医学研究的交叉融合，涌现出一批优秀的护理生物、护理机制等领域的研究课题，从器官、组织、细胞的层面来研究临床问题的机制和护理操作的原理，为改进临床护理工作提出了新方法并提供了理论依据，对护理科研工作的深化推进起到了良好的推动作用。

3. 有助于培养复合型护理人才。

随着护理学被确认为一级学科，首要问题便是探索一条具有护理特色的、区别于临床医学的学科建设与学科发展思路，以实现护理学科的长足发展。而现今高校教师大多拘泥于专业限制，教学、科研被学科壁垒所局限，不同院系、不同学科各自为战，无法形成包容和开放的学术生态环境，培养出来的人才往往是知识背景单一的"专才"。护理交叉学科有助于增加学生专业知识之外的相关交叉学科知识，帮助学生突破学科壁垒，有机整合不同学科理论和方法来获取原创性科研学术成果，培养和造就"厚基础、宽口径、强能力、高素质"的护理人才。

（二）护理学具有与其他学科交叉融合的天然优势

1. 护理学与基础医学的交叉。

护理学是一门研究有关预防保健、治疗疾病及康复过程中护理理论、知识、技术及其发展规律的综合性应用科学。基础医学是研究人体生命与疾病现象等本质及其规律的自然科学，基础医学研究的人体疾病发生机制其实是护理学临床实践的重要基础，并且基础医学研究技术如分子生物学技术及实验动物学技术等也为护理研究扩宽了思路。同时，护理科研与基础医学研究的交叉融合为改进护理工作提出了新方法，并为临床护理工作提供了更为厚实的理论依据，大大推进了护理研究的深入。

2. 护理学与新工科的交叉。

随着科技的发展，当前"大数据＋人工智能"迅速崛起，护理学近几年融合了计算机科学、区块链技术、模型识别、机器学习、神经认知、智能机器人等新工科范畴内的技术与方法，将护理学的研究与新工科进行了交叉融合，并取得了一定进展。例如，中南大学湘雅护理学院与计算机学跨学科交叉融合进行慢性病疾病模型风险预测研究，为疾病预防、护理干预的效用获得更准确、更可信的科学证据。因此，护理学研究者要善于把握时代赋予的挑战和机遇，加快对信息科学、人工智能、脑科学、学习科学等新兴领域与护理的跨学科研究步伐，使护理与新工科交叉研究成果能够更好地服务未来护理学科发展需要。

（三）推进护理学与其他学科交叉融合面临的现实困境

1. 专业划分过度细化。

大学的组织架构目前仍然是以学科为主导，学科间相互割裂，有着森严的学科组织壁垒。各学科过细的专业设置和严格的规范要求，在一定程度上使得学科间的交叉融合较难实现。而我国护理交叉学科发展又是处于起步阶段，故而不能很好地与其他学科专业进行交叉融合。

2. 师资团队知识背景单一化。

具有跨学科师资团队是学科交叉融合的前提，但是，目前护理学教师队伍往往学科背景单一，基本是以护理学科班出身。在长期从事传统护理研究的过程中，他们形成了较为固定的思维方式和研究模式，较难使用其他学科的思维和知识来思考和解决临床护理问题，直接影响了护理交叉研究的广度和深度。

3. 科研评价机制有待优化。

护理学科的科研管理和评价机制不利于教师安心进行交叉学科探索性科研工作，有待优化。

（四）护理学与其他学科交叉融合的路径

1. 打破学科壁垒，营造有利于跨学科交叉融合研究的学术环境。

首先需要突破学科壁垒，为学科交叉融合发展提供专门的空间。整合学校内部以及学校外部的资源，搭建具有护理特色和自主创新能力的高水平跨学科研究平台。护理学也可以根据科学研究和临床实际需求，以问题为导向，将多个不同学科的研究者集合组建跨学科团队。此外，还可建立不同学科背景、不同科研方向的高水平学科人才活动中心，采取学术交流会以及系列论坛、讲座等多种形式，推动护理与其他学科之间的沟通、碰撞，为促进护理学科交叉融合提供强大的基础。

2. 增强师资队伍的跨学科研究素养，打造学科交叉的科研团队。

基于学科交叉融合推进护理学的进一步发展，还需要推进护理学跨学科师资队伍建设。一是学院层面要通过积极引进其他相关学科的人才，组建跨学科专家组等来落实跨学科学术团队建设，大力支持师生参与跨学科研究、跨学科学习等，倡导深度交流合作，优势互补。建立支持教师从事跨学科学术活动的制度文化。二是教师层面要积极参与学科交叉融合的研究和学习，树立跨学科合作理念，养成跨学科研究思维，扩展学术视野。教师个人应积极参与跨学科教育与研究，涉猎和发展出多学科的知识体系、认识论和研究能力。

3. 改变科研评价机制，建立适应跨学科护理研究的管理制度。

为了保证护理跨学科交叉研究的可持续发展，需要建立与其相适应的科研管理与评价制度。在成果归属、收益分配和绩效考核等多个方面突破原有框架的限制，鼓励护理与其他学科交叉研究的财政支持和对护理研究者从事学科交叉研究成果的认定。要提高科研服务水平，积极主动地协调解决护理交叉学科研究过程中的各种问题，让研究者能够安心地从事科研工作。

总之，护理学不应局限于传统的专业和学科范畴。护理学与其他学科进行交叉和融合是必然趋势，这就需要充分认识到护理学科交叉融合的意义和天然属性，转变护理科研观念，采取切实有效的措施保障护理的跨学科交叉融合研究有序进行。

第八节 医院与患者满意度管理

随着我国经济的快速发展，人民生活水平显著提高，人们对生活质量、身心健康尤为关注，对健康有越来越多的个性化和多样化需求，包括希望获得最好的医疗、最佳的服务、最适的环境、最好的药物、最低的费用，能参与诊疗决策，获得尊重关爱等。与此同时，我国医疗服务模式也从"以疾病为中心"转为"以患者为中心"，患者满意度逐渐成为评价医疗服务质量的重要指标。2019年国务院办公厅发布的《国务院办公厅关于加强三级公立医院绩效考核工作的意见》，2020年国家卫生健康委员会发布的《国家三级公立医院绩效考核操作手册（2020版）》，都将患者满意度纳入绩效考核指标，作为医疗服务领域衡量改革成效的重要标准。患者满意度作为衡量医疗服务质量的准绳，是测度医疗服务业绩的重要指标，是客观反映医院社会效益的主要方法。因此，在制定医疗服务机构的政策和策略，以及对医疗服务策略的成果进行考核时，要以提高患者满意度为目标，不断完善医疗机构质量控制与评价体系，确保医疗安全和质量持续改进，构建和谐医患关系。

因就医流程复杂，医院多科室协调配合过程中出现问题不能及时得到反馈，容易造成患者乃至社会的不理解。影响患者满意度的因素很多，几乎涉及医疗服务机构全面运营的各个方面：从管理理念的形成到战略目标的制定，从医疗资源的配置到医疗服务方案的选取，从管理制度的制定到业务计划的执行，无不对医疗服务质量产生着影响，对患者的忠诚度和满意度产生着影响。

影响患者满意度的主要因素有医院环境、医院处理意见或投诉、医院相关功能检查科室服务、医疗服务人员以患者的需求和利益为中心、医护人员服务态度及医院主动提前告知医疗费用及相关惠民信息。其中，医院主动提前告知医疗费用及相关惠民信息、医院环境及医疗服务人员以患者的需求和利益为中心对医疗服务整体满意度具有显著正向影响。医疗服务人员以患者的需求和利益为中心为影响满意度的深层根源因素，通过医护人员服务态度及医院处理意见或投诉2个中间连接因素和医院环境、医院相关功能检查科室服务及医院主动提前告知医疗费用及相关惠民信息3个表层直接因素，对满意度产生影响。为提高患者满意度，可采取以下措施。

一、建立以患者为中心的服务模式

"医疗服务人员以患者的需求和利益为中心"是影响满意度的深层根源因素，应围绕患者的需求和利益这一中心建立以患者为中心的服务模式，建立服务质量评价与监管体系，实现评价结果与绩效考核挂钩的奖惩机制，形成以患者为中心、以优质服务为导向的医疗服务质量管理目标。

使用培训宣讲方式，让医护人员接受现代医疗服务正由以疾病为中心转变为以患者为中心的诊疗理念。

运用政策引导医疗服务模式向预防、保健、治疗、康复型转变。

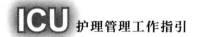

开发"诊疗 APP",患者以其为载体通过互联网自助挂号、付费、打印清单等,并通过诊疗 APP 及银行终端设备传递医疗与费用信息,实现诊疗全过程自动化和诊疗记录数字化。优化线上预约相关服务,提高线上预约服务认知度。

二、不断改善医护人员服务态度

医护人员服务态度是影响医疗服务满意度的中间连接因素。应不断改善医护人员服务态度,倡导微笑服务、言语热情,给患者以详细引导。积极开展医护人员态度、沟通能力培训,开发相关课程,如医院服务价值观、以患者为中心服务理念养成、医患有效沟通技巧等。增强医护人员培训与自我监督意识,将患者需求放在首位,加快响应速度,注重患者反馈,通过沟通和纠偏以准确获悉患者诉求,持续提升满意度。

三、精准、有效、快速处理意见投诉

医院处理意见或投诉是影响医疗服务满意度的中间连接因素。应加强 PDCA 循环质量管理中各个环节,量化为具体指标,通过绩效管理及优化服务流程,减少患者投诉。在绩效管理工作中,医护人员工作既要有统一标准,也要有奋斗目标,与科室、医院目标有效衔接,通过个人、科室完成具体目标,进而实现医院的总目标。

四、持续创建维护优质医院环境

医院环境是影响患者对医疗服务体验总体评价的表层直接因素。需统筹兼顾技术质量与非技术质量。文明、亲切、恰当的语言,合适、彬彬有礼的行为是营造温馨舒适就医环境的关键,也是患者可感知的重要内容,门诊环境、住院环境、陪护环境、庭院环境等都能成为关爱患者的重要环节。通过不懈努力,塑造本院独有、专业、充满文化气息的医院环境。

五、大力提升功能检查科室服务

医院相关功能检查科室服务是影响患者对医疗服务体验总体评价的表层直接因素。患者对医疗服务质量的感知越好,整体满意度就越高。当患者感知与心理预期差距较大,医院即存在患者流失及口碑下降的风险。因此,要把医疗技术质量的提升与完善置于首位。

六、主动告知医疗费用及惠民信息

医院主动提前告知医疗费用及相关惠民信息是影响患者对医疗服务体验总体评价的表层直接因素。若费用不合理,将造成满意度下降。由于信息不对称,患者渴望了解医疗费用及相关惠民信息,医院应主动提前告知。可通过大屏幕、触摸屏等公示医疗服务项目价格,及时更新价格变动情况及国家地方相关医疗惠民信息。一方面让患者对需要承担的费用初步了解,另一方面尽可能减少医患矛盾。积极利用信息化手段,及时向患者推送消费明细,让患者实时掌握消费情况,最大限度地提升满意度。